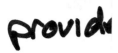

Un Paso
Adelante
de la Demencia

Una Guía Completa
para el Familiar Cuidador

Luciana Mitzkun Weston
Editado por Karen Aldenderfer

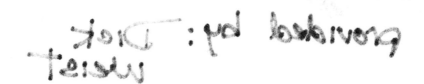

Aviso

Este libro está destinado a proporcionar a los familiares cuidadores una visión general clara de las opciones de atención disponibles para los pacientes con demencia y sus familias. No se ofrece como consejo médico o como guía para el diagnóstico y tratamiento de cualquier trastorno. Dicha orientación solo debe provenir de su médico. Todas las recomendaciones en este libro se hacen sin garantía por parte de la autora. La autora niega cualquier responsabilidad en relación con el uso de esta información. Para obtener información adicional, visite AheadofDementia.com.

Edición, portada, diseño, y layout de libro por Karen Aldenderfer
Corrección y revisión de pruebas, y soporte de edición por Georgina Vega
Traducción Española por Cecilia Buono
Información médica revisada por Dr. Paulo Franchin, M.D.
Ilustración de portada por Victorina Sol Diaz Villa
Foto de la autora por David Donaldson
Icono de pluma de Walter Crane, 1914

Imprimido por Kindle Direct Publishing
ISBN-9781711379838

Agradecimientos

La presencia es más que simplemente estar allí.
—Malcolm Forbes

S e dice que un pueblo se requiere para criar a un niño. Nuestro niño es este libro y ahora que lo tiene en sus manos, usted debe saber que si, veramente ha llevado un pueblo para crearlo.

Su creación comenzó con el deseo de brindar a nuestros amigos de habla hispana la misma valiosa información disponible para cuidadores de habla inglesa del libro *Ahead of Dementia*. Y este deseo se convirtió rápidamente en una necesidad apremiante, a medida que continuamos a notar la falta de materiales objetivos y de calidad escritos para los cuidadores hispanos. Estos cuidadores dedican años y años a familiares y pacientes, guiados principalmente por su fuerte sentido de devoción y cariño por sus seres queridos con demencia. Los admiramos profundamente.

Nuestro pueblo está compuesto por profesionales internacionales de la salud y cuidadores familiares que también han sentido la urgencia de aprender todo lo posible para brindar la mejor atención posible a sus seres queridos con demencia.

Nuestro pueblo no ve fronteras, atravesa los continentes (desde Argentina a Brasil, a Mexico, a los Estados Unidenses), y reúne a las personas cuya contribución en este libro lo hay convertido en una herramienta poderosa para cuidadores de abla hispana.

¡Gracias Richard, Eileen, Carlos, Caroline, Gina, Cecilia, Paulo, Armando, Victorina, Dave, y todas las personas del nuestro pueblo que invirtieron tanto de si mismos para hacer posible este libro!

Gracias, Karen, por ser tan talentosa y conocedora, y una vez más pasar incontables horas en repasar el manuscrito y hacer revisiones interminables, por lo que toda la información aparecerá clara y directa, ¡tal como pretendíamos que fuera! ¡Mi admiración y aprecio por ti son infinitos!

Y gracias a Sonar. Quisiera que todo pueblo también tuviera un Sonar poderoso propulsándolo hacia sus logros más altos, como tuvimos la felicidad de tenerlo en mi querido amigo.

¡Les agradezco a todos!

Luciana

Con cariño, se dedica Un Paso Adelante de la Demencia *a*
Ruth y Richard Weist
*así como a los cuidadores de habla hispana
cuya dedicación y compasión para con
las personas con pérdida de memoria nos inspira a todos.*

Índice

Indicaciones y Diagnóstico

Etapa Temprana

Un Paso
Adelante
de la Demencia

Una Guía Completa
para el Familiar Cuidador

Nota de la Autora

La esperanza es esa cosa con plumas que se posa en el alma,
y entona melodías sin palabras, y no se detiene para nada.
—Emily Dickinson

Nunca olvidaré la primera vez que observé la demencia, tan viva y tan real. Tenía 25 años y me había recién mudado a Santa Bárbara, California. Mi título universitario en abogacía que obtuve en Brasil, mi país natal, me daba la oportunidad de ejercer en diferentes esferas. Me interesaba el ámbito de la salud y quería trabajar en donde más necesidad existía, así que acepté un empleo como defensora de pacientes con el Síndrome de Inmunodeficiencia Adquirida (SIDA).

Esto fue a principios del 1990, cuando la enfermedad causada por el Virus de la Inmunodeficiencia Humana (VIH) se consideraba una enfermedad fatal. Por la falta de medicamentos en aquel tiempo, poco se pudo realizar para detener el avance progresivo de la enfermedad, y muy pronto, aquellos diagnosticados sufrieron rápidos deterioros físicos, graves pérdidas de peso, y una serie de afecciones concurrentes consideradas *oportunistas*, tales como varios tipos de cáncer, neumonía, infecciones de la piel, culebrilla (o Herpes Zoster), y toxoplasmosis, entre otras. Al inicio de cada nueva infección *oportunista*, era necesario agregar nuevos medicamentos al régimen del paciente para controlar los efectos secundarios y las interacciones farmacológicas. A pesar de estas intervenciones, era inevitable un mayor declive y, por consiguiente, la muerte.

En una ocasión, conocí un paciente de 32 años, a quién llamaré Miguel, y noté que caminaba nerviosamente de un lado a otro por toda la casa y, con ojos vidriosos, actuaba como si no me pudiera ver, a pesar de fijar su vista en mi dirección. Como consecuencia del SIDA, Miguel estaba desapareciendo; era solo piel y huesos. Era imposible comunicarme con él; intenté llamarlo por su nombre, pedirle que se relajara o que se sentara, sin éxito alguno—Miguel estaba en otro mundo.

Con el control remoto del televisor Miguel marcó algunos números como si fuera un teléfono. Estaba muy preocupado por su delicada tarea de *salvar a los pasajeros de un vuelo internacional*, ya que aparentemente, *unos terroristas se habían colado a bordo del avión*. Con el control remoto pegado a la oreja y una profunda angustia y urgencia, Miguel insistió que la operadora lo comunicara con el director de la Agencia Central de Inteligencia. Pedía ayuda a gritos, pero en francés—un idioma que, hasta ese momento, no tenía idea que lo pudiera hablar.

Después de varios intentos fallidos por calmarlo, recordé algo de mi francés del cuarto grado y *respondí a su llamada* como si fuera el director de la Agencia. Me sorprendió Miguel. Entabló un diálogo con la persona que le respondía, sin darse cuenta de que era mi voz justo detrás de él.

Miguel me informó de las actividades de los *terroristas* y yo le aseguré que la Agencia ya *estaba investigando el caso* y que *los agentes secretos ya estaban a bordo del avión*. Luego le indiqué que mantuviera la calma y volviera a su asiento para no perturbar a los agentes que estaban a punto de manejar la crisis. De nuevo me sorprendió Miguel; se tranquilizó y se sentó pacíficamente sobre el sofá.

Después de que ambos nos calmamos, Miguel aceptó un vaso de agua (¿quizá de la *aeromoza*?). Una enfermera que había estado observando me comentó: *¡Este es el peor caso de demencia que he visto en toda mi vida!*

¿Demencia? ¿Entonces esto era la demencia? Me quedé impactada. Fue en ese momento que me di cuenta de que los pacientes con SIDA pueden desarrollar demencia. Este dato no estaba explícito en mi manual de instrucciones; y aunque se hubiera incluido ¡yo ni siquiera entendía realmente lo que era la demencia! Y además, ¡no tenía idea de lo que estaba haciendo! Sin embargo, mis instintos me habían guiado y mi táctica, a pesar de ser novata, funcionó.

Este incidente fue mi primer acercamiento a la demencia.

Justo delante de mí estaba un ejemplo de la demencia en su peor versión— la demencia que te lleva a una realidad paralela, donde los sentimientos y recuerdos chocan para formar un nuevo mundo retorcido; un reino de la demencia que existe solamente en un mundo paralelo al nuestro, aunque bastante real.

El mundo de la demencia es muy diferente al nuestro: se asemeja a un sueño vivido más que a la vida alerta; la lógica no existe, las percepciones están distorsionadas, y las emociones más profundas se avivan. Nuestra realidad no es importante, lo que realmente importa es la **perspectiva** de la persona con demencia. Y para relacionarse con una persona que vive en aquel mundo, uno primero debe penetrarlo con todo el corazón y con la mente abierta.

En aquel momento no me imaginaba que a lo largo de mi vida el cuidado de personas afectadas por la demencia sería tan esencial para mi.

En 1997 el desarrollo de nuevos medicamentos brindó tratamientos innovadores y efectivos para la infección por VIH y, por primera vez, los pacientes tuvieron la oportunidad verdadera de combatir la enfermedad. La gente afectada ya no esperaba la muerte, sino que empezaba a prosperar; los enfermos sanaban; los pacientes con VIH permanecieron sin SIDA; y aquellos que se habían recuperado pudieron regresar a sus estudios o trabajos, es decir, pudieron recuperar sus vidas.

Ahora, en el mundo desarrollado en el que vivimos, donde hay pleno acceso a tratamientos efectivos, la infección por VIH es más fácil de tratar. Aunque aún no exista una cura definitiva para la infección y, por ende, el SIDA, las combinaciones de medicamentos potentes pueden mantener el virus a niveles suficientemente bajos para permitir que los pacientes continúen con sus vidas sin gran complicación. Las personas con VIH viven una vida activa y normal en todo aspecto. El SIDA ya no es un destino ineludible. Por mi parte, estaba feliz de que mis servicios como defensora ya no fueran necesarios.

En el año 2000 tomé un puesto como directora en Jodi House, una guardería para adultos afectados por diversos tipos de lesiones cerebrales. La guardería tenía un ambiente acogedor y hogareño en donde entre 50 y 60 personas pasaban sus días asistiendo a programas diseñados para mejorar la cognición y las habilidades sociales. Este programa funcionaba como un club, en donde se consideraba a los pacientes como miembros, y se esperaba que contribuyeran a la operación de la guardería de acuerdo con sus habilidades. El objetivo de la guardería era capacitar a las víctimas con lesiones cerebrales para que pudieran recuperar la independencia en sus vidas y reintegrarse a la sociedad. Su participación en el programa también proporcionaba un respiro muy necesario para sus cuidadores.

Los miembros de Jodi House tenían entre 18 y 98 años de edad. Eran hombres y mujeres sobrevivientes de una variedad de enfermedades resultantes en daños cerebrales, incluso los causados por accidentes en bicicletas y carros, derrames cerebrales, caídas, cáncer cerebral, asaltos violentos, infecciones, y casos de estar a punto del ahogamiento, entre otros eventos. Eran personas de distintas profesiones y oficios, con diferentes orígenes étnicos y culturales, pero que compartían el hecho de sufrir un cierto grado de demencia.

La demencia era el denominador común. Cada persona, con un tipo diferente de deterioro cognitivo, se esforzaba para superarlo. Se encontraban, por ejemplo: Catalina, quien se había recuperado de meningitis, que ingresaba a la oficina cada cinco minutos para preguntar la fecha; Guillermo, un joven que había sufrido un trágico accidente de coche, que a diario requería instrucciones paso a paso para la preparación de un café; el Sr. David, un buceador profesional que siempre entraba con una gran sonrisa y contaba el mismo chiste inapropiado, como un títere con cuerda; y Dolores, restringida en su silla de ruedas por un derrame cerebral severo, quien estaba determinada a volver a caminar de nuevo y aprender a tragar, y soñaba con el día en que podría nuevamente cenar con su familia.

Cada persona tenía su propio desafío. Si bien todos tenían la intención de mejorar y asumir sus actividades habituales, también sabían que nunca volverían a ser los mismos. No obstante, ese conocimiento no fue suficiente causa para desmotivar su empeño en su recuperación.

Su demencia era estática y la demencia estática no empeora. La gran mayoría de las personas con demencia estática se beneficia de las estrategias de rehabilitación y logra progresar, incluso después del período inicial de hospitalización y tratamiento—aunque la rehabilitación cognitiva sea un proceso largo y arduo. Pueden pasar incluso muchos años hasta que las habilidades cognitivas se nivelen, después de lo cual no se esperan más mejoras. El proceso de recuperación requiere paciencia, determinación, un constante entrenamiento cognitivo, y una gran dosis de amor y aceptación por parte de la comunidad. Los miembros de Jodi House tuvieron una paciencia y determinación inquebrantable. El personal de Jodi House brindó capacitación, interacción social, y apoyo comunitario.

El trato de personas con demencia requiere que uno sea cariñoso, flexible, y servicial. Uno debe enfrentarse a las preguntas repetitivas siempre con paciencia y sin ningún tipo de reproche. Jamás debe señalar sus deficiencias, pero si debe elogiarlos por cada logro, por más pequeño que sea. Tampoco se puede esperar que completen alguna tarea compleja sin ayuda, pero es preciso que los deje intentarlo por sí mismos y proporcionarles una pequeña ayuda solo cuando sea necesario. Uno debe estar atento a su seguridad y comodidad, y asegurarles que siempre los apoyará pase lo que pase. Nuestro apoyo alimenta sus almas y a la vez, sus logros iluminan las nuestras.

Aprendí mucho de ese extraordinario grupo de personas durante los diez años en que trabajé en Jodi House. En vez de temer a enfrentarme a la demencia, como había sucedido en mi primer encuentro, aprendí a sentirme cómoda con ella. También aprendí que, a pesar de las manifestaciones más severas de la enfermedad, siempre hay una manera de llegar a comunicarse con la persona afectada. Aunque la persona esté oculta detrás del velo de la enfermedad, en realidad siempre está ahí, dispuesta a establecer una conexión con otra persona. El corazón de la persona con demencia siempre busca afecto y apoyo. Si bien es posible que no sepa cómo hacer la conección, guiarla es nuestro trabajo como cuidadores.

Las personas que sufren lesiones cerebrales me han enseñado cómo me puedo relacionar con pacientes con demencia y, tal vez, la mayor lección que me enseñaron fue la de tener esperanza.

A través de aquellos años vi cosas que jamás pensé que serían posibles. Catalina se dio cuenta que podía encontrar la información que buscaba en la pizarra de la sala principal. Después de dos años Guillermo aprendió a prepararse solo el café. El Sr. David aprendió a ser cortés, aprendió a contar chistes apropiados, y encontró trabajo en un supermercado local. Aunque Dolores nunca logró salir de su silla de ruedas, después de cinco años de alimentarse a través de un tubo de alimentación, pudo volver a comer. Su primera comida fue pizza, con un postre de mousse de chocolate ¡y estuvo delicioso!

Estos son solamente algunos de los muchos logros, tanto grandes como pequeños, que presencié durante esos años increíbles. Algunos miembros mejoraron y se marcharon de Jodi House para vivir de forma independiente. Otros, hasta el día de hoy, permanecen en el programa. *¡Nunca renuncies, nunca te rindas!* [1] Y a pesar de que sus problemas parecen insuperables, aprovechan cada oportunidad para festejar la vida y apreciar cada momento. La gran lección que aprendí y llevé conmigo fue: *Disfruta y aprecia el don de cada día.*

Las lecciones que aprendí de aquellos pacientes con lesiones cerebrales ahora son esenciales para mi trabajo con familias afectadas por la demencia.

En mi siguiente trabajo como educadora y especialista en cuidado de la demencia en la Asociación de Alzheimer, he tenido la oportunidad de compartir esas lecciones con otros. En su mayoría, nuestros clientes fueron cuidadores de familia responsables por pacientes con varias formas de demencia progresiva.

Toda la familia se ve afectada cuando a una persona se le diagnostica la enfermedad de Alzheimer o cualquier otra forma de demencia progresiva (por *progresiva* se hace referencia a la continuación del deterioro cognitivo a medida que pase el tiempo). Con el aumento del deterioro, aumenta también la necesidad del cuidado del paciente; en muchos casos, un pariente cercano o un amigo se ofrece para desempeñar esta responsabilidad.

La mayoría de los cuidadores aceptan sus responsabilidades de cuidado por amor y dedicación, pero, a menos que hayan tenido experiencia previa en el cuidado de la demencia, muchos entrarán al mundo de la demencia sin comprender los posibles cambios y la complejidad por venir. Los familiares que son cuidadores pueden sorprenderse por los cambios de comportamiento, personalidad, y razonamiento de sus seres queridos de la misma manera que me sorprendió mi primera experiencia con la demencia.

La demencia es compleja. No existen dos pacientes con las mismas manifestaciones de demencia, ya que la enfermedad puede ser causada por una variedad de afecciones diferentes, y cada una conlleva síntomas únicos y requiere tratamientos especializados. Los pacientes pueden encontrarse dentro de una red de proveedores y especialidades médicas por lo cual necesitará la ayuda de sus cuidadores para coordinar y priorizar la atención.

Los cuidadores también son necesarios para ayudar con las planificaciones legales y financieras que apoyarán los cambios futuros provocados por la demencia. Necesitan saber qué tipos de atención están cubiertos por el seguro y cuáles no. Requieren información fiable para hacer planes realistas para el futuro y, si el paciente no puede cuidar de sí mismo o comunicarse en cualquier momento, el cuidador debe contar con recursos que le permitan tomar decisiones financieras y médicas en su nombre.

A medida que la demencia progresivamente deteriora la memoria, el juicio, la percepción, y la razón, los cuidadores deben aprender nuevas formas de relacionarse y comunicarse con el paciente. A pesar de que puede ser en contra de la intuición y las creencias más profundas del cuidador, a veces las técnicas más efectivas de comunicarse con una persona que sufre de demencia requieren habilidad, ánimo, e incluso engaño.

Los cuidadores deben buscar los recursos comunitarios que les pueden proporcionar la mejor ayuda para el paciente, y el mejor apoyo para sí mismos. Poco a poco, los cuidadores se convierten en rescatadores para los afectados por la demencia; cumplen con sus responsabilidades mientras lamentan los duelos y las muchas pérdidas que acompañan a esta enfermedad.

Existen organizaciones por todo el mundo que brindan apoyo a los cuidadores de personas con demencia. Póngase en contacto con ellos. A través de todos los Estados Unidos, la Asociación de Alzheimer proporciona servicios de apoyo, educación, y recursos para los cuidadores, y no solamente para cuidadores de personas sufriendo por la enfermedad de Alzheimer, sino por todas las formas de demencia progresiva. Las familias pueden encontrar el apoyo que necesitan para garantizar la mejor calidad de atención y seguridad para sus seres queridos.

En la Asociación de Alzheimer, en donde ejercí los roles de educadora y especialista en el cuidado de la demencia, he asesorado a cientos de familias sobre los recursos disponibles y las estrategias de cuidado a lo largo de la enfermedad. Mi trabajo previo en Jodi House, me brindó una experiencia invaluable para ayudar a los cuidadores a encontrar formas de relacionarse y comunicarse con sus seres queridos.

Escribo este libro para aquellos que cuidan a sus seres queridos con demencias progresivas. La información que contiene los ayudará prepararse para los cambios que acompañan a la demencia y evitar las sorpresas desagradables—es decir, le ayudará a mantenerse *un paso adelante de la demencia*. Me esforcé en escribirlo de la manera más abierta y directa, tal como conducto mis consultas con cuidadores. Mi objetivo es proporcionar una visión general de las necesidades de atención y una guía paso a paso de cómo proceder. Si uno tiene conocimiento de lo que se puede anticipar durante la progresión de la enfermedad y se toman las precauciones adecuadas, se podrá asegurar un resultado mucho más favorable para toda la familia y se reducirá el riesgo de situaciones de emergencia.

Aunque todos los ejemplos de casos e interacciones con pacientes que se describen en este trabajo son hechos reales, los nombres y los detalles descriptivos se han cambiado para proteger la identidad de las personas. Y a los puristas de la gramática les pido disculpas, pero me refiero a *él* y *ella* de manera alternativa—otro sutil recordatorio de que la demencia nos afecta a todos.

La enfermedad de Alzheimer es uno de los diagnósticos más temidos de nuestro tiempo. Si usted está comenzando a notar los síntomas de esta enfermedad o de otra forma de demencia, es posible que se sienta aterrorizado y solo. Este libro le dará información esencial para comenzar su camino hacia el cuidado con confianza, consciente de los muchos recursos disponibles para usted; recuerde que no está solo.

Quisiera comenzar diciendo que, por más aterrador que pueda ser el camino por delante, nunca se debe perder la esperanza.

A principios de 1990, la epidemia del SIDA era muy común, y para los pacientes que vivían con el VIH, la muerte era ineludible. Los avances en las opciones de tratamiento han cambiado esto, y hoy muchas personas afectadas viven y disfrutan de sus vidas por mucho más tiempo, a pesar de haber contraído VIH.

Ahora nos enfrentamos a la epidemia de la enfermedad de Alzheimer. Los investigadores y científicos de todo el mundo constantemente buscan tratamientos. Es solo cuestión de tiempo hasta que tengamos terapias efectivas de las cuales la mayoría de los pacientes se beneficiarán.

Propóngase ser testigo cuando se encuentre finalmente la cura, pero mientras tanto, manténgase un paso adelante de la demencia.

—Luciana Mitzkun Weston

— 1 —

Reconociendo las Primeras Señas de la Demencia

Mientras estás preocupado,
solamente parece como si estuvieras haciendo algo.
—Lucy Maud Montgomery

La demencia progresiva es una enfermedad engañosa, que avanza tan lentamente que uno se pregunta si quizá se lo había imaginado.

Un día él no puede recordar un cumpleaños importante, pero al día siguiente sí, y usted piensa que lo ha olvidado porque *estaba estresado* o posiblemente distraído por otras cosas. Un día ella no puede recordar una conversación que tuvo, y usted supone que *no debe haber estado usando su audífono* o que simplemente, no estaba prestando atención. Un día reciben por correo un cheque rechazado ya que faltaba su firma, y ambos se ríen y suponen que fue por una *distracción insignificante*. Y un día ella se pierde en camino al mercado y usted usa como pretexto *el nuevo desvío complicado alrededor de la zona de construcción*.

Los olvidos absurdos y esporádicos nos suceden a todos. ¿Quién nunca ha perdido sus llaves o las gafas de sol? ¿Quién nunca ha olvidado una cita o ha perdido su camino? Todos cometemos errores. ¿Nunca ha olvidado una contraseña? ¿Nunca ha tenido un choque menor en el coche? ¿Nunca se ha confundido con el extracto mensual de su tarjeta de crédito?

Todos hemos sufrido pequeñas pérdidas de memoria, atención, o quizás falta de organización. Al ver que suceden estas cosas, la mayoría de nosotros corregimos el error y seguimos adelante, sin prestarle mucha atención. Tal vez, incluso, encontraremos gracioso que nos sucedan esas cosas y lo tomaremos como consecuencia de que estamos aproximándonos a la tercera edad.

Sin embargo, es posible que últimamente haya notado que le suceden estos momentos a ella un poco más a menudo de lo habitual. Un día se olvida de una conversación que tuvieron. Al día siguiente, se le quema la carne en el horno. Un día olvida que iban a salir a cenar, luego lo invita a una película que ya habían visto juntos.

Y aunque estos eventos fueron esporádicos e intrascendentes, incluso ridículos, ahora comienzan a causar cada vez más problemas: la suspensión de la electricidad por falta de pago, o quizás la acumulación del correo y de objetos por toda la casa, la comida pasada pudriéndose en el refrigerador, o la aparición repentina de numerosos golpes inexplicables y abolladuras en el carro.

Ahora la frecuencia de estos incidentes parecen ser la norma y no la excepción, y sus consecuencias son potencialmente más importantes.

Sin embargo, algunos encontrarán razones plausibles y convincentes para explicar los cambios: *No, por supuesto que no es la demencia, debe ser que estaba afligido por la pérdida de un pariente o amigo cercano*; o quizás *Ella siempre ha sido así*; o *Simplemente está empeorando con la edad*. Cualquier pretexto sirve: puede ser por depresión, tristeza, pérdida de audición, artritis, cambios en el clima, una cirugía, el mudarse a un nuevo hogar, una caída, la jubilación, una nueva mascota, *lo que sea!*

Es posible que uno de estos factores o una combinación de ellos realmente sea el que provoca los cambios en la memoria y la atención; pero no es el momento para suponer, sino que es el momento de consultar con un especialista médico para descartar cualquier condición médica subyacente que pueda ser la causa de dichos cambios en su comportamiento.

Si bien las situaciones de la vida diaria pueden afectar la capacidad cognitiva, también existen muchos trastornos o enfermedades que pueden causar cambios en la memoria, la atención, y las habilidades de organización. Algunos trastornos son fáciles de identificar y tratar, como los relacionados con la deficiencia de vitaminas, el desequilibrio hormonal, la depresión, y la interacción de medicamentos. Cuanto antes el paciente vea a un médico, más pronto se podrán identificar y resolver estas afecciones.

Otros trastornos no son tan fáciles de tratar: muchas enfermedades que afectan la cognición son clasificadas dentro de los trastornos relacionados con la demencia. Estos se refieren a enfermedades cerebrales que destruyen las células cerebrales y provocan un deterioro cognitivo. Para la mayoría de estas enfermedades no hay cura, y los tratamientos disponibles son paliativos en el mejor de los casos, es decir, solamente para la comodidad del paciente. Dichas enfermedades incluyen la enfermedad de Alzheimer, demencia vascular, demencia con cuerpos de Lewy, y demencia frontotemporal.

La mayoría de los trastornos relacionados con la demencia progresan lentamente y causan una disminución gradual en la capacidad cognitiva, que solamente se percibe por el aumento en la frecuencia y la gravedad de los episodios de pérdida de memoria y atención. Pero los cambios son tan pequeños y sutiles y suceden a lo largo de tanto tiempo que, por lo general, los afectados no los notan.

Pero al notarlos, los familiares y amigos deben intervenir y alentar a sus seres queridos a buscar atención médica. Si usted nota en su ser querido cambios en la memoria, la atención, o la organización, no espere, no presuponga; espere buenas noticias, pero no descarte la posibilidad de una enfermedad subyacente, a menos que lo descarte una evaluación minuciosa realizada por un médico competente.

Mientras algunas enfermedades tienen cura, otras no, pero sí existe tratamiento para los síntomas. Tome en cuenta que el curso de una enfermedad cerebral sin cura puede ser prolongado y puede requerir cambios importantes en el estilo de vida del paciente que lo afectarán a usted y a toda su familia. Si bien tendrán que tomarse algunas decisiones difíciles, cuanto antes comiencen mejor preparados estarán para manejar los muchos efectos de un trastorno progresivo de la demencia. Los efectos cambiarán sus vidas.

Por temor a lo que pueda decirles el médico, algunas familias no recurren a una evaluación médica en esta etapa temprana. Nadie quiere recibir la mala noticia de un diagnóstico de la enfermedad de Alzheimer; nadie quiere el estigma de ser identificado como una persona con demencia.

De cualquier manera, si esta pesadilla fuera cierto, de nada sirve ignorar los síntomas o buscar excusas para los cambios cognitivos, ya que no cambiaría la realidad. Al contrario, estaría perdiendo tiempo valioso en el que se podría tomar medidas proactivas para mitigar las posibles consecuencias catastróficas de los inevitables episodios de pérdida de memoria, como por ejemplo: olvidar el pago del seguro médico y perder los beneficios; conducir en el carril equivocado, o encontrarse ante una sobredosis de medicamentos por no recordar la hora de la dosis previa. Las consecuencias incluso pueden extenderse a la bancarrota de toda la familia por un desafortunado desvío del correo que pueda resultar en la ejecución hipotecaria de la casa.

También puede ser el momento preciso para conversar con la familia para que la persona afectada pueda expresar sus deseos para su futura atención, ya que puede llegar el día en que el paciente ya no pueda expresarse o firmar documentos legales.

¿Cómo querría que lo trataran si no fuera capaz de hablar por sí mismo? ¿Qué tipos de tratamientos para mantener la vida querría?

¿A quién escogería para que tome decisiones médicas en el caso de que carezca de la capacidad para hacerlo usted mismo?

El momento para conversar es ahora mismo, mientras todavía hay un nivel de comprensión de las consecuencias de las decisiones tomadas.

El momento en el que usted o un ser querido comienza a sentir cambios cognitivos es un tiempo muy valioso; no lo desperdicie negando la realidad. Tome el primer paso, consulte con un médico e insista en una evaluación neurológica. Es normal desear y esperar buenas noticias de la evaluación, pero igual debería estar verificando que los resultados no son las peores.

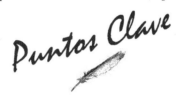

De acuerdo con la Asociación de Alzheimer, existen 10 síntomas tempranos para detectar la enfermedad:

1. Pérdida de memoria en actividades cotidianas
2. Desafíos en la planificación o en la resolución de problemas
3. Dificultades para llevar a cabo actividades regulares en la casa, en el trabajo, o en el tiempo libre
4. Confusiones con respecto al tiempo y el espacio
5. Problemas para comprender imágenes visuales o relaciones espaciales
6. Nuevas dificultades con el lenguaje y las palabras al hablar o escribir
7. Pérdida frecuente de objetos y dificultad en trazar los pasos para ubicarlo
8. Disminución o falta de juicio
9. Abandono de actividades sociales o del trabajo
10. Cambios de estado de ánimo o de personalidad.

A pesar de que este modelo de las 10 señales se diseñó para reconocer la enfermedad de Alzheimer, también es muy útil para los otros tipos de la demencia. Si usted nota cualquiera de estos síntomas, no los ignore, solicite una evaluación neurológica profesional.

— 2 —

¿Qué es la Demencia?

Si has visto a una persona con demencia,
solamente has visto a una persona con demencia.
—Anónimo

La demencia (del latín, *de* = "alejado" + *ment* = "mente") es un deterioro grave de la capacidad cognitiva en una persona previamente intacta. Las personas afectadas por la demencia sufren dificultades constantes en algún o en todos aspectos de la cognición, incluyendo la memoria, el lenguaje, el juicio, la organización, la percepción, el razonamiento, y la abstracción. Estas dificultades son crónicas e interfieren con las actividades cotidianas.

La demencia puede ser **no progresiva** (es decir, demencia estática), como en el caso del deterioro cognitivo resultante de una lesión en la cabeza. También puede ser **progresiva**, como en el síntoma principal de ciertas enfermedades cerebrales degenerativas como el Alzheimer. Aunque la demencia es mucho más común en adultos mayores, puede ocurrir en cualquier etapa de la edad adulta, y no debe confundirse con los cambios que normalmente acompañan al envejecimiento.

La demencia en sí no es una enfermedad, sino que describe un grupo de señales y síntomas generales caracterizados por pérdidas cognitivas. De la misma manera se puede decir que la fiebre no es una enfermedad, sino que es un conjunto de síntomas caracterizados por una temperatura corporal alta. La fiebre no es el problema en sí, sino que es el resultado de un problema que se origina en alguna otra parte del cuerpo. En ambos casos, las causas fundamentales de la afección pueden variar y, en ambos casos, no nombramos la causa del problema sino el problema resultante.

La mayoría de las personas consideran a la demencia simplemente como la pérdida de memoria. En realidad, la demencia causa problemas cognitivos más complejos que la pérdida de la memoria: también afecta la capacidad de aprender, razonar, planificar, y recordar experiencias pasadas. Además, interfiere con los sistemas de pensamiento, como uno procesa los sentimientos, y la capacidad de realizar actividades regulares. La demencia también causa síntomas relacionados a la conducta y las emociones, tales como la depresión, ansiedad, psicosis (a menudo delirios de persecución), agitación, y en algunos casos, agresión. Se debe evaluar y tratar cada síntoma de manera independiente.

Las personas con demencia simultáneamente pueden padecer de algún otro malestar como diabetes, enfermedades cardíacas, y artritis, que pueden crear desafíos adicionales para el cuidador familiar; así como también pueden afectar la calidad de vida y requerir una atención especializada adicional.

Recuerde: la demencia, a diferencia del deterioro cognitivo causado por un problema congénito o de nacencia, afecta a personas que previamente no padecían de alteraciones cognitivas.

Todos somos diferentes: Nuestras fortalezas son diferentes, tenemos diferentes experiencias, gustos, y aversiones y, por supuesto, tenemos diferentes historias de vida. Cada uno de nosotros es único y por lo mismo, la singularidad de cada persona entra a su experiencia de la demencia, de modo que cada caso de demencia es tan único como lo somos nosotros.

La pérdida cognitiva de cada persona afectada por la demencia marchará a su propio ritmo y manifestará los síntomas de diferentes maneras.

Algunas fortalezas personales pueden permanecer intactas a pesar de la progresión de la demencia, e incluso algunos comportamientos aprendidos continuarán sin cambio alguno. Puede ser que hayan cambios en los niveles de actividad y en la capacidad de manejar situaciones estresantes, o puede ser que aumente la frustración y disminuya el control de los impulsos. Con el tiempo, la demencia progresiva afecta todas las áreas de la cognición, sin embargo, las expresiones particulares de la demencia varían en cada persona.

Debido a la amplia variabilidad de las manifestaciones de los síntomas en cada persona, la demencia es algo impredecible y compleja de tratar. Sencillamente no se puede predecir exactamente cómo se desarrollará en alguna persona en particular. Mientras que en algunos pacientes las capacidades cognitivas disminuyen rápidamente, en otros es un proceso más lento; algunos tienen síntomas relacionados con las emociones y la conducta, pero en otros no. Por consiguiente, no existe un solo tratamiento efectivo para todos, sino que cada paciente requiere una evaluación y atención individual ya que las terapias que funcionan para algunos no son necesariamente la solución para otros.

El cuadro 2.1 aborda algunos de los cambios que puede ocasionar la demencia dentro de cada proceso cognitivo. Estos cambios pueden suceder de manera individual o en conjunto, y en diferentes puntos del desarrollo de la enfermedad y a grados diferentes para cada paciente. Para complicar aún más el asunto, el tipo de demencia también influye en la intensidad de los cambios y el orden en que pueden aparecer.

Cuadro 2.1. Cambios Cognitivos Relacionados con la Demencia.

Procesos Cognitivos	Cambios cognitivos en la demencia progresiva
Memoria	• Pérdida de memoria a corto plazo, mientras que la memoria a largo plazo permanece inalterada • Pérdida gradual de detalles en la memoria a largo plazo • Finalmente, pérdida completa de la memoria (a corto y a largo plazo)
Lenguaje	• Dificultad para encontrar las palabras apropiadas • Pérdida de vocabulario • Dificultad en formular oraciones • Finalmente, pérdida de todo el lenguaje hablado
Razonamiento	• Incapacidad para conectar causa y efecto • Aumento de comportamientos erráticos y egocéntricos • Finalmente, la toma de decisiones se basa únicamente en lo que se desea en este momento
Juicio	• Aumento en la frecuencia de las decisiones inadecuadas y peligrosas • Dificultad en elegir entre múltiples opciones • Indecisión o impulsividad • Insensibilidad a las necesidades de los demás
Percepción	• Incapacidad para interpretar información, imágenes, y eventos • Pérdida de la conceptualización del tiempo y su significado • Incomodidad en ambientes multitudinarios • Sospecha y paranoia

Abstracción	• Pérdida de conceptos fundamentales (tiempo, distancia, relaciones, convenciones sociales)
	• Incapacidad para pensar en el abstracto
	• Incapacidad para pensar hipotéticamente
Atención	• Dificultades con la concentración en una determinada actividad
	• Mayor susceptibilidad a las distracciones
	• Incapacidad para realizar múltiples tareas
Organización	• Dificultad en seguir secuencias de acciones correctamente
	• Incapacidad para formular o realizar planes
	• Incapacidad para completar tareas que requieren múltiples pasos

Hay más de 50 enfermedades conocidas que pueden causar la demencia. Es necesario un examen médico exhaustivo para todas las personas que están sufriendo cambios cognitivos a fin de identificar la(s) causa(s) subyacente(s) y determinar el tratamiento más adecuado. El Cuadro 2.2 enumera algunas (pero no todas) causas posibles de la demencia.

Cuadro 2.2. Posibles Causas de la Demencia.

Enfermedad	Clasificación	Principales órganos afectados	Causas
Alzheimer	Neurodegenerativa	Cerebro	Desconocida
Alzheimer de inicio precoz	Neurodegenerativa	Cerebro	Genética
Alexander	Neurodegenerativa	Cerebro medio o cerebelo	Genética
Behçet's	Sistema vascular autoinmune	Arterias pequeñas	Desconocida
Canavan	Neurodegenerativa	Cerebro	Genética
Cerebrotendinous Xanthomatosis	Neurodegenerativa	Cerebro	Genética
Atrofia Dentato-rubral, Pallidoluysian	Neurodegenerativa	Cerebro, cuerda espinal	Genética
Síndrome de temblor/ataxia asociado a X frágil	Neurodegenerativa	Cerebro, centro de movimiento	Genética
Glutaric Aciduria Tipo 1	Sistema endócrino	Ganglio basal y otros órganos	Genética

Enfermedad	Clasificación	Principales órganos afectados	Causas
VIH	Infección crónica	Células sanguíneas	Virus del VIH
Huntington	Neurodegenerativa	Cerebro, centro de movimiento	Genética
Krabbe	Neurodegenerativa	Cerebro	Genética
Enfermedad de Kuf	Neurodegenerativa	Cerebro	Genética
Leukoencephalo-patía	Término general	Cerebro, enfermedades del tipo leucodistrofia	Múltiples
Enfermedad con cuerpos de Lewy	Neurodegenerativa	Cerebro	Desconocida
Enfermedad de orina de jarabe arce	Metabólica	Plasma, células sanguíneas	Genética
Meningitis	Inflamación aguda	Cerebro, membranas (meninges)	Viral, infección bacteriana
Demencia por infarto múltiple (demencia vascular)	Neurodegenerativa	Cerebro, arterias	Isquémica, infartos hemorrágicos
Esclerosis múltiple	Autoinmune	Sistema nerviosos central	Desconocida
Neuroacantocitosis	Neurodegenerativa	Cerebro, centro de movimiento	Genética
Neurosífilis	Infección crónica	Todos los órganos	Bacteria Treponema pallidum
Nieman Pick tipo C	Metabólica	Todos los órganos	Genética
Acidemia orgánica	Metabólica	Todos los órganos	Genética
Parkinson	Neurodegenerativa	Sistema nervioso central	Genética, toxinas, desconocida
Pelizaeus Merzbacher	Neurodegenerativa	Sistema nervioso central	Genética
Pick (demencia frontotemporal)	Neurodegenerativa	Cerebro, lóbulo frontal	Desconocida, genética
Síndrome de Sanfilipo tipo B	Metabólica	Todos los órganos	Genética
Sarcoidosis	Inflamación crónica	Pulmones, otros órganos	Reacción inmune a infección

Enfermedad	Clasificación	Principales órganos afectados	Causas
Ataxia Espino-cerebelosa tipo 2	Neurodegenerativa	Cerebelo, tronco cerebral, y médula espinal	Genética
Panencefalitis Esclerosante Subaguda	Inflamación crónica	Cerebro	Infección, virus, sarampión
Lupus Eritematoso sistémico	Sistémico autoinmune	Todos los órganos	Inmunidad a factores ambientales
Trastorno de la uretra	Metabólica	Todos los órganos	Genética
Whipple órganos	Infección crónica	Intestinos, otros	Tropheryma Whipplei

La Demencia Estática

La demencia estática generalmente sucede como resultado de un evento único y se asocia comúnmente con lesiones cerebrales adquiridas. Aunque la lesión puede resultar de un trauma craneal externo, también existen otras causas posibles de lesiones cerebrales adquiridas.

Cuando la lesión del cerebro resulta de un daño físico externo, como una lesión por un asalto violento, un accidente de carro, una caída, o una herida de bala, se la llama lesión cerebral traumática. La magnitud de los síntomas de demencia resultante de una lesión cerebral varía de acuerdo con la ubicación del golpe al cerebro y el grado de pérdida de células cerebrales. Las lesiones son las causas principales de demencia en las personas menores de 30 años, y este tipo de heridas fueron las más comunes entre los soldados americanos que regresaban de las guerras del Medio Oriente a principios de la década del 2000.

Las lesiones cerebrales adquiridas también pueden ocurrir sin golpe externo, como por ejemplo, cuando son ocasionadas por una obstrucción temporal en el suministro de sangre y oxígeno al cerebro, como en casos de asfixia, ahogamiento, arterias estrechadas u obstruidas, derrames cerebrales, y ciertas infecciones. En tales casos, por falta de sangre y oxígeno, las células del cerebro mueren. Al igual que en las lesiones cerebrales traumáticas, la gravedad de la demencia resultante depende de dónde se produjo la muerte de las células cerebrales y de qué parte del cerebro se vio afectada.

Se considera estática a la demencia resultante de una lesión cerebral ya que no es de naturaleza progresiva y no empeora con el tiempo. Al contrario, después de una evaluación médica y de tratamiento y terapias cognitivas, el paciente con demencia estática tiende a mejorar con el tiempo. Mientras que en la rehabilitación de algunos pacientes solamente se puede alcanzar una meta, en otros se puede llegar al estado cognitivo previo a la lesión.

La rehabilitación cognitiva en la demencia estática es posible debido a la capacidad especial de las neuronas para remodelarse y establecer nuevas conexiones con otras neuronas. Las neuronas son las células pensantes del cerebro, y su capacidad de modificarse es conocida como neuroplasticidad (o plasticidad cerebral). A diferencia de las células de la piel que se regeneran después de haber sufrido un raspón, cuando estas neuronas mueren, no son reemplazadas por otras nuevas, sino que sus funciones cesan. Por supuesto, esto afecta a la cognición. Pero gracias a la neuroplasticidad, las neuronas sanas cercanas pueden remodelarse y reconectarse, y aprender a realizar las funciones que anteriormente desempeñaban las células previas (ahora muertas). Por consiguiente, la cognición puede mejorar.

La demencia estática también se puede provocar por el uso crónico de sustancias tales como el alcohol y ciertas drogas (tanto si se usa de forma recreativa o bajo receta médica). Los síntomas de la demencia relacionados con el abuso de sustancias duran mucho más tiempo que el deterioro breve asociado con los períodos de intoxicación. Incluso aún después de que cesa el abuso de la sustancia, el deterioro cognitivo puede ser permanente, aunque no progresivo. Lo mismo sucede con la demencia causada por la exposición a

Enfoque La Tragedia de la Palanca

Cavendish, Vermont, 1848

Phineas Gage, capataz de un ferrocarril, sobrevivió un accidente en el que una palanca de metal sólido (de 1.1 m de longitud y 3.2 cm de diámetro) ingresó por el lado izquierdo de su cara, atravesó su cráneo, y salió por la parte superior, destruyendo una gran parte de su lóbulo frontal izquierdo. Gage, que era muy querido y conocido por ser un hombre educado, concienzudo, y considerado antes del accidente, sufrió un cambio radical de personalidad. Durante los 12 años restantes de su vida se volvió imprudente, grosero, e irresponsable. Sus amigos comentaron que ya no era él mismo. Gage llegó a ser el paciente más famoso de la neurociencia: el suyo fue el primer caso en que se relaciona la determinación de la personalidad con el cerebro, concluyendo que el daño de partes específicas del cerebro puede dar lugar a cambios específicos en la personalidad.

sustancias venenosas, como metales pesados (es decir, mercurio, arsénico, y plomo) y agentes nocivos, como el moho tóxico. Pero una vez que el contacto con la sustancia se detiene, la progresión de la demencia cesará.

La Demencia Progresiva

Por lo general la demencia progresiva se prolonga por varios años, comenzando de manera gradual y aumentando a través del tiempo. Esta forma de demencia es comúnmente causada por una enfermedad neurodegenerativa que afecta principalmente al cerebro y provoca la pérdida gradual e irreversible de las células cerebrales, lo que a su vez conduce a una disminución de la capacidad de funcionamiento del cerebro. Entre las enfermedades neurodegenerativas más comunes, la enfermedad de Alzheimer tiene la mayor incidencia, ya que casi el 70% de los casos de demencia en personas mayores de 65 años se identifican como Alzheimer. Luego sigue la demencia vascular, también conocida como demencia multi-infarto; la demencia con cuerpos de Lewy, que a menudo aparece en relación con la enfermedad de Parkinson; y la demencia frontotemporal, que es menos frecuente, pero no rara. Examinaremos cada una de estas condiciones con más detalle en las siguientes páginas.

Como hemos visto, los pacientes con demencia estática se benefician mucho por las terapias cognitivas; pero los pacientes con demencia progresiva no tanto. Aunque las neuronas de un cerebro dañado por alguna enfermedad neuro-degenerativa tienen plasticidad, el grado de daño que permanece en ellas entorpece la reorganización neuronal; una vez que se pierdan las funciones cerebrales, no hay vuelta atrás. Es decir, no se puede esperar que un paciente con Alzheimer vuelva a aprender algo que haya olvidado. En lugar de enfocarse en que el paciente vuelva a aprender algo que ha olvidado, las terapias deben centrarse en la retención de las habilidades existentes durante el mayor tiempo posible. Esto se puede lograr a través de la práctica diligente, la repetición, y la rutina.

No es muy común pero la demencia progresiva también se observa en las personas menores de 65 años. En este grupo, la enfermedad de Alzheimer de inicio precoz (que se atribuye a causas genéticas raras), viene siendo la causa principal de la demencia progresiva. La demencia frontotemporal (también conocida como enfermedad de Pick) y la enfermedad de Huntington representan la mayoría de los otros casos de demencia. Personas expuestas a golpes repetidos en la cabeza, como boxeadores o personas que practican las artes marciales, tienen mayor riesgo de contraer demencia pugilística. Algunos estudios también

Cuadro 2.3. Características de los Tipos Principales de la Demencia Progresiva.

	Enfermedad de Alzheimer	Demencia Vascular	Cuerpos de Lewy	Demencia Frontotemporal
Incidencia	Inicio tardío: 70% Inicio precoz: 1%	20%	4.2%	2.7%
Posibles Causas	Inicio tardío: desconocida Inicio precoz: genética	Infarto cerebral; enfermedades cardiovasculares	Desconocida; quizás relacionada con Parkinson	Desconocida; genética
Factores de Riesgo	Edad; sedentarismo; obesidad; consumo excesivo de tabaco y alcohol; sueño irregular; enfermedades cardiovasculares; genética	Enfermedades del corazón; infartos; arterioesclerosis; colesterol alto; presión alta; diabetes; obesidad; tabaco y alcohol excesivo	Trastornos en el sueño REM	Desconocidos
Síntomas Iniciales Visibles	Pérdida de memoria a corto plazo	Irracionalidad	Alucinaciones	Egoísmo
Edad	65–90 años, la probabilidad incrementa con la edad; mayor incidencia a partir de los 80 años	A partir de los 65 años; mayor incidencia a partir de los 90 años	50–85 años	40–60 años
Trata-miento (Farma-cológico)	Potenciadores cognitivos; agentes psicotrópicos	Potenciadores cognitivos; psicotrópicos; remedios cardiovasculares	Potenciadores cognitivos; psicotrópicos; estimulantes de dopamina; inhibidores de temblores	Psicotrópicos; estimulantes de dopamina; inhibidores de temblores; relajantes musculares; bloqueadores de receptores de glutamato
	Todos los tratamientos para estas enfermedades deben ser estrictamente personalizados, ya que a cada paciente le afecta de forma diferente cada enfermedad. No existen dos pacientes iguales. El régimen de medicación debe ser prescrito y controlado por un médico especializado en el cuidado de la demencia.			
Tratamiento (No farma-cológico)	Rutina estable; actividad física regular; dieta balanceada; actividades terapéuticas; interacción social			

	Enfermedad de Alzheimer	Demencia Vascular	Cuerpos de Lewy	Demencia Frontotemporal
Memoria	Pérdida de memoria a corto plazo; incapacidad para generar nuevos recuerdos; aún memoria fragmentada de largo plazo	No está perjudicada de forma severa	Pérdida de memoria esporádicamente	Puede permanecer intacta la memoria
Síntomas Prominentes	Pérdida de memoria a corto plazo y pérdida general de habilidades cognitivas	Pérdida grave del razonamiento, la percepción, y el juicio	Alucinaciones; trastornos en el sueño REM	Impulsividad y falta de control; afasia; trastornos en la habilidad de la función motora
Habilidades Motoras	Dificultad de movimiento y deambulación en las últimas etapas	Puede haber dificultad de movimiento y deambulación	Dificultad de deambulación; pasos cortos y lentos; dificultad para utilizar las manos; temblores	Movimiento/ deambulación dañado en las variantes de la función motora
Síntomas de Comportamiento Común	Apatía; depresión; ansiedad; agitación; movimiento repetitivo; paranoia; delirios; alucinaciones	Indiferencia; no distingue la realidad; obstinación; paranoia; delirios	Alucinaciones; indiferencia; manías	Obstinación; delirios; agresividad; egoísmo; intolerancia
Esperanza de Vida (desde inicio de síntomas	Inicio tardío: 8–12 años Inicio precoz: 6–8 años	N/C	5–7 años	3–14 años

han demostrado un mayor riesgo de demencia en ex jugadores de la Liga Nacional de Fútbol Americano.

La hidrocefalia de presión normal es relativamente rara, y es importante diagnosticarla de inmediato ya que un tratamiento adecuado puede prevenir su progresión y reducir la severidad de los síntomas.

La mayoría de los casos de deterioro cognitivo en adultos jóvenes (hasta los 40 años de edad) son causados por enfermedades psiquiátricas, exposición a sustancias tóxicas, o alteraciones metabólicas. Sin embargo, existen ciertos trastornos genéticos inusuales que pueden causar demencia neurodegenerativa a esa edad. Algunos ejemplos de trastornos genéticos incluyen: la enfermedad de Alzheimer de inicio precoz, la ataxia espinocerebelosa tipo 17, adreno-leucodistrofia, la enfermedad de Gaucher, leucodistrofia metacromática, neurodegeneración asociada a pantotenato quinasa, la enfermedad de Tay-Sachs, y la enfermedad de Wilson. La enfermedad de Wilson se distingue del resto ya que la pérdida cognitiva que provoca puede mejorar con el tratamiento. Las personas con Síndrome de Down también tienen un mayor riesgo de contraer la enfermedad de Alzheimer a edades tempranas.

En realidad, los numerosos pacientes de todas las edades que se quejan de la pérdida de memoria y otros síntomas cognitivos—pensando que están padeciendo de una enfermedad degenerativa—pueden estar sufriendo de la depresión. Las deficiencias vitamínicas (B12, folato o niacina) y las infecciones crónicas también pueden causar síntomas muy parecidos a los de la demencia degenerativa y pueden surgir a cualquier edad. Los médicos o farmacéuticos deben revisar las interacciones de medicamentos y sus efectos secundarios, ya que a veces también pueden causar un deterioro cognitivo. Adicionalmente, los desequilibrios hormonales pueden afectar la función cognitiva.

Prevención

Si bien no existe una forma efectiva de prevenir las enfermedades neuro-degenerativas que causan la demencia progresiva, incluyendo a la enfermedad de Alzheimer, estudios epidemiológicos han identificado factores comunes que aumentan el riesgo de contraer dichas enfermedades.

La obesidad, las enfermedades vasculares, la falta de ejercicio, el uso de tabaco, el consumo excesivo de alcohol, las dietas llenas de grasa de animal y bajas en verduras, el insomnio, y los altos niveles de estrés son algunos de los factores que aumentan el riesgo de demencia.

Por otro lado, también hay algunos factores que pueden reducir el riesgo de demencia, y estos se relacionan principalmente con el estilo de vida que se lleve: practicar ejercicio físico regularmente, dieta balanceada, consumo moderado de alcohol, bajos niveles de estrés, y el control en los niveles de colesterol y presión arterial.

Básicamente, lo que es bueno para el corazón también lo es para el cerebro.

Estudios han demostrado que, en particular, el ejercicio físico es el factor más importante tanto para la reducción de riesgo de demencia, como para retrasar su progresión al comienzo de los síntomas.[2],[3] El ejercicio físico es esencial, no solo para el mantenimiento del flujo sanguíneo constante a las células cerebrales, sino también para la estimulación en la formación de nuevas conexiones cerebrales.

Los estudios muestran que:

- La obesidad aumenta el riesgo de desarrollar la enfermedad de Alzheimer hasta el 74%.[4]
- Las personas que llegan a tener vientre grande a los 40 años tienen más probabilidad de tener demencia al llegar a los 70 años.[5]
- El ejercicio regular y moderado entre los 50 y 60 años ayuda proteger contra los leves deterioros cognitivos.[6]
- Por lo general se ve menos encogimiento cerebral en las personas con Alzheimer de etapa temprana que estaban en buena forma física que aquellos que no ejercitan.

Las investigaciones de la enfermedad indican lo siguiente:

Puntos Clave

- Los niveles altos de colesterol aumentan el riesgo de derrame cerebral y de daño a las células cerebrales; se aconseja una dieta baja en grasas y en colesterol[7]
- Una dieta con abundancia de verduras y frutas de colores oscuros (que contienen altos niveles de antioxidantes) puede proteger las células del cerebro
- La interacción social puede reducir los niveles de estrés, lo que ayudará mantener la salud en las conexiones de las células cerebrales[8]
- Las personas con educación más avanzada tienen una menor incidencia de Alzheimer[9]
- Las personas mayores que terminaron la escuela secundaria tienden a vivir 2.5 años más tiempo que aquellos sin la educación secundaria[10] sin alguna pérdida cognitiva.

— 3 —

Su Primer Desafío: La Consulta Médica

Una buena parte del arte de vivir es la resiliencia.
—Alain de Bottom

Su primer obstáculo como pariente preocupado por el bienestar de su ser querido puede ser: *¿Cómo consigo llevarla al doctor?*

Quienes son conscientes de sus propios cambios cognitivos pueden estar dispuestos a ir al médico para una evaluación. Sin embargo, esta buena disposición puede estar acompañada del temor de recibir un diagnóstico de demencia. El mismo temor por los cambios y las consecuencias del diagnóstico puede ocasionar titubeo y evitación. Aquellos que sufren de demencia generalmente son reacios a buscar atención médica por su propia cuenta, y a menudo se resisten a que se les lleve.

Si su ser querido está consciente de los cambios en su cognición, es posible que necesite su apoyo para superar el temor de realizar la consulta y recibir los posibles resultados. Puede ser que usted también sienta miedo.

Recuerde, y recuérdale a su ser querido, que no todos los cambios cognitivos son atribuidos a la demencia. Como se indicó en el Capítulo 2, hay múltiples condiciones que pueden causar los síntomas que usted observa, y muchas de ellas son tratables. Por eso, anime a su ser querido, ofrezca su compañía y apoyo; es mucho más fácil enfrentar un diagnóstico posiblemente devastador cuando tiene a su lado alguien que lo ama y apoya. A partir de ahora, tenga siempre en cuenta que el amor y el afecto son las mejores estrategias para tratar las discapacidades cognitivas.

Cierto, la posibilidad de recibir un diagnóstico de demencia siempre es aterradora. Cuando el paciente aún está consciente de sí mismo, es más fácil lograr superar el miedo, consultar con un médico, y desarrollar estrategias de autoayuda que le serán útiles a largo plazo.

Pero el paciente no siempre está consciente de sus propios cambios cognitivos. Al contrario, las personas que sufren síntomas de demencia son a menudo completamente inconscientes de sus problemas cognitivos. La falta de auto-conciencia es un elemento central de la demencia, ya que al verse afectada la percepción, el paciente no puede reconocer su propio deterioro cognitivo. Cuanto más avanzada es la demencia, mayor desconocimiento tiene el paciente.

Entonces, si usted le dice: *Necesitas ver al médico debido a la pérdida de tu memoria.*

Ella puede responder: *¿Qué pérdida de memoria? ¡Mi memoria es muy buena!*

Y usted tratará de convencerla diciendo: *No, no lo es. ¿No te acuerdas de haber dejado tu coche en la tienda y regresar a casa a pie? ¿No recuerdas haberme preguntado mil veces dónde se guardaba la comida de los gatos?*

Ella le puede decir: *¿Por qué me dices esto? ¡No me molestes!*

¡Ahora ambos están molestos sin haber logrado objetivo cualquiera!

Si la falta de autoconciencia es notable, puede ser que su razonamiento y la atención que le ha dado a sus pérdidas cognitivas solo empeoren las cosas. En este momento, debe recurrir al principio básico de la comunicación con personas con deficiencias cognitivas—una habilidad que debe aprender.

No Discuta, Razone, ni Explique

Progresivamente, la demencia afecta la capacidad de uno para razonar o para utilizar la lógica. Si la capacidad cognitiva de su ser querido ha comenzado a disminuir, será muy difícil explicarle porqué es necesaria la evaluación de un médico ya que es posible que no lo entienda. Además, es probable que malinterprete sus intenciones y piense que la está molestando. Sus intenciones de razonar con ella o explicar la importancia, seguramente causará ansiedad y resultará en peleas.

Si bien el razonamiento podría ser efectivo con alguien que no padece de la enfermedad, en este caso usted deberá buscar otras formas de cumplir con el objetivo sin ofrecer mucha explicación. Sencillamente le puede decir que es una *consulta médica rutinaria*, o que su médico o el seguro médico lo ha solicitado. No explique porque. No le diga que está olvidando las cosas. Recordarle que es olvidadiza solamente la hará sentirse juzgada o incapaz de lograr sus expectativas y por consecuencia, la pondrá a la defensiva. Evite estos sentimientos negativos que, de seguro, persistirán en el paciente con demencia, y causarán ansiedad y quizá problemas de conducta durante horas y a veces por días.

Ella no se engaña a sí misma, ni niega su enfermedad, sino que realmente es incapaz de reconocer o comprender su propio deterioro cognitivo, y explicárselo no le ayudará entenderlo. No discuta ni razone con ella, solo busque la forma de lograr el objetivo sin ocasionar un enfrentamiento desagradable.

Algunos pacientes se niegan rotundamente a consultar con un médico. En tales casos, los parientes o cuidadores pueden evitar decir la verdad o inventar alguna mentira piadosa, o *cuentito*. Estos cuentitos son escenarios útiles, usados por el cuidador, para ayudar a la persona con demencia a adaptarse a una situación que tal vez no la pueda comprender por completo. En caso de que su ser querido se niegue a ver al médico, un buen ejemplo de un cuentito útil es decirle que la consulta es para uno mismo (habiendo establecido esto de antemano con el médico) y pedirle que lo acompañe con el pretexto de que usted *necesita su apoyo*.

Los especialistas en demencia entienden lo difícil que puede ser lograr la primera consulta médica y trabajarán con usted para que dicho cuentito resulte exitoso. Algunos médicos son especialmente hábiles en eso, y usted se beneficiará de la ayuda de un médico especialista en demencia. Antes de la consulta, proporcione al médico una lista de los signos o síntomas que le preocupan (utilizando el fax o correo electrónico) y esté preparado para realizar algunas pruebas cognitivas usted mismo, ya que usted es *el paciente*.

Otra sugerencia que ha tenido éxito es decirle al paciente que un examen médico es un nuevo requisito del Seguro Social ya que los cambios en las leyes y los proveedores del seguro médico lo requieren. Es más probable que las personas acudan al médico si creen que el no hacerlo afectará a sus beneficios. Tome cualquier medida que pueda lograr el examen médico.

Enfoque **El Mejor Amigo del Hombre**

A Beto nunca le gustó ir al doctor. Ahora que tenía demencia, era incluso más reacio a consultar con médico. Pero Beto tenía un perrito muy querido, Enano. Aunque Beto se resistía a acudir a la consulta para él mismo, siempre estaba muy dispuesto a llevar a Enano al veterinario. Ana, la esposa de Beto, quien era muy ingeniosa, se las arregló para llevar a Enano a un neurólogo, quien fingió examinar al perro. En realidad estaba conversando con Beto y haciendo su evaluación.

Los cambios cognitivos pueden ser o no ser un síntoma de una enfermedad cerebral, por lo que la evaluación médica es esencial y es el primer paso que se debe realizar al observar estos cambios. El grado de la incapacidad no importa. El simple hecho de que haya cambios que puedan interferir con las actividades de la vida, señala la necesidad de realizar una evaluación médica completa para identificar las causas y determinar las opciones para el tratamiento.

Puntos Clave

- Solicite a su oficina local de la Asociación de Alzheimer una lista de neurólogos cercanos que sean especialistas en demencia.

- Pida que su médico principal le de una referencia por escrito para consultar con el neurólogo.

- Para muchos pacientes con diferentes demencias, lo que se puede ver se asimila mucho mejor que lo que se escucha. Puede usar la misma referencia para la consulta neurológica y para luego hacerle recordar a su ser querido sobre la próxima cita.

— 4 —

¿Que se Puede Esperar de la Evaluación Médica?

La verdad te liberará,
pero primero te hará enfadar.
—Joe Klass

Por más que uno piense que su doctor pueda detectar la demencia durante un chequeo regular, no siempre sucede. La mayoría de las personas con pérdida cognitiva leve son lo suficientemente hábiles para ocultar sus síntomas en ámbitos sociales y pueden desenvolverse perfectamente, incluso durante una visita al médico. Un médico de cabecera puede pasar por alto los signos de deterioro cognitivo durante una breve consulta con el paciente. Por lo general, un chequeo rutinario no incluye una evaluación del deterioro cognitivo, o solamente se hace por la insistencia del familiar que se preocupa por los cambios en la cognición del paciente.

Incluso aunque las indicaciones de deterioro cognitivo sean obvias, un doctor que no se especializa en neurología puede malinterpretar, descartar, o ignorarlas o, en caso de pacientes mayores, relacionarlas con la depresión o el envejecimiento. Cuando se sospechan fallas cognitivas, los médicos pueden acudir a varios tipos de evaluaciones: la Evaluación Cognitiva de Montreal,[11] el Mini-Cog o la Evaluación de la Práctica General de la Cognición,[13],[12] y el Mini-Examen del Estado Mental.

Entre estos exámenes breves para la evaluación del estado cognitivo, el Mini-Examen del Estado Mental (o simplemente el mini-mental) es el que más se utiliza por los médicos (Cuadro 4.1). El mini-mental se puede realizar fácilmente por cualquier médico con una capacitación mínima y se completa en 10 minutos. Los puntajes de las pruebas varían entre 0 y 30, y un puntaje por debajo de 24 se considera anormal.

Cuadro 4.1. Mini-Examen del Estado Mental.

Categoría Evaluada	Puntaje Máximo	Preguntas Un punto por cada respuesta correcta en cada pregunta o actividad
Orientación temporal	5	*¿En qué año estamos? ¿Estación? ¿Fecha? ¿Día? ¿Mes?*
Orientación espacial	5	*¿En dónde estamos ahora? ¿Pueblo/ciudad? ¿Estado? ¿Condado? ¿Hospital? ¿Piso?*
Fijación	3	De manera clara, el examinador nombra tres objetos sin conección. Repite las tres palabras hasta que el paciente las aprende. Más tarde le pide al paciente que repita las tres palabras. Se otorga un punto por cada palabra correcta.
Atención y cálculo	5	Comenzando en 100, *por favor reste de 7 en 7 hacia atrás* (93, 86, 79, 72, 65 . . .) Ejercicio alternativo: *deletrée la palabra MUNDO al revés, de atrás para adelante* (O-D-N-U-M).
Memoria	3	*¿Puede usted recordar las palabras que yo le pedí que repitiera hace un rato? Vuelva a repetirlas ahora.*
Lenguaje	2	El examinador muestra al paciente dos objetos comunes (como un reloj y un lápiz) y pide que los nombre
Repetición	1	El examinador pide que repita la frase: *ni sí, ni no, ni pero*
Órdenes complejas	3	El examinador le da una hoja en blanco al paciente y le dice: *coja un papel con la mano derecha, dóblelo por la mitad, y póngalo en el suelo.*
	1	El examinador le da una orden por escrito: *cierre los ojos*; después pide que lo lea y haga lo que dice la frase
	1	El examinador pide que escriba una frase (con sujeto y predicado)
	1	En una hoja en blanco, le pide: *por favor copie este dibujo:* deben estar presentes los 10 ángulos y la intersección
TOTAL	30	

El diseño del examen mini-mental no es para diagnosticar las afecciones subyacentes. Más bien, fue creado por los investigadores para evaluar la atención, el cálculo, la memoria, el lenguaje, la capacidad de seguir órdenes simples, el registro de información, y la orientación. Aunque hay un elemento subjetivo en la evaluación del médico, el estándar para la interpretación del mini-mental se muestra en el Cuadro 4.2.

Cuadro 4.2. Interpretación de la Evaluación Mini Mental.

Método	Puntaje	Interpretación
Nivel Básico	< 24	Anormal
Rango	< 21	Aumenta las probabilidades de la demencia
	> 25	Disminuye las probabilidades de la demencia
Educación	21	Anormal para educación primaria
	< 23	Anormal para educación secundaria
	< 24	Anormal para educación universitaria
Severidad	24–30	No hay deterioro
	18–23	Deterioro cognitivo leve
	0–17	Deterioro cognitivo severo o demencia

Al interpretar los resultados de la evaluación, el médico puede tomar en cuenta tanto el nivel educativo del paciente como otros factores. Sin embargo, como regla general, si el paciente obtiene un puntaje de prueba inferior a 24 deberá dirigirse automáticamente a un neurólogo o especialista para una evaluación más completa.

El mini-mental es una evaluación sencilla y rápida. No fue diseñada para documentar completamente los cambios cognitivos. A menudo los pacientes que muestran señas de deterioro cognitivo lo llegan a pasar con gran éxito. Es por eso que, a pesar de los resultados de la evaluación, el paciente o su cuidador igualmente deben contar con la opinión de un especialista.

El hecho de hacer un diagnóstico completo al inicio del desarrollo de la enfermedad tiene muchas ventajas tanto para las personas con demencia como para sus familiares. La diagnosis temprana supone una mayor posibilidad de beneficiarse del tratamiento, ya que la familia tiene más tiempo para tomar decisiones que aseguren la calidad de vida del paciente y puede ayudar a disminuir la ansiedad por los problemas aún no resueltos.

Aunque algunos médicos de familia y gerontólogos pueden tener experiencia con casos de demencia, esta no es su especialidad; una consulta con un neurólogo es la mejor opción para aquellos con cambios cognitivos. Si uno tiene una condición cardíaca, debe consultar a un médico del corazón, es decir, un cardiólogo. De la misma manera, la demencia es una enfermedad del cerebro, por lo cual uno debe consultar con un médico del cerebro, es decir, un neurólogo. Si existen señas notables de cambios cognitivos, debe buscar la opinión de un neurólogo a pesar del puntaje del examen mini-mental.

Solamente un examen minucioso realizado por un especialista puede producir un diagnóstico confiable, y a la vez posiblemente pueda identificar las causas subyacentes del deterioro cognitivo.

Han habido casos de médicos que han derivado erróneamente a sus pacientes al psiquiatra. A pesar de que puede haber posibles síntomas psiquiátricos en la demencia, el especialista más apropiado sigue siendo un neurólogo. La demencia no es una afección psiquiátrica, sino que es una afección neurológica.

La diagnosis de la demencia es una tarea muy difícil y compleja, es casi un arte. Requiere experiencia, un gran conocimiento del cerebro y cómo funciona, un historial completo de todas las afecciones médicas y acontecimientos previos, un examen físico y neurológico a fondo, un buen conocimiento de quién es el paciente y cual se considera un funcionamiento cognitivo normal para él o ella. Por ejemplo, ¡si Albert Einstein hubiese sufrido de deterioro cognitivo, las manifestaciones de sus problemas cognitivos habrían sido más leves que los nuestros en nuestros mejores días! La diagnosis de la demencia es en parte la habilidad, en parte el arte, y en parte una investigación de detective.

Es cierto que un neurólogo es el especialista más apropiado con respecto a la demencia, pero tome en cuenta que no todos los neurólogos son expertos en demencia. Antes de hacer su cita, verifique la experiencia del neurólogo elegido para asegurar que sea un experto en demencia. Llame a la Asociación de Alzheimer local y solicite una lista de especialistas en su zona.

También puede participar en un grupo de apoyo para cuidadores de pacientes con demencia, donde usted puede consultar con los demás acerca de sus experiencias con los médicos locales. No hay nada más frustrante que superar todos los desafíos para llevar a su ser querido a una cita con un médico, sólo para recibir una evaluación deficiente. Un médico inexperto o soberbio puede desperdiciar tiempo valioso en el que se puede empezar el tratamiento.

El paciente debe saber que al consultar con un neurólogo capacitado, deberá someterse a una gran variedad de pruebas:

- Una serie de pruebas que evalúan la memoria, el razonamiento, la coordinación visual y motora, y las habilidades del lenguaje.
- Un examen físico que incluye la evaluación de la nutrición, la presión arterial y el pulso, las condiciones mentales o físicas, el uso de medicamentos recetados y no recetados, y el historial familiar de salud.
- Pruebas de la sensación, el equilibrio, la movilidad, y otras funciones del sistema nervioso.
- Un examen del cerebro, ya sea una tomografía computarizada (CT por sus siglas en inglés), una resonancia magnética (MRI por sus siglas en inglés) o una tomografía por emisión de positrones (PET por sus siglas en inglés). Estas técnicas diagnósticas sirven para la detección de lesiones estructurales en el cerebro, como tumores o hematomas.
- El doctor puede pedir una PET amiloide AmyvidTM (Flobertapir) para identificar placas amiloides en el cerebro. Los resultados se pueden utilizar para respaldar un diagnóstico de Alzheimer. Esta prueba se introdujo por primera vez en 2011, es muy costosa y se usa principalmente para pacientes que presentan síntomas atípicos de la enfermedad de Alzheimer.
- Pruebas de laboratorio, como análisis de sangre y orina. Las pruebas de sangre pueden excluir deficiencias de vitaminas, anomalías endocrinas, y desequilibrios electrolíticos.
- Una evaluación psiquiátrica, para determinar el estado de ánimo y otros factores emocionales que podrían causar síntomas parecidos a la demencia.
- Entrevistas con un cónyuge, pareja, un familiar cercano, o un amigo. Es probable que el médico quiera hablar con alguien cercano al paciente para obtener información adicional sobre los síntomas, ya que las personas con deterioro cognitivo pueden ser inconcientes de la magnitud de sus síntomas y es posible que no puedan describirlos.
- Una evaluación neuropsicológica puede ser necesaria para identificar qué áreas de la cognición están mostrando signos de deterioro.

Después de recopilar los resultados de todas estas pruebas, el neurólogo quizá pueda proporcionar un diagnóstico completo y concluyente.

Diagnóstico de Deterioro Cognitivo Leve

Cuando se ha identificado síntomas cognitivos leves que no interfieren con las actividades regulares—como la pérdida de la memoria, la atención, el lenguaje y/o la capacidad de organización—y no se ha encontrado otras anomalías, el neurólogo dará un diagnóstico de Deterioro Cognitivo Leve (DCL o en inglés, Mild Cognitive Impairment o MCI).

Un diagnóstico de DCL simplemente indica que el cerebro del paciente presenta deficiencias en su funcionamiento, pero no infiere una enfermedad. Tampoco infiere que el deterioro cognitivo progrese hacia la demencia. Muchos pacientes con DCL siguen con alteraciones leves sin progresar a un deterioro más severo.

En tal caso, el neurólogo probablemente recomendará un seguimiento anual para evaluar los cambios en la cognición en comparación con los resultados originales. El neurólogo también puede recomendar el uso de medicamentos para la cognición, los cuáles podrían mejorar las habilidades cognitivas en algunos pacientes, tales como el donepezilo o la memantina. Estos medicamentos están aprobados por la Administración de Alimentos y Fármacos de los Estados Unidos para el tratamiento de los síntomas de la demencia, pero en su mayoría son beneficiosos para los pacientes con DCL y aquellos que se encuentran en las primeras etapas de la demencia.

Diagnóstico de Demencia

El médico le comunicará un diagnóstico de demencia una vez que los cambios cognitivos hayan sido documentados y se haya verificado que son de gravedad suficiente como para interferir en la vida cotidiana. Los criterios principales entre el diagnóstico de DCL y el de demencia radican en cómo se ven afectadas las actividades cotidianas del paciente. Los pacientes con DCL pueden llevar a cabo sus actividades habituales con normalidad, en cambio los pacientes con demencia no pueden hacerlo. Una de las señales que ayuda en la identificación de la demencia es la pérdida cognitiva y su interferencia en las actividades cotidianas.

Vale la pena señalar que *interferir con las actividades regulares* es un concepto muy subjetivo, y un médico puede verlo de manera diferente dependiendo de las actividades normales del paciente.

¿Cuáles son las actividades cotidianas del paciente? A medida que avanzamos en edad, muchos de nosotros tendemos a estancarnos en la rutina. Nos acostamos a la misma hora cada noche, comemos lo mismo para el desayuno, almorzamos con amigos en el mismo lugar los viernes, y tomamos el mismo camino a la iglesia los domingos. Cuanto más repetitivas y predecibles son las actividades, menos pensamiento se requiere, por ende los cambios cognitivos pueden tener poco efecto en la capacidad de uno para continuar estas rutinas. En tal caso, solamente un deterioro cognitivo más severo impediría esas actividades rutinarias de la vida.

Por el contrario, si las actividades del paciente son complejas y variables, los pequeños cambios en la cognición causarán un gran efecto. Es posible que un banquero no pueda seguir registrando transacciones complejas con precisión; o que un empresario internacional no tenga la capacidad para mantenerse al día con una agenda de viaje ocupada; o que una mamá no pueda con los horarios cambiantes del fútbol de sus hijos. Con respeto a la memoria, atención, organización, y razonamiento, el cerebro requiere mucho más esfuerzo para realizar las actividades variables que para realizar las actividades rutinarias.

El médico debe tomar todo en cuenta al formular su diagnóstico; ahí es donde radica el arte en el diagnóstico de la demencia. Aunque algún otro médico pueda evaluar al mismo paciente y llegar a otra conclusión, solo puede haber un diagnóstico correcto.

Dicho esto, siempre se recomienda que la familia busque una segunda opinión. La demencia es compleja, difícil de diagnosticar, y no siempre es evidente. Las pautas de diagnóstico son confusas y están sujetas a las diversas interpretaciones de los médicos. Es mejor pecar por precavido y buscar una segunda opinión de otro neurólogo capacitado y experto: ¡siga su instinto!

Causas Subyacentes de la Demencia

Una vez que se confirma el diagnóstico de la demencia, aún puede quedar la pregunta más importante: *¿Cuál es la causa de la demencia?*

Pregunte.

La demencia no aparece de manera mágica ni es una parte normal del envejecimiento. Algo sucede dentro del cerebro que causa un mal funcionamiento. ¿Qué es? No es aceptable la explicación: *simplemente es la demencia.* Si el motor de su automóvil se sobre calentara ¿aceptaría *el calor* como explicación? Del mismo modo, un diagnóstico de demencia sin causa es un diagnóstico incompleto.

Es importante comprender lo que causa la demencia para determinar el tratamiento apropiado y, hasta cierto punto, poder pronosticar la posible eficacia del tratamiento.

Algunas de las pruebas incluidas en la evaluación cognitiva son utilizadas también para identificar las posibles causas de la demencia: una imagen cerebral puede detectar un tumor, embolia, o derrame cerebral; los análisis de sangre pueden detectar tanto deficiencias vitamínicas y nutricionales, como desequilibrios hormonales; las evaluaciones neuropsicológicas pueden identificar deterioros cognitivos y a la vez, ayudarán en la identificación de las áreas específicas del cerebro que pueden ser responsables de los síntomas.

En la mayoría de los casos de demencia estática, nuestra tecnología actual puede identificar las causas de manera precisa. Sin embargo, no sucede lo mismo con las formas progresivas de demencia.

La demencia progresiva es causada principalmente por afecciones neuro-degenerativas, para las cuales los diagnósticos aún son escasos. Por el momento, no existe un método absoluto para identificar la mayoría de las enfermedades neurodegenerativas.

El diagnóstico de una enfermedad neurodegenerativa comienza con la exclusión de cualquier factor que pueda contribuir a la incapacidad cognitiva, como alguna apoplejía, tumor, infección, o exposición tóxica. Se deben realizar pruebas para todas esas condiciones, y si todas las pruebas caen dentro de un rango normal, el médico tendrá que tomar en cuenta los síntomas para dar su diagnóstico. Ya que los antecedentes y el estilo de vida de cada persona son únicos ¡distintos pacientes con la misma enfermedad pueden presentar síntomas muy diferentes! De igual manera, se tomarán en cuenta las peculiaridades de los síntomas cognitivos y neurológicos de cada paciente en particular para determinar su diagnóstico.

Cuando no se Conoce la Causa de la Demencia

Muchas veces los datos aún no son lo suficiente para proporcionar un diagnóstico completo y preciso, especialmente con pacientes en el inicio de la demencia, a pesar de las habilidades y la experiencia que pueda tener el equipo médico y el rango de las pruebas que se realizan. Lo único que se puede confirmar es la demencia genérica. Nada más.

Esto, por supuesto, presenta un desafío adicional para las familias que enfrentan la demencia. Sin conocer su causa, el paciente y su familia quedan en un estado de limbo, sin saber qué se puede esperar a continuación. Existen más de 50 enfermedades diferentes que pueden causar la demencia progresiva (Cuadro 2.2). Cada enfermedad tiene sus síntomas particulares y la familia tendrá que prepararse para lo que se pueda desarrollar. Cada enfermedad requiere un tratamiento específico y tiene su propio resultado previsto. ¿Cómo se puede preparar para el siguiente paso cuando no se entiende lo que sucede en este momento?

Si se realiza un diagnóstico de demencia sin la identificación de la causa subyacente, es posible que el médico quiera administrar los mismos medi-camentos que toman los pacientes con DCL para mejorar la cognición. Además pedirá visitas para el seguimiento aproximadamente cada seis meses para evaluar el beneficio de los medicamentos recetados y la progresión de los síntomas. A medida que pasa el tiempo, es probable que los síntomas se vuelvan más específicos para la identificación de la enfermedad subyacente.

Las visitas de seguimiento son de suma importancia, ya que el no conocer la causa de la demencia también significa el no saber los efectos de los medicamentos recetados. Algunas condiciones se benefician de los potenciadores de la cognición, mientras que otras no. Algunos medicamentos pueden ser dañosos para el paciente con demencia o pueden tener posibles efectos secundarios. El uso de los medicamentos debe ser controlado cuidadosamente por el médico ya que cada paciente puede reaccionar de manera diferente. Por lo tanto, ante tal incertidumbre asegúrese de programar chequeos regulares.

Incluso cuando aún se desconoce la causa de la demencia, espere que un buen médico controle de cerca al paciente y le informe de inmediato de cualquier cambio de síntoma. Si su médico no le presta un seria atención, busque otro doctor. Hay demasiado en riesgo para que, tanto el paciente como su familia, estén a la merced de un médico desatento. Es esencial tener acceso a una atención médica de calidad.

Cuando se Conoce la Causa de la Demencia

Según la gravedad y las características distintivas de los síntomas y después de haber excluido cualquier otra posible causa de la demencia, el médico podrá identificar la afección subyacente y, por ende, elegir el tratamiento más apropiado para el paciente. Como se había dicho antes, diferentes tipos de tratamientos se utilizan para las diversas afecciones.

A la vez, la diagnosis precisa es de suma importancia para el paciente y su familia para comprender mejor cuáles son los desafíos futuros y qué medidas de precaución se deberían tomar. Siempre es mejor conocer el diagnóstico completo para elegir el mejor tratamiento y las estrategias de cuidado adecuadas. En los próximos capítulos, analizaremos las afecciones degenerativas causantes de la demencia que son las más comunes: la enfermedad de Alzheimer, la demencia vascular, la enfermedad de cuerpos de Lewy, y la demencia frontotemporal. Existen también otras enfermedades degenerativas que vienen a ser menos comunes y, si bien merecen atención, este libro será más breve y no las examinará a todas.

Sea cual sea la diagnosis, aprenda todo lo que pueda sobre esa enfermedad en particular. La demencia en sí es muy desafiante tanto para el paciente como para la familia. Las diferentes afecciones subyacentes presentan desafíos para las opciones del cuidado y de bienestar general. Aunque actualmente no existe una cura para las enfermedades cerebrales degenerativas, sí existen tratamientos que pueden aliviar los síntomas y mejorar la calidad de vida. Los científicos de todo el mundo continúan en su búsqueda exhaustiva de tratamientos y curas; nuevos hallazgos se publican a medida que nos acercamos al descubrimiento de nuevas soluciones efectivas. La información es nuestro aliado principal.

Comunicando el Diagnóstico

Si bien la información es nuestro aliado principal en la lucha contra la demencia, no todos los pacientes pueden comprender o asimilar su diagnóstico. La comprensión depende del grado de la demencia, de cómo esta afecta a la comprensión de la complejidad de la enfermedad, y de si el paciente se encuentra receptivo al diagnóstico.

Algunos pacientes tienen una fobia profundamente arraigada al término *demencia*. No quieren escuchar ni hablar de eso, se molestan con la mera mención de la palabra demencia que, al igual que la palabra *Alzheimer*, se ha asociado desde hace tiempo con la pérdida de la independencia y el control de la propia vida. Estos son conceptos aterradores para las personas que luchan por mantenerse a cargo de sus asuntos personales y por mantener su dignidad a medida que la demencia los invade.

La demencia también se asocia comúnmente con la vida en un asilo para ancianos y lamentablemente, los asilos se consideran sinónimo del abandono y olvido. Entre los años 1950 y 1970, los asilos de ancianos sufrieron varios incendios trágicos en donde murieron cientos de pacientes (en su mayoría no ambulatorios) y eran notorios por la atención deficiente que proporcionaban. Tomando esto en cuenta, no es sorprendente que algunos pacientes rechacen firmemente la posibilidad de tener demencia.

Si el paciente demuestra aversión al estigma de tener demencia, realmente no tiene sentido insistir en comunicarle su diagnóstico. Su insistencia seguramente causará ansiedad, discordia, enojo, y peleas, o quizá se desanime y comience a distanciarse de los médicos o familiares. Sencillamente, esta es una pelea que el cuidador no ganará.

No insista. Pero si se ve obligado a dar alguna explicación, procure usar una terminología más suave: hable de la *pérdida de memoria* cuando sea necesario. Informe al médico, a sus amistades, familiares, y cuidadores de la terminología elegida, para que todos estén conscientes del vocabulario y para que no pongan demasiado énfasis en el tema. En vez de obligarlos a aceptar un diagnóstico que quizá no comprendan y les cause angustia, es mucho más importante cuidar de las necesidades emocionales de los pacientes con demencia para que se sientan seguros de que todo está bien.

Por otra parte, algunos pacientes no comparten la misma aversión a la terminología y serían capaces de aceptar el diagnóstico, si no fuera por la demencia misma que afecta la autoconciencia del paciente a medida que progresa. Los pacientes con demencia carecen de percepción. Dependiendo del grado de avance de la enfermedad, es posible que ya haya afectado las habilidades de memoria, razonamiento, y pensamiento abstracto hasta tal punto que el paciente ya no pueda comprender su diagnóstico, retener información sobre él, ni asimilar sus consecuencias.

En tales casos, el cuidador puede reiterar la explicación del diagnóstico muchas veces, pero su ser querido no podrá entender ni procesar la información por completo. No se trata de explicarlo mejor o de superar la resistencia, ni es una cuestión de negación por parte de él. Por la demencia misma y la falta de cognición, algunos pacientes sencillamente no son capaces de asimilar el diagnóstico. Incluso podrán preguntar *¿qué me pasa?* sin embargo, ya no podrán retener la explicación.

El cuidador puede sentirse frustrado de haber explicado el diagnóstico una y otra vez sin que el paciente asimile la información. Es precisamente por el agotamiento emocional que uno siente que debería dejar de hacerlo. Una buena estrategia para el cuidador es proporcionar una respuesta simplificada, seguida de unas palabras de consuelo y tranquilidad, como por ejemplo: *tienes problemas con la memoria, pero estás bien; te amo y estaré aquí contigo si me necesitas.* Las expresiones de amor y de apoyo siempre se entienden.

Por otro lado, hay pacientes diagnosticados en las etapas iniciales de la demencia que aún no carecen de la percepción, tienen la capacidad de entender el diagnosis, y están emocionalmente dispuestos para aceptarlo. No solamente tienen la capacidad de entender, pero tienen la voluntad de enfrentar las consecuencias y los desafíos.

Ya que les da la oportunidad de luchar contra la enfermedad, crear sus propios métodos para compensar las habilidades cognitivas perdidas, y prepararse para el futuro, la comprensión del diagnóstico es una gran ventaja para estos pacientes.

Al inicio de la enfermedad, los pacientes pueden ser muy hábiles en su uso de recordatorios, puesto que tienden a tomar apuntes con diligencia, usan la tecnología para manejar sus calendarios, registrar sus citas, tomar sus píldoras, y mantener sus actividades y eventos normales. Son muy creativos en la optimización de sus recursos para desenvolverse de forma independiente y mantener el control sobre sus vidas.

Estos pacientes pueden adoptar cambios saludables en su estilo de vida, como cambios en la dieta y el ejercicio, que los ayudarán a fortalecer sus cerebros y retrasar la progresión de los síntomas. Se benefician aún más al participar en programas diseñados para pacientes en etapa inicial, como los talleres de aptitud cognitiva y grupos de apoyo.

También pueden tomar sus propias decisiones con respecto a sus deseos para tratamientos futuros e instruir a los familiares sobre sus deseos en caso de quedar incapacitados. Este es un buen momento para revisar documentos y tomar decisiones legales sobre la propiedad, la representación legal, y la disposición de sus negocios.

Y tal vez la mayor ventaja de la comprensión de su diagnóstico es que uno tiene la oportunidad de participación completa en el cuidado propio. Un paciente que conoce y entiende su diagnóstico puede formar parte de su equipo de cuidado y puede ayudar a quienes lo ayudan. Esta colaboración beneficia a quienes asumen las responsabilidades del cuidado, logrando un equilibrio saludable entre proporcionar apoyo cuando sea necesario, y dando espacio cuando el paciente pueda por sí mismo.

Esta línea tan fina—prestar ayuda o no—cambiará a medida que avance la demencia y puede ser que sea la preocupación principal de los cuidadores que se preguntan: *¿Cuando es excesiva mi ayuda? ¿Es peligroso no interferir? ¿Es mejor permanecer al margen?*

La demencia afecta las facultades de comprensión cada vez más, y los cuidadores se esfuerzan por lograr el equilibrio entre la ayuda necesaria e innecesaria. El paciente se puede sentir abrumado y asfixiado con demasiada ayuda, y esto puede hacer que lo prive de emprender actividades beneficiosas para la retención de las habilidades cognitivas. Pero por el contrario, interferir muy poco puede ocasionar algún peligro o que el paciente cometa errores al realizar ciertas tareas, lo que puede resultar en algún desastre.

Sin embargo, los pacientes conscientes de su diagnóstico pueden ayudar al cuidador en alcanzar un equilibrio cómodo y seguro en los niveles de apoyo que requiere. Por lo general, les va mucho mejor a estos pacientes en el avance de su enfermedad, ya que conservan su independencia por más tiempo, sufren menos depresión, resisten el cuido mucho menos y, con el correr del tiempo, van mostrando cada vez más aprecio por sus cuidadores.

Aunque se reconocen los beneficios a largo plazo de comprender el diagnóstico (e incluso es preferible que esto suceda), algunos estudios demuestran que en los registros médicos del 50% de pacientes con demencia no existe documentación del diagnóstico.[15] Los cuidadores informan que se puede tardar hasta dos años después de la consulta médica inicial para recibir el diagnóstico de demencia. Esta falla en diagnosticar la demencia cuanto antes es descon-certante y sumamente perjudicial para el paciente.

Desde la perspectiva del médico, es difícil proporcionar un diagnóstico completo ya que la tecnología diagnóstica es imprecisa, las opciones para el tratamiento son pocas, y la información del diagnóstico pueda causar tanto ansiedad como angustia a los pacientes y sus familiares.[16], [17] Sin embargo, los resultados de la investigación no dan validez a las justificaciones para retener la información, ya que una encuesta demuestra que más del 80% de todos los adultos querrían saber su diagnóstico[18] y la mayoría de los familiares valora los beneficios del diagnóstico.[19]

Además, no hay evidencia de aumento de depresión entre los pacientes o los miembros de la familia. Por el contrario, los estudios han encontrado una disminución en los niveles de ansiedad después de que se conoce el diagnóstico.

Muchos pacientes y familiares demuestran un gran alivio después de haber recibido un diagnóstico de demencia. *¡Ahora sé que no me estoy volviendo loco! ¡Ah, es por eso que ella actúa de forma tan extraña!*

Sin embargo, dada la reticencia de la comunidad médica en buscar y pro-porcionar un diagnóstico preciso, obtenerlo lamentablemente será una cuestión de persistencia por parte de las familias.

Es decir, un diagnóstico preciso es indispensable para diseñar un plan de tratamiento y para utilizar las opciones de tratamiento a medida que estén disponibles. Si sospecha que usted o un familiar tiene demencia, busque atención médica. Si no obtiene la información adecuada, busque otra opinión. No se conforme con un diagnóstico insuficiente, por ejemplo: *demencia por la tercera edad* o *demencia senil*. Encuentre un neurólogo que se especialice en el cuidado de la demencia.

Pregúntese lo siguiente: *¿Es realmente demencia? ¿Cuál es el causante de la demencia?*

No le tema a la respuesta; tema el **no tenerla**.

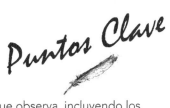

- Llame a la oficina local de la Asociación de Alzheimer y solicite una lista de especialistas en demencia.

- Tome apuntes en un diario, anotando todos los síntomas que observa, incluyendo los comportamientos inusuales, la fecha y la hora del día en que ocurren, tanto como las circunstancias estresantes que podrían haber influido en aquel momento. Anotación de la información precisa lo ayudará en comunicarse con los médicos y otros profesionales.

- Tome notas durante las visitas a los doctores.

- A pesar del tipo de demencia diagnosticada, comuníquese con la Asociación de Alzheimer y solicite una consulta con un especialista del cuidado. Este puede ayudarlo en comprender el diagnóstico y puede proporcionarle recomendaciones para los servicios y proveedores locales que prestan apoyo, incluyendo los grupos de apoyo en los que quizá quiera participar.

— 5 —

Comprensión del Diagnóstico de la Enfermedad de Alzheimer

Me he perdido a mí misma.
—Auguste Deter

En 1901 el trabajador de ferrocarril Karl Deter llevó a su esposa, Auguste, a la Institución para Enfermos Mentales y Epilépticos en Frankfurt, Alemania, y allí la dejó, frustrado porque ya no sabía qué hacer con ella. Aunque la vida de Auguste había sido normal, a fines de la década de 1890 comenzó a comportarse de manera extraña. A veces tenía problemas para dormir, arrastraba las sábanas por la casa durante la noche, y colmaba la casa de gritos agonizantes, a veces por horas. En otras ocasiones simplemente se sentaba y miraba fijamente a la nada, completamente inmóvil. Auguste tuvo una pérdida de memoria severa y no tenía percepción del tiempo o el espacio. Ella tenía 50 años.

El Dr. Alois Alzheimer la examinó y documentó meticulosamente sus síntomas, pero no pudo ayudarla. La enfermedad de Auguste siguió avanzando y ella murió en 1906 de una infección provocada por llagas a causa de estar postrada en la cama.

Después de la muerte de Auguste, el Dr. Alzheimer examinó su cerebro bajo microscopio y observó la presencia abundante de placas amiloides y ovillos neurofibrilares. Por lo tanto asoció la demencia de Auguste con la presencia de estas placas y ovillos, y determinó que se había descubierto una nueva enfermedad, desconocida hasta ese momento. La enfermedad fue nombrada como el médico que la descubrió, una costumbre común en aquella época.

Desde entonces, los hallazgos médicos (el descubrimiento de los antibióticos) y los avances tecnológicos (las mejoras en la accesibilidad al agua potable y al saneamiento) han mejorado enormemente la calidad de vida y han sumado 30 años a nuestra expectativa promedio de vida. Por lo tanto, a mediados de la década de 1970, con más personas llegando a una mayor edad, comenzaron a presentarse más y más casos de la enfermedad de Alzheimer. Fue entonces que resurgió la información sobre la enfermedad que se había documentado a principios del siglo, y como consecuencia ha tomado un lugar primordial en la comunidad de investigación médica. Mucho de lo que se sabe sobre la enfermedad fue descubierto durante los últimos 20 años.

Según lo identificado por el Dr. Alzheimer, la presencia de placas y ovillos sigue siendo el sello distintivo de la enfermedad. Ahora se sabe que las placas son acumulaciones de amiloide descompuesto, una proteína natural necesaria para el funcionamiento correcto del cerebro. En un cerebro normal, la proteína amiloide se divide rutinariamente en fragmentos que luego se eliminan por lavado; en un cerebro afectado por la enfermedad de Alzheimer, los fragmentos rotos se agrupan, formando placas duras e insolubles que interfieren con la función cerebral.

Los ovillos son acumulaciones de fibras naturales que se encuentran dentro de las células cerebrales (fibras neurofibrilares) compuestas de la proteína *tau*. Las células cerebrales usan microtúbulos hechos de *tau* para transportar nutrientes esenciales dentro de las células. En la enfermedad de Alzheimer, estos microtúbulos colapsan y se acumulan en ovillos, lo que altera la absorción de nutrientes y finalmente destruye la célula.

A medida que la enfermedad progresa, aparecen más placas y ovillos que se difunden gradualmente por el cerebro, lo que altera aún más su función y provoca la demencia. El Alzheimer, por lo tanto, es una enfermedad neurodegenerativa que causa demencia.

Actualmente, en los Estados Unidos hay más de 5 millones de casos de la enfermedad de Alzheimer, que representan casi el 70% de todos los casos de demencia. Aunque la presencia de placas y ovillos se asocia con la enfermedad de Alzheimer, nadie sabe exactamente qué causa la enfermedad. A nivel mundial, los científicos están buscando la causa exacta de la enfermedad con la esperanza de que conduzca al descubrimiento de una cura. Los estudios epidemiológicos ya han identificado los principales factores de riesgos relacionados con el desarrollo de la enfermedad de Alzheimer.

La edad es el factor de riesgo predominante para la enfermedad de Alzheimer, que afecta principalmente a los mayores de 65 años. Su incidencia es aún más común en las personas de 80 años; casi un tercio de personas mayores de 85 tienen Alzheimer.[20]

La genética es otro factor de riesgo, aunque su proceso con respecto al desarrollo del Alzheimer todavía no se entiende completamente. La primera familia de genes vinculados a la enfermedad es la apolipoproteína E (familia APOE con variantes que incluyen e2, e3, y e4). APOE se asocia con el transporte de lipoproteínas, vitaminas liposolubles, y colesterol a la sangre y al sistema linfático. Por lo visto, las personas mayores de 65 años que han heredado una copia del variante e4 (alelo) de APOE tienen un riesgo elevado de desarrollar Alzheimer.

Entre el 40% y el 65% de los pacientes con Alzheimer tienen al menos una copia del alelo e4, lo que aumenta por diez veces el riesgo de desarrollar la enfermedad. La presencia del gen, sin embargo, no significa que uno definitivamente tendrá Alzheimer. Casi un tercio de los pacientes con Alzheimer son negativos para APOE e4 y las personas con solo una copia corren un mayor riesgo, pero es posible que nunca desarrollen la enfermedad. Aquellos con dos copias del alelo e4 tienen un riesgo 20 veces mayor de desarrollar Alzheimer.[21]

Por otro lado, se ha descubierto que la presencia del alelo e2 proporciona cierta protección contra la enfermedad.[22]

Además de los variantes de APOE, los investigadores han descubierto más de 20 mutaciones genéticas asociadas con un mayor riesgo de Alzheimer y se sospecha que otras 13 mutaciones están relacionadas con la enfermedad y que actualmente son enfoque de investigaciones en marcha.

La enfermedad de Alzheimer de inicio precoz es menos común (representa menos del 5% de los casos de Alzheimer) y afecta a las personas menores de 65 años, generalmente entre los 40 y 50 años. Auguste Deter tuvo Alzheimer de inicio precoz. Se sabe que este tipo es específicamente genético y está determinado por mutaciones en los genes de presenilina 1 (PSEN1), presenilina 2 (PSEN2), y proteína precursora de amiloide (APP).[23] Si bien aún se requiere investigación complementaria, hay evidencia de que mutaciones genéticas adicionales también pueden causar la enfermedad de Alzheimer de inicio precoz.[24]

Aún no se comprenden completamente los factores genéticos para predecir la enfermedad de Alzheimer, y la presencia de genes correlacionados no se considera un dato confiable para predecir la probabilidad del desarrollo de la enfermedad. Por lo tanto, aunque esté disponible, la comunidad médica no recomienda la prueba genética. Si usted tiene antecedentes familiares con la enfermedad de Alzheimer y le gustaría hacerse un examen para determinar la presencia de genes relacionados, debe consultar a un genetista.

Además de la edad y la genética, los factores de riesgo conocidos para el Alzheimer son comunes en la mayoría de las enfermedades neurodegenerativas: el estilo de vida sedentario, la obesidad,

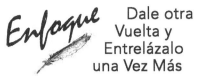

Enfoque Dale otra Vuelta y Entrelázalo una Vez Más

Violeta, una bella periodista y madre de dos niños pequeños, había sido diagnosticada con Alzheimer de inicio precoz a los 48 años. Al principio notó que algo andaba mal cuando no podía entender cómo atar las agujetas de los zapatos de sus hijos.

uso excesivo de tabaco y alcohol, la falta de sueño, y enfermedades cardiovasculares. Los resultados de investigaciones respaldan la teoría de que al controlar estos factores, no solo puede reducir el riesgo de desarrollar la enfermedad, sino que también puede reducir la gravedad de los síntomas después de inicio. Más adelante hablaremos de los beneficios de la dieta, el ejercicio, y otros factores de estilo de vida en el tratamiento de la enfermedad de Alzheimer.

Síntomas de la Enfermedad de Alzheimer

Por lo general la demencia en el Alzheimer sigue un patrón distintivo que un especialista puede reconocer fácilmente.

El síntoma inicial más notable es la incapacidad de generar nuevos recuerdos, en particular cuando la información se transmite verbalmente. Es decir, el paciente al inicio de Alzheimer puede entender lo que se le dice, pero es probable que luego no lo recuerde.

Margarita dice: *Papá, paso por ti al mediodía y nos vamos a comer a tu restaurante favorito: Las Palmas.*

Papá: *Me encantaría, hijita. ¡Que buena idea, estaré listo!*

Al día siguiente a las 12:15 p.m., Margarita llega apurada disculpándose con su padre por el retraso, pero lo encuentra en su pijama y sorprendido de verla.

Papá: *¿Por qué no me avisaste que ibas a venir? ¡Podríamos haber salido a comer a Las Palmas!*

Fue como si nunca lo hubieran conversado antes.

Esta forma de pérdida de memoria a corto plazo es bastante común en las primeras etapas de la enfermedad y es un síntoma clásico relacionado con el Alzheimer, ya que revela un mal funcionamiento del hipocampo, una estructura con forma de caballito de mar ubicada en el centro del cerebro. El hipocampo es responsable de los nuevos recuerdos y es la primera parte del cerebro que se ve afectada por la enfermedad de Alzheimer.

¿Recuerda usted lo que hacía al enterarse que el World Trade Center en Nueva York había sido atacado el 11 de septiembre de 2001? ¿Recuerda lo que había almorzado el día anterior al 11 de septiembre? ¿Cómo es que uno puede recordar algunas cosas con tanta claridad y otras no? Bueno, si el cerebro recordara absolutamente todo lo que hace y aprende ¡tendría que ser un cerebro mucho, mucho más grande!

Además, el almacenamiento de tantos recuerdos sería abrumador. Parte de la higiene del cerebro requiere la diferenciación entre la información esencial e indispensable (que debe ser almacenada), y la información de poca importancia (que se puede olvidar). La información esencial se almacena como memoria a largo plazo (por ejemplo, el ataque del 11 de septiembre), mientras que la información sin importancia se almacena como memoria a corto plazo, que con tiempo se desvanece (por ejemplo, el almuerzo del 10 de septiembre). El hipocampo es la parte del cerebro que hace la distinción entre los recuerdos que deben almacenarse y los recuerdos que pueden olvidarse. El daño por el Alzheimer interfiere con este proceso, y el hipocampo erróneamente provoca que los nuevos recuerdos se descarten.

Desde la perspectiva del cuidador parece que el paciente es sumamente olvidadizo; sin embargo la realidad es que el paciente nunca fue capaz de aprender ni almacenar la información nueva. Por lo tanto, un paciente de Alzheimer puede hacer la misma pregunta varias veces, sin poder recordar la respuesta dada, o puede repetir las mismas acciones una y otra vez, sin recuerdo de ya haberlo hecho. Poco a poco, el Alzheimer afecta otras áreas del cerebro e interfiere no solamente con los nuevos recuerdos, sino también con los recuerdos recientes, mientras que las memorias a largo plazo permanecen intactas. No es inusual que el cuidador diga: *¡Su memoria es muy buena! Ella puede contarle todos los detalles de sus años en la universidad y la época en que sus hijos eran pequeños. Lo unico es que no recuerda mucho de nuestras vacaciones del mes pasado en Florida.* Esto en sí es un gran indicio de que su pérdida de memoria apunta a un diagnóstico de Alzheimer.

Con el tiempo, la memoria del pasado lejano también se ve perjudicada de varias maneras. Los recuerdos pueden borrarse, pueden estar fragmentados y mezclados, pueden confundirse con escenas de películas o televisión, y pueden estar distorsionados por eventos emocionales pasados. Un paciente de Alzheimer puede recordar con gran detalle (y con convicción) los elementos de algún evento que nunca ocurrió. Un cuidador inexperto puede pensar que el paciente miente, cuando en realidad el paciente simplemente ha reunido fragmentos de recuerdos pero no necesariamente alineados con la realidad o en orden cronológico.

A medida que la memoria se deteriora progresivamente, también comienzan a fallar otras habilidades cognitivas. El deterioro en la percepción, el juicio, y el razonamiento puede poner en duda la capacidad del paciente para vivir de forma independiente. Con el pasar del tiempo, los pacientes de Alzheimer en última instancia alcanzan una etapa donde requieren supervisión y cuidado las 24 horas del día. No hay alternativa: los pacientes de Alzheimer necesitarán una mayor asistencia a medida que pase el tiempo.

Manejo de la Enfermedad de Alzheimer

Hasta el momento no hay tratamiento que pueda detener, retrasar, o cambiar la progresión del Alzheimer. Lamentablemente, la enfermedad progresará a su propio paso, y causará un deterioro cognitivo cada vez más grave hasta la muerte del paciente o hasta que se encuentre la cura.

Los tratamientos ahora disponibles para el Alzheimer afrontan los síntomas de la enfermedad, no sus causas. Existen tratamientos que son farmacológicos y otros que no lo son. La combinación de ambos puede resultar muy eficaz para disminuir la gravedad de los síntomas y prolongar la calidad de vida.

Tratamientos Farmacológicos

Los tratamientos farmacológicos disponibles tratan los dos grupos de síntomas principales de la demencia: síntomas cognitivos y síntomas psicológicos/conductuales.

Los síntomas cognitivos se pueden tratar con el uso de potenciadores cognitivos, también conocidos como *drogas inteligentes*. Estas drogas actúan mediante la estimulación del funcionamiento de las células del cerebro que aún no se hallan afectado por la enfermedad. Cuanto más temprana sea la etapa de la enfermedad en la que empieza el tratamiento, más eficaz pueden ser los potenciadores cognitivos. La enfermedad va afectando cada vez más células cerebrales a medida que progresa, y como consecuencia van quedando cada vez menos células sanas para que los potenciadores actúen; por ende, los potenciadores cognitivos perderán su eficacia a medida que avanza la enfermedad.

La desventaja es que los potenciadores cognitivos pueden tener efectos secundarios y no todos los pacientes los pueden tolerar. El médico debe supervisar de cerca a un paciente que usa un potenciador cognitivo para evaluar sus posibles beneficios, efectos secundarios, e interacciones farmacológicas. Desafortunadamente, no todos los pacientes sentirán mejoría en sus síntomas, y no existe una forma de predecir quién se beneficiará o no con estos medicamentos.

Cinco medicamentos para tratar los síntomas cognitivos fueron aprobados por la Administración de Alimentos y Medicamentos (FDA):

- **Donepezilo** (Aricept)

  El donepezilo inhibe la colinesterasa, una enzima utilizada por las neuronas para regresar a un estado de reposo después de su activación. Las neuronas se activan cada vez que se usan para procesar información. Los inhibidores de la colinesterasa mantienen las neuronas activadas por períodos más largos y, por lo tanto, estimulan la función general del cerebro—la conciencia, la memoria, y la capacidad de funcionar.

  El donepezilo, vendido con el nombre comercial de Aricept, se ha usado desde 1996 y es la droga más popular en todo el mundo para el tratamiento de la enfermedad de Alzheimer en todas sus etapas. Sus efectos secundarios incluyen diarrea, náuseas, dificultad para dormir, sueños vívidos, calambres musculares, y falta de apetito. Si cualquiera de estos síntomas aparece, informe a su médico ya que pueden ser lo suficientemente grave como para requerir la interrupción del tratamiento. El donepezilo tiene un efecto secundario que posiblemente sea deseable: la agitación. La agitación severa conduce al paciente a comportamientos como la deambulación, el hurgamiento, o comportamientos compulsivos. Por el contrario, si la agitación es más leve, es probable que el paciente recupere el interés perdido por sus actividades regulares. Por lo tanto, el donepezilo a menudo se prescribe para el tratamiento de la apatía, que es un síntoma común de la demencia relacionada con el Alzheimer.

- **Rivastigmina** (Exelon)

  La rivastigmina es también un inhibidor de la colinesterasa; ha estado disponible en cápsulas o en solución líquida desde 1997 bajo el nombre comercial de Exelon. La rivastigmina es recomendada para tratar todas las etapas de la enfermedad de Alzheimer. Funciona de manera similar al donepezilo y requiere el mismo nivel de atención a los efectos y posibles contraindicaciones.

  Los efectos adversos son semejantes a los relacionados con el donepezilo e incluyen dolor del estómago, heces con sangre, aturdimiento, desmayos, y dolor de pecho. Comuníquese de inmediato con un médico en caso de cualquiera de estos síntomas aparezca. En 2006 se dio a conocer la rivastigmina en forma de parche que libera el medicamento en varias dosis a lo largo del día. Este sistema de administración más lenta reduce la posibilidad y la gravedad de efectos secundarios.

• **Galantamina** (Razadyne, anteriormente conocida como Reminyl)
Otro inhibidor de la colinesterasa que se ha recetado desde 2001 es la galantamina, que se vende bajo el nombre comercial de Razadyne. La galantamine está aprobada por la FDA para tratar el Alzheimer leve y moderado.

Aunque su uso y efectos secundarios son muy parecidos a los otros inhibidores de la colinesterasa, la galantamina cayó en desuso después de 2007, cuando los estudios relacionaron su uso con tasas de mortalidad más altas en pacientes con demencia. El uso de la galantamina debe ser controlado cuidadosamente por el médico mediante titulación (administración de pequeñas dosis incrementales hasta alcanzar el nivel y los efectos deseados).

• **Memantina** (Namenda, Axura)
La memantina es la primera droga en su categoría. Bloquea una proteína llamada receptores N-metil-D-aspartato (receptores NMDA) que participa en la regular de la actividad del glutamato, que está involucrado en la plasticidad neuronal y la función de la memoria. La memantina se vende bajo diferentes nombres comerciales, tales como Namenda y Axura.

Los efectos secundarios de la memantina son más leves que los de los inhibidores de la colinesterasa, y en general el fármaco se tolera bien. Menos del uno por ciento de los pacientes reportan mareos, confusión, somnolencia, insomnio, dolor de cabeza, agitación, o alucinaciones. Estas quejas, sin embargo, son leves y rara vez requieren interrupción del tratamiento.

Namenda fue aprobada en 2003 para el tratamiento del Alzheimer moderado y severo, y ahora se utiliza ampliamente. Los médicos han descubierto que la Memantina, utilizada en combinación con un inhibidor de la colinesterasa, también beneficia a los pacientes en las primeras etapas de la enfermedad de Alzheimer. Hoy en día, es una práctica común recetar Memantina junto con Donepezilo o Rivastigmina para pacientes en etapas tempranas de deterioro cognitivo.

• **Donepezilo y Memantina** (Namzaric)
Dado que se favorece el uso de Namenda junto con Aricept, los dos medicamentos se combinaron y se pusieron a disposición en 2014 en cápsulas de liberación prolongada. Los posibles efectos secundarios en la combinación son los mismos de cada fármaco individual, sin embargo, están disminuidos por el formato de liberación prolongada. De cualquier manera, la necesidad de supervisión cuidadosa sigue siendo la misma.

Aunque se han aprobado estos medicamentos para el tratamiento de los síntomas de la demencia relacionada con la enfermedad de Alzheimer, también se utilizan para el tratamiento de la demencia causada por otras enfermedades. Un sexto medicamento, el inhibidor de la colinesterasa Tacrina (Cognex), estuvo disponible a partir de 1993, pero se suspendió en los Estados Unidos en 2013 debido a su alta toxicidad y a la preocupación por su nocividad. Los efectos secundarios asociados con la Tacrina incluyen daño al hígado.

Los tratamientos farmacológicos también se usan en posibles síntomas psicológicos/conductuales del Alzheimer, como la agitación, ansiedad, delirios, depresión, alucinaciones, episodios de llanto, el insomnio, y el paseo sin rumbo. Cualquiera que desarrolle alguno de estos síntomas conductuales se beneficiaría con un examen médico minucioso, en particular si los síntomas aparecen de repente. Un examen puede señalar las condiciones tratables que pueden estar contribuyendo al comportamiento, como la deshidratación, efectos secundarios de los medicamentos, alguna infección, la incomodidad por algún dolor, o problemas de audición o visión.

El uso de un medicamento puede ser necesario para controlar los síntomas si son graves o perjudiciales para el paciente o si el comportamiento puede poner a riesgo a quienes lo rodean.

No hay medicamentos actualmente aprobados por la FDA para el tratamiento específico de los síntomas psicológicos/conductuales del Alzheimer, aunque su uso para otras condiciones también parece ayudar en el control de los problemas de la conducta. Su uso debe ser bajo cuidado médico y en combinación con tratamientos no farmacológicos.

Tratamientos no Farmacológicos

A lo largo de sus etapas, la enfermedad de Alzheimer afecta a todo el ser: en las facultades cognitivas, las emociones, y en lo físico. Esto requiere una estrategia de tratamiento completa. Actualmente, los medicamentos disponibles no pueden detener la progresión de la enfermedad; en el mejor de los casos, pueden disminuir el impacto de sus síntomas.

Los enfoques no farmacológicos pueden ser muy efectivos y también deben utilizarse, no sólo para aliviar los síntomas, sino también para fortalecer el cuerpo y la mente y prepararlos para el desarrollo de los futuros síntomas de la enfermedad a medida que avanza.

Sin duda, lo más importante que un paciente con Alzheimer puede hacer para detener la enfermedad es ejercicio físico diario. Todos los diagnosticados con Alzheimer o cualquier otra forma de demencia deben integrar el ejercicio diario a su rutina. Los beneficios del ejercicio van más allá del fortalecimiento del cuerpo y la estimulación de la circulación, dado que también fortalece el cerebro. Hasta ahora, el ejercicio es la única estrategia que ha demostrado su eficacia para frenar la progresión de la enfermedad.

Una dieta balanceada también debe considerarse parte de la estrategia de tratamiento. Un nutricionista puede evaluar la dieta del paciente y sugerir ajustes para maximizar el valor de la nutrición para el cerebro. Se puede usar suplementos dietéticos, pero siempre en consulta con un médico.

Los pacientes también se benefician al participar en actividades terapéuticas, como las relacionadas con arte, música, relajación, contacto al aire libre con la naturaleza. Las actividades que promueven un sentido de participación y satisfacción son esenciales para disipar la frustración relacionada con el deterioro cognitivo y para disminuir la depresión y la ansiedad.

Otro enfoque importante para promover el bienestar es procurar que el hogar sea un entorno favorable para la demencia. El uso de iluminación adecuada, orden para evitar la posibilidad de tropiezo con algún objeto, etiquetado de cajones y armarios, la reducción de ruido, y el uso del color para ayudar a distinguir los elementos y minimizar la confusión; estas y muchas otras técnicas pueden ayudar con la orientación y evitar accidentes, confusión, y frustración.

Recuerde que usted, el cuidador, también es parte del entorno de la persona con demencia. Sus hábitos, su tono de voz, su lenguaje corporal, y la forma en que actúa y se comunica tienen un profundo efecto en ella. El aprendizaje de estrategias de comunicación es esencial para promover la seguridad y mejorar el bienestar, tanto del paciente como del cuidador.

Los capítulos 10 a 16 abordan en profundidad tanto estas estrategias como los enfoques no farmacológicos.

Tenga en cuenta que no es posible enseñarles nuevas habilidades a los pacientes. Nunca use ninguna estrategia para este fin; será inútil ya que con la enfermedad de Alzheimer, la capacidad de aprender cosas nuevas es la primera habilidad cognitiva que se deteriora. Enfóquese en **conservar las habilidades existentes** y no en adquirir otras nuevas.

Los tratamientos alternativos se emplean con el propósito de promover la seguridad y el bienestar, y fomentar la autoestima. Cualquier estrategia que ayude al paciente a mantener su independencia y a enfrentarse a las dimensiones emocionales de la demencia es útil en cuanto se tome en cuenta las necesidades, fortalezas, e intereses del individuo. No hay un enfoque único que se adapte a todos; todos somos tan diferentes en la demencia como en la salud.

Etapas de la Demencia en la Enfermedad de Alzheimer

La enfermedad de Alzheimer destruye las células cerebrales y afecta la cognición de una forma particular. Aunque una MRI u otro escaneo cerebral no siempre da evidencia del daño en el cerebro, la enfermedad se puede verificar mediante la observación de los síntomas cognitivos resultantes. Las etapas de la enfermedad de Alzheimer dependen de las manifestaciones de los síntomas cognitivos.

En 1993 Barry Reisberg (director del Centro de Investigación de Demencia y Envejecimiento Silberstein, Facultad de Medicina de la Universidad de Nueva York) propuso un sistema para clasificar la progresión de la enfermedad. Reconoció siete etapas en el desarrollo de Alzheimer, cada etapa con sus características individuales.[25] El sistema de clasificación de Reisberg, que se representa por completo en el Cuadro 5.1 (páginas 46 y 47), es ampliamente aceptado por la comunidad médica.

Antes de que fuese adoptada la clasificación de siete etapas, la enfermedad de Alzheimer solamente se dividía en leve, moderada, y grave (todavía se puede encontrar referencia de esto en la literatura). Sin embargo, la etapa previamente conocida como *leve* ahora constituye las Etapas 1–4 del sistema Reisberg; la etapa *moderada* corresponde a las Etapas 5 y 6; y la que solía ser *grave* ahora es la Etapa 7.

La clasificación por etapas de Reisberg es muy útil para identificar las necesidades del paciente en algún momento determinado y para proyectar sus futuras necesidades de atención a medida que avance la enfermedad. Las familias encontrarán que esta información ayuda en la planificación de cuidado a largo plazo y en el desarrollo de estrategias legales y financieras necesarias para adaptarse a los cambios y la progresión de la enfermedad.

La misma clasificación se usa por cuidadores y médicos para evaluar los síntomas de pacientes con otros tipos de demencia, como la demencia vascular o la enfermedad con cuerpos de Lewy. Aunque otras enfermedades no siguen el mismo camino de Alzheimer, las etapas proporcionan un buen marco de referencia para establecer las necesidades de atención.

Tenga en cuenta que nadie encaja exactamente dentro de la descripción de una etapa u otra. El Alzheimer es una enfermedad progresiva y los síntomas aparecen de forma gradual, por lo que las etapas a menudo se superponen. Por

	Etapa 1 Sin Daño Cognitivo	Etapa 2 Disminución Cognitiva muy Leve	Etapa 3 Disminución Cognitiva Leve	Etapa 4 Disminución Cognitiva Moderada
Síntomas	No demuestra problemas en entornos sociales	Se siente apenado por pequeños olvidos en entornos sociales	Demuestra problemas de rendimiento en entornos socialeso laborales (ej., repetir preguntas e historias)	Se aparta de situaciones que puedan presentar desafío; pérdida de interés en actividades y pasatiempos
	No demuestra problemas de memoria o cognición	Olvido de ciertos nombres o palabras conocidas	Problemas en el uso de palabras o nombres correctos	Olvida detalles de su propia historia
		Extravía de objetos (ej., las llaves o las gafas)	Tiene poca retención de información que acaba de leer o recibir	Dificultad en realizar tareas complejas (ej., planificar comidas, administrar las finanzas)
		Dificultad para concentrarse	Dificultad en retener o memorizar nueva información	Olvida acontecimientos recientes
			Dificultad en recordar nombres de nuevas personas que conoce	Dificultad con aritmética (ej., restar de 7 en 7 desde 100)
			Pérdida o extravío de objetos valiosos	Guarda cosas en lugares inusuales y olvida haberlo hecho
				Dificultad en recordar compromisos y horarios
Cuidador	Ayuda no es necesaria	Aún puede cuidar de sí mismo utilizando ayudas de memoria	Requiere asistencia con la memoria y la organización	Requiere mayor asistencia con memoria, organización, y para socializar
Doctor	El problema no es detectable por los médicos	El problema no es detectable en un exámen médico	Tiene problemas con la memoria; se puede medir la capacidad de concentración mediante pruebas clínicas; se puede recetar medicación	Examen médico puede confirmar el diagnóstico de Alzheimer; se recetarán medicamentos para aliviar los síntomas conductuales/psicológicos

	Etapa 5	Etapa 6	Etapa 7
	Disminución Cognitiva Moderadamente Severa	Disminución Cognitiva Severa	Disminución Cognitiva Muy Severa
Síntomas	Demuestra cambios de personalidad que pueden incluir cambios de humor, depresión, obsesiones, ansiedad, agitación, falta de juicio o sentido común	Demuestra cambios significativos de personalidad y cambios de comportamiento; desconfianza y alucinaciones; comportamientos compulsivos	Pérdida de la capacidad para participar en su entorno, dificultad para hablar y, en última instancia, controlar sus movimientos
	Confusión de lugar y tiempo	Cambio en agilidad y movilidad, resultando en caídas frecuentes	Pérdida de la habilidad de caminar solo; finalmente, pérdida total de movilidad
	Olvido de su dirección, número de teléfono, el nombre de su escuela secundaria	Dificultad en identificación de personas y nombrando al cónyuge o cuidador	Pérdida de la capacidad de reconocer caras conocidas, incluso a uno mismo
	No puede recordar conversaciones y eventos o aprender nueva información	Recuerda su propio nombre, pero tiene dificultad con su historia personal	Pérdida de capacidad para el habla reconocible, aunque pronuncia algunas palabras
	Dificultad con la aritmética sencilla (ej., restar de 4 en 4 desde 40, o de 2 en 2 desde 20)	Tendencia a vagabundear y perderse; poca conciencia de sus alrededores, experiencias recientes, y eventos	Requiere ayuda para comer y usar el baño; incontinencia urinaria y fecal
	Requiere ayuda para seleccionar ropa adecuada para temporada u ocasión	Cambios importantes en pautas de sueño (ej., duerme por día; despierto por noche)	Pérdida de la capacidad de sentarse sin apoyo y de mantener la cabeza erguida
	Olvidar nombres de figuras públicas y conocidos	Cometer errores (ej., usar pijama sobre la ropa; equivocar el pie correspondiente al zapato)	Reflejos anormales; músculos rígidos
	Olvidar detalles personales y a su familia; se pierde en lugares conocidos	Pierde interés en la higiene personal; dificultades en uso del baño (ej., tirando la cadena, limpiándose, descartando residuos)	Dificultad para tragar; perdida de la habilidad de sonreír. Incontinencia urinaria y fecal total
Cuidador	Requiere asistencia en realizar actividades diarias	Requiere asistencia en realizar actividades diarias, tanto como ayuda para comer, usar el baño y su higiene personal	Requiere asistencia 24/7 para todas actividades
Doctor	El médico puede identificar claras deficiencias cognitivas y de memoria, y recete medicamentos para la memoria	El médico depende de la información del cuidador durante su evaluación médica; el médico puede volver a evaluar y cambiar la medicación	El médico recomendará cuidado profesional y asistencia de hospicio

Cuadro 5.1. Clasificación Adaptada de las Etapas Reisberg del Deterioro Cognitivo en la Enfermedad de Alzheimer.

lo tanto, aunque un paciente puede exhibir síntomas de una etapa particular, al mismo tiempo puede presentar los síntomas de la etapa anterior, así como síntomas de la etapa siguiente. Los síntomas delineados para cada etapa solo se pueden considerar como una guía general para la evaluación del avance de la enfermedad.

Etapa 1—Ausencia de Daño Cognitivo

Esta primera etapa de la enfermedad, también conocida como *preclínica*, es asintomática; es decir, no demuestra cambios en la cognición.

Hasta la fecha no existe un examen que pueda detectar la presencia de placas y ovillos, pero ahora sabemos que comienzan a formarse en el cerebro del paciente con Alzheimer hasta 15 años antes de que aparezcan los síntomas cognitivos.

El mayor desafío para los investigadores es que, si bien la presencia de placas y ovillos se asocia con la enfermedad, su presencia no siempre confirma incidencia de Alzheimer, ya que también se han hallado en los cerebros de personas sanas que nunca desarrollan problemas cognitivos.[26] Aún no se conocen por completo los factores causales de la enfermedad.

La investigación de Alzheimer de mayor potencial se concentra en la observación de personas en las etapas preclínicas. Los científicos creen que el descubrimiento del misterio del porque algunas personas desarrollan la enfermedad mientras que otras no, los guiará hacia el descubrimiento de métodos de detección y, por último, una cura.

Etapa 2—Disminución Cognitiva muy Leve

Los primeros síntomas de la enfermedad aparecen durante esta fase. Si bien son demasiado leves para identificar la demencia, los síntomas son lo suficientemente molestos para que algunos (pero no todos) los pacientes se den cuenta.

En esta etapa, las pérdidas de memoria que todos tenemos de vez en cuando, suceden con más frecuencia. Los pacientes sufren algunas dificultades en la concentración y la memoria de datos insignificantes, e incluso pueden sufrir la pena de haberse olvidado algún nombre o compromiso.

Muchas personas en esta etapa pueden reconocer sus propias dificultades y optan por utilizar algún método de recordatorio para compensarlas. Por lo general, se vuelven expertos de apuntes, escribiendo todo en sus tabletas, calendarios, cuadernos, pizarras blancas, y notitas adhesivas. Esta estrategia es muy útil y, durante un tiempo, les permite continuar la normalidad de la vida sin ayuda.

Sin alguna prueba que pueda diagnosticar la enfermedad de Alzheimer, es probable que los médicos no puedan identificar la enfermedad en esta etapa.

Etapa 3—Disminución Cognitiva Leve

La interferencia con la retención de nueva información por el daño al hipocampo es evidente durante la Etapa 3, y ahora los compañeros de trabajo, amigos, y familiares no lo pueden ignorar.

Los pacientes tienden a repetir preguntas sin darse cuenta; la información transmitida verbalmente es particularmente problemática, y en general los pacientes tienen dificultades para aprender cualquier cosa nueva. Los nuevos nombres, un platillo nuevo en el menú, los cambios en el cronograma, y los artículos del periódico, ¡cualquier cosa nueva es un desafío!

Además de utilizar algún sistema de recordatorio, el mantenimiento de los hábitos rutinarios puede ser muy útil para orientar al paciente en el momento. Siempre dejando las llaves en el mismo lugar, guardando los calcetines en el mismo cajón, preparando el mismo desayuno a la misma hora todos los días. Cuanto menos cambios se hagan en la rutina diaria, mejor será el rendimiento del paciente en sus actividades diarias.

Este es un mal momento para comprar una cafetera nueva o remodelar la casa, ya que puede ser muy difícil para el paciente aprender a utilizar nuevos aparatos eléctricos o encontrar cosas que cambien de lugar en la remodelación. También es posible que necesite ayuda en la organización, la planificación, y las citas. Intente seguir una rutina y apegarse a lo conocido tanto como sea posible.

Si bien los médicos especialistas pueden identificar los síntomas en esta etapa temprana, aún no pueden proporcionar un diagnóstico concluyente de la enfermedad de Alzheimer. Es posible que las pruebas para identificar las placas amiloides no estén disponibles o no sean concluyentes, por lo que el médico deberá emplear otras tecnologías de imágenes del cerebro para recopilar más información (ej., MRI o C-Scan). Los cambios físicos en el cerebro todavía son demasiado pequeños como para aparecer en estas imágenes, por lo que el diagnóstico más frecuente al inicio de la enfermedad es el Deterioro Cognitivo Leve (DCL). Algunos médicos pueden diagnosticar la enfermedad de Alzheimer prodrómica, lo que significa que los cambios observados probablemente se relacionen con la enfermedad de Alzheimer. A pesar del diagnóstico oficial final, con respeto a los síntomas en esta etapa, los médicos pueden recetar medicamentos que mejoran la función cognitiva, como el donepezilo, la memantina, y la rivastigmina. Los potenciadores cognitivos no cambian el curso de la enfermedad, sino que inhiben ciertas enzimas y permiten que las células cerebrales funcionen de forma más eficiente. El uso de estos medicamentos pueden ser más efectivos durante las primeras etapas de la enfermedad, aunque no todos los pacientes se beneficiarán con su uso y pueden sufrir efectos secundarios. Los efectos secundarios más comunes son mareos, agitación, sueños vívidos y, especialmente con el donepezilo, diarrea. Tenga en cuenta que el médico que receta los medicamentos debe realizar un seguimiento muy cercano de su uso.

Etapa 4—Disminución Cognitiva Moderada

La apatía es el cambio más notable de la Etapa 4. El paciente pierde interés en las actividades que antes le divertían, como pasatiempos, deportes, y reuniones sociales. También disminuye su interés en cualquier actividad en que haya una expectativa de rendimiento, como participar en una conversación o seguir las reglas de algún juego.

Los cocineros dejan de cocinar; los aficionados del cine no se molestan por ver las películas nuevas; entusiastas del bridge buscan pretextos para no jugar más; lectores devotos dejan de leer; y los miembros de algún club dejan de asistir a las reuniones del club. Por su fuerte tendencia a auto-limitar sus actividades, los cuidadores a menudo atribuyen erróneamente esta tendencia a la depresión. Si bien puede coincidir este comportamiento con el inicio de la depresión, la causa no.

La apatía que se ve en la Etapa 4 tiene sus raíces en la demencia misma, no en la depresión, y a la vez resulta de otro síntoma de la Etapa 4: la dificultad en seguir una secuencia de instrucciones.

Muchos de nosotros ni siquiera nos damos cuenta, pero la mayoría de las actividades diarias que realizamos requieren múltiples pasos. Ya sea para seguir una receta, una conversación, o el ver una película, la retención de lo que ya sucedió es indispensable para entender cómo continúa o como tomar el siguiente paso. Cuanto más compleja sea la actividad, más pasos se requieren para llevarla a cabo con éxito.

En sí mismo, los problemas de la memoria a corto plazo complica la habilidad del paciente para recordar los pasos que ya completó. Por lo mismo se pierde a medio proceso de una tarea compleja, y no sabe cómo continuar. Cualquier actividad que involucra acciones secuenciales se convierte en un desafío, y cuantos más pasos sean necesarios, la tarea es más desalentadora y de menor interés para el paciente. Sentirá frustración e incomodidad con actividades complejas, incluso con aquellas que anteriormente consideraba placenteras. La apatía es la consecuencia consiguiente. Los potenciadores cognitivos se pueden recetar no solo para la memoria sino también para la apatía.

Para evitar sentirse avergonzados, los pacientes en esta etapa de la enfermedad de Alzheimer comunmente desarrollan habilidades para ocultar su incomodidad frente a los olvidos. Pueden ofrecer excusas para explicar por qué abandona alguna

Enfoque ¡Horneado!

Berta quería hacer su famosa tarta de manzana para las fiestas. La receta pedía 2/3 cucharaditas de canela (lo que ella entendió como 23 cucharaditas de canela). Ella realmente le agregó las 23 cucharaditas, sin poder considerar mediante la lógica, que la cantidad podría ser incorrecta para una tarta de tamaño familiar. El error fue descubierto de inmediato cuando se sirvió la tarta.

actividad: *estoy muy cansado; ese juego es aburrido; no hay películas que valgan la pena ver esta semana; no me caen bien algunas de las personas que van;* o simplemente *no tengo ganas de jugar más ese juego.*

Es importante que los cuidadores estén conscientes de los desafíos relacionados con la memoria a corto plazo, y que ayuden a modificar o simplificar las actividades para asegurar que el paciente tenga menos desafíos y más éxito en realizarlas y, por consecuencia, pueda encontrar placer o alegría en ellas. En esta etapa, la sencillez es esencial (vea el Capítulo 11). El paciente también necesitará ayuda en la mayoría de sus actividades relacionadas con la planificación y la organización, tales como revisar el correo, pagar las facturas, y administrar sus finanzas.

En la examinación del paciente durante la Etapa 4, es posible que el médico tenga información suficiente para proporcionar el diagnóstico de demencia con probabilidad de Alzheimer.

Etapa 5—Disminución Cognitiva Moderadamente Severa

En la Etapa 5 el médico puede confirmar su diagnóstico de Alzheimer. Esta etapa marca el comienzo de una fase moderada de la enfermedad y requiere un mayor nivel de asistencia.

Los síntomas son más pronunciados y notorios para los demás. El paciente puede confundirse con respecto al tiempo y el espacio, sin saber dónde está ni qué día es. Aunque en esta etapa el paciente no necesita ayuda con el cuidado personal, si requiere ayuda para recordar y mantener su enfoque.

Para el cuidador, el cambio más desafiante de la Etapa 5 es la falta de juicio y de razonamiento. Es difícil para el paciente ver la conexión entre causa y consecuencia, y ya no toma buenas decisiones.

Todos tenemos mal criterio de vez en cuando. Ante una situación, analizamos los hechos, consideramos las consecuencias, y tomamos una decisión en base a nuestra evaluación. A veces cometemos un error y mediante la lógica, aprendemos de ello. Pero en la Etapa 5, el paciente de Alzheimer no basa su decisión sobre la lógica o análisis de las consecuencias, sino que actúa por capricho de acuerdo de cómo se siente en ese momento. La demencia excluye el uso de la razón y la lógica, por lo que el paciente solo se guía por sus sentimientos. La alta propensión de tomar malas decisiones puede resultar en situaciones peligrosas, y precisamente por la demencia no puede aprender de sus errores.

Por el mismo deterioro del juicio, el paciente en la Etapa 5 no debería vivir solo. Tomando en cuenta la seguridad del paciente, es necesario que un cuidador lo acompañe, lo guíe, y lo ayude en la toma de las decisiones sencillas tanto como complejas: cómo vestirse según el clima o qué cenar; como invertir en acciones o si debería conducir un vehículo o no.

El desafío del cuidador es ayudar en la toma de decisiones sin que el paciente se sienta sofocado o constantemente vigilado. Al sentirse vigilado por su cuidador, puede ser que el paciente rechace su ayuda, combatiendo todo intento de ayudarlo. Durante la Etapa 5, un cuidador debe utilizar su astucia para comunicarse con el paciente para no provocar conflictos. Varios de los siguientes capítulos abordarán estrategias de comunicación efectivas.

Los pacientes en la Etapa 5 también tienen una mayor tendencia a deambular y perderse (las estadísticas muestran que seis de cada diez pacientes con demencia deambularan). Por consecuencia, es necesario que el cuidador tome medidas preventivas, como el uso de un brazalete de identificación o uno de los muchos localizadores GPS disponibles en el mercado (Cuadro 23.1, Capítulo 23).

Aunque el paciente sienta que todavía puede conducir, su deterioro de juicio sugiere que la actividad se debería suspender. En la mayor parte de los Estados Unidos, los médicos deben informar al Departamento de Vehículos Motorizados sobre aquellos conductores que han sido diagnosticados con demencia para la suspensión de la licencia de conducir. Consulte a un médico sobre este tema y sugiérale al paciente que realice una evaluación de manejo (vea el Capítulo 19).

Etapa 6—Disminución Cognitiva Severa

La Etapa 6 se considera como el monstruo de todas las etapas ya que es, sin dudas, la más desafiante. Los pacientes en esta etapa sufren cambios extremos de personalidad: desconfianza, paranoia, ansiedad, delirios, pensamientos obsesivos y persistentes. Las alucinaciones también son comunes. Asimismo existen trastornos en el comportamiento que incluyen agitación, estrujamiento compulsivo de las manos, trituración del papel higiénico, e impulsos repetitivos de rascar, pellizcar, o escoriar la propia piel. Los pacientes son muy susceptibles a los atardeceres y tienen crisis emocionales, los cuidadores no pueden razonar ni explicarles. Auguste Deter, por ejemplo, se encontraba en la Etapa 6 cuando su esposo la llevó a la Institución para Enfermos Mentales y Epilépticos de Frankfurt.

Para reducir el riesgo de los síntomas conductuales y psicológicos extremos de la demencia se recomiendan las estrategias siguientes: mantener un ambiente tranquilo con rutinas establecidas, tocar música relajante, y ofrecer masajes terapéuticos. Por otro lado, el cuidador debe mantener la calma y la paciencia. La revalidación de las preocupaciones del paciente con expresiones de cariño y apoyo puede ser sumamente útil para frenar la ansiedad y evitar una crisis emocional. Aunque la capacidad del paciente para razonar puede estar muy deteriorada en este punto, sus facultades emocionales e intuitivas son todavía fuertes. El trato con respeto y cariño por parte de su cuidador tranquiliza al paciente con demencia aquejado por la ansiedad.

Sin embargo, el afecto en sí no necesariamente funciona sin falla. La demencia puede provocar estragos emocionales durante la Etapa 6. A pesar del mejor cuidado y apoyo que reciba el paciente, los síntomas conductuales y psicológicos de la enfermedad aún pueden causar un malestar severo. Tome nota de la frecuencia y los detalles de todos los síntomas y compártalos con el médico.

El cuido y apoyo de un médico con experiencia y conocimiento durante la Etapa 6 no solamente es valiosa, sino que también es fundamental. Aunque no existen medicamentos aprobados por la FDA para el tratamiento del riesgo de los síntomas conductuales y psicológicos de la demencia, los especialistas aprovechan de todos los medicamentos antipsicóticos, antidepresivos, y estabilizadores del estado de ánimo que estén disponibles para asegurar el bienestar de sus pacientes con demencia.[27] Cada tratamiento se debe adaptar a las necesidades particulares del paciente de acuerdo con sus síntomas; y por supuesto, debe administrarse bajo estricta supervisión médica mediante titulación (ver Cuadro 30.2, Capítulo 30).

Asimismo, los pacientes en la Etapa 6 necesitan aún más asistencia con el cuidado personal; los cuidadores deben simplificar todavía más las rutinas del cuidado personal y deben ayudarlos en su uso del baño, para vestirse, el aseo personal, y a comer.

El cuidado personal en esta etapa también incluye el control de la incontinencia urinaria, que comienza de forma esporádica y poco a poco se vuelve persistente.

Los pacientes son susceptibles a las infecciones recurrentes del tracto urinario, que es una de las principales causas de hospitalización para las personas con demencia avanzada. Estas infecciones pueden progresar rápidamente y sin síntomas externos, por lo que el cuidador siempre debe estar atento a los cambios abruptos del comportamiento y asegurarse de que el paciente beba muchos líquidos y reciba la atención médica adecuada.

La corteza motora (la región del cerebro involucrada en la planificación, el control, y la ejecución de movimientos voluntarios) se comienza a afectar en la Etapa 6 del Alzheimer. Como consecuencia, se altera la marcha y los pacientes son más propensos a caerse, lo que puede resultar en múltiples visitas a la sala de emergencias.

La Etapa 6 también resulta en la incontinencia completa, tanto urinaria como fecal. Esto y la falta de movilidad son el punto en el que todo cuidador, incluso aquellos que se han comprometido a brindar atención activa total durante el curso de la enfermedad, llegan a trasladar al paciente a un centro de atención donde recibirá atención especializada para la demencia.

Los pacientes no deben estar solos y requieren supervisión 24/7, por lo cual la mayoría de los familiares cuidadores contratan profesionales para proporcionar cuidado y supervisión adicional. Pacientes que no tienen la opción de un cuidador exclusivo en el hogar se deberían trasladar a un asilo especializado que brinda supervisión y atención a la demencia.

Otro desafío para los cuidadores: los pacientes ya no pueden tomar decisiones por sí mismos. Por ende, toda toma de decisiones se transfiere al cuidador, quien deberá tener la fortaleza emocional y la autoridad legal para tomar decisiones en nombre del paciente. Los cuidadores que no hayan recibido poderes legales, deberán solicitar tutelaje (vea el Capítulo 9).

Etapa 7—Deterioro Cognitivo muy Grave

Esta es la etapa final de la enfermedad. Los pacientes pierden la capacidad de responder a los demás, de mantener una conversación, y de usar el lenguaje para expresarse. Debido a que la corteza motora está gravemente afectada, comienza a haber cada vez más problemas en la movilidad y en las respuestas sensoriales, por lo que dejan de deambular y sus reflejos disminuyen de forma significativa. También pierden la habilidad de sentarse sin apoyo y mantener la cabeza erguida. Incluso es probable que tengan dificultad en tragar, por lo que muchos pacientes requieren una dieta de alimentos blandos para evitar la aspiración, el que ocurre cuando un alimento entra las vías respiratorias, se aloja en los pulmones, y puede amenazar la vida.

El paciente depende por completo de su cuidador para todas sus necesidades y cuidado personal, incluyendo su alimentación y su uso del baño.

Para asegurar que las necesidades del paciente sean debidamente satisfechas, se aconseja fuertemente atención profesional para esta etapa de la enfermedad. A la vez, se necesita atención médica para verificar posibles infecciones concurrentes u otras condiciones dolorosas que puedan aparecer. No se debe esperar a que el paciente pida ayuda; es responsabilidad del cuidador vigilar cualquier señal de incomodidad o dolor y tomar las medidas necesarias para controlarlos.

Aunque el paciente es incapaz de expresarse con palabras, no crea que no puede entenderlo; por eso, preséntese siempre (*¡Hola, abuelo! Soy yo, Elisiana, tu nieta!*), cuéntele lo que está haciendo (*Voy a frotar tus manos con crema*), felicítelo, y muéstrele cariño. Le faltará la lógica pero no la emoción. Sus expresiones de cariño seguramente tendrán buen efecto.

Es común que un paciente deje de comer durante la Etapa 7. Al verlo rechazar la comida, sus seres queridos se ven obligados a tomar una decisión difícil: obligarlo a comer, utilizar una sonda alimentaria, o dejarlo morir de hambre. Los familiares, guiados por sus propias morales y principios, a menudo pueden no estar de acuerdo sobre la dirección que deberían tomar. Esto se podría evitar por haber conversado con el paciente (claro, antes de la pérdida de su capacidad de razonamiento) sobre sus deseos acerca de los pasos que se deberían tomar por el al llegar al final de la vida (vea el Capítulo 9). Por el contrario, si nunca tuvieron esta conversación, es probable que los familiares pasen un momento muy difícil en la toma de ciertas decisiones.

La familia debe beneficiarse de los servicios de hospicio en proporcionar asistencia al paciente y el apoyo de a la familia en tomar decisiones difíciles para asegurar la dignidad en este momento tan vulnerable—el final de vida.

Expectativa de Vida

La mayoría de las familias quisieran saber cuánto tiempo duran las etapas.

Aunque el Alzheimer es una enfermedad mortal, afecta a cada paciente de una manera única. Los síntomas de cada etapa, cómo se han descrito, son la norma pero no la regla; no todos los pacientes siguen el mismo camino, y la gravedad de los síntomas varía según la persona.

Nuestras experiencias de vida son únicas para cada uno de nosotros; cada persona se desenvuelve de manera diferente en sus relaciones, el trabajo, y su tiempo libre. Nuestros intereses, niveles de educación, y habilidades son diferentes. Todas las experiencias acumuladas en la vida influyen en cómo un cerebro se ve afectado por la enfermedad de Alzheimer. No existen dos pacientes iguales.

El estado físico y mental también afecta la forma de progresión de la enfermedad. El avance de Alzheimer es más lento en pacientes que hacen ejercicio y tienen una buena salud cardiovascular.[28],[29],[30] Las comorbilidades (como diabetes, enfermedad cardíaca, hipertensión, infecciones crónicas, entre otras) pueden acelerar la progresión de la enfermedad. Muchos pacientes con Alzheimer no mueren por causa de la enfermedad misma, sino que mueren como resultado de una comorbilidad, agravada por el Alzheimer. Por lo tanto, es muy difícil que un médico determine con exactitud cuánto tiempo vivirá una persona después de su diagnóstico de Alzheimer.

En la última etapa de la enfermedad, el Alzheimer destruye las células cerebrales responsables por el sistema nervioso autónomo, que regula las funciones vitales del cuerpo. Estas funciones autónomas incluyen la respiración, el ritmo cardíaco, la actividad vascular, la temperatura corporal, y ciertos reflejos, como la tos, los estornudos, y la deglución. El mal funcionamiento de alguna de estas funciones conduce a la muerte de los pacientes con Alzheimer avanzado.

Desde el primer inicio de los síntomas de demencia, la expectativa de vida es aproximadamente de 8 a 12 años. Generalmente, se observa una progresión más agresiva en los pacientes con la enfermedad de Alzheimer de inicio precoz; su expectativa de vida cae dentro de 6 a 8 años después del primer síntoma. Sin embargo, se conocen casos en que el paciente vence las probabilidades, viviendo entre 15 y 20 años.

Normalmente, las etapas van avanzando de forma gradual, y cada una dura un poco menos tiempo que la anterior. La progresión parece ser lineal aunque algún factor externo a la enfermedad puede afectar su curso. El cuidador notará un declive cognitivo repentino y pronunciado cada vez que un paciente sufra una caída, tenga una infección, o sea hospitalizado por cualquier motivo. Después de la recuperación, es posible que la cognición no regrese a su estado anterior.

Los pacientes con un alto coeficiente intelectual y una educación avanzada son otra excepción a la progresión linear del Alzheimer. En las primeras etapas estos pacientes demuestran una progresión de la enfermedad más lenta. Se cree que una educación avanzada genera reservas cognitivas que proporcionan cierta protección contra los efectos de la demencia.[31] En las etapas posteriores, los cuidadores notan una progresión más rápida de la enfermedad, ya que el daño cerebral causado por el Alzheimer se nivela con las reservas cognitivas.

Sea avance lento o rápido, la enfermedad de Alzheimer no deja de ser una enfermedad insidiosa. Sus efectos pueden verse no solo en todo aspecto de la vida del paciente, sino también en la vida de los familiares. Cuidar a un ser querido con Alzheimer es un compromiso de varios años, para el cual la mayoría de la gente no está preparada. El Alzheimer nunca es el futuro que esperábamos.

Una vez que se conozca el diagnóstico, sabemos la dirección en que nos dirigiremos. La ineludible fatalidad de la enfermedad puede provocar desesperación para el cuidador, pero no necesariamente para el paciente. Pasando de la Etapa 5, la persona que padece de la enfermedad ya no se preocupa mucho por el futuro, ni por el pasado. Vive en el momento; asimila cada aspecto de cada momento y llega a sentir una alegría inmensa por las cosas más simples, ya sea una caricia, una palabra de aliento, o un cono de helado.

Y tal vez, después de todo su agotamiento, el dolor y pena que acompañan a la enfermedad, el cuidador asimile eso mismo: el haber aprendido a vivir el momento, el haber valorado el presente, y el haber apreciado cada aspecto de la vida, honrando cada respiro como si fuera un obsequio. Esta es la lección más importante que nos enseña el paciente con Alzheimer: el valor de cada momento. Porque, así como no hay dos pacientes con Alzheimer iguales, no hay dos momentos iguales.

- **T**ome en cuenta que, a medida que la enfermedad progresa, habrán cambios en la personalidad y en el comportamiento.

Puntos Clave

- Ofrezca ánimo y apoyo sin juzgar.

- Sea paciente; mantenga la calma; recuerde que la falta de juicio, la inquietud, y los problemas de conducta son expresiones de la demencia.

- Ayúdele a recordar y al ser necesario, repita con suavidad.

- Sea amable; no le recuerde que ya se lo había dicho.

- Sea flexible; aprenda a aceptar lo que sucede en el momento.

- Mantenga el control; aproveche oportunidades para educarse sobre la enfermedad y lo que se puede esperar; haga planes a largo plazo para prepararse para los cambios que están por venir.

- Pida ayuda cuando la necesite.

— 6 —

Comprensión del Diagnóstico
de la Demencia Vascular

Nadie se da cuenta de que algunas personas gastan una
tremenda energía simplemente para ser normal.
—Albert Camus

El cerebro humano, con sus 86 mil millones de neuronas,[32] requiere una cantidad increíble de energía. Aunque pesa alrededor de tres libras (que equivale solamente a dos o tres por ciento aproximadamente de la masa del cuerpo) consume el 20% del oxígeno y los nutrientes del cuerpo. Básicamente, el 20% de todo lo que comemos, bebemos, y respiramos va hacia la alimentación insaciable del cerebro.

Se transporta el oxígeno y los elementos nutritivos al cerebro por medio de las células sanguíneas a través de una compleja red de vasos intercomunicados, que incluyen arterias, venas, y capilares. Cada célula cerebral debe tener su propio suministro de sangre, sin el cual muere. Se estima que cada neurona del cerebro tiene su propio capilar[33] y que la longitud total de los capilares en el cerebro es de aproximadamente 600 km de largo.[34]

Por lo tanto, la salud de los vasos sanguíneos—que es la vía de energía hacia el cerebro—es fundamental para la función cerebral. Los vasos sanguíneos son delicados y vulnerables a la obstrucción. Desafortunadamente, ciertos estados de salud y hábitos alimentarios tienen el efecto indeseable de depositar grasa (en forma de colesterol) dentro de los vasos sanguíneos, una condición llamada aterosclerosis. Con el tiempo se calcifican los depósitos de colesterol, creando obstrucciones y posibles interrupciones del flujo sanguíneo. Además de esta susceptibilidad, los vasos sanguíneos también sufren obstrucciones provocadas por coágulos de sangre.

Si se interrumpe el suministro de sangre a las células cerebrales, las células morirán—es como si murieran de hambre—y, dado el enorme apetito del cerebro, la muerte celular ocurre con bastante rapidez. ¡Células cerebrales mueren en menos de cinco minutos de privación de oxígeno!

Esta interrupción en el suministro de sangre al cerebro se llama accidente cerebrovascular, embolia, o derrame cerebral, y la muerte de las células cerebrales se llama infarto cerebral.

La demencia vascular, también conocida como demencia multi-infarto o como deterioro cognitivo vascular, resulta de múltiples infartos cerebrales. Es la segunda causa más común de la demencia progresiva (casi el 20% de los casos de demencia conocidos).

El riesgo del desarrollo de la demencia vascular aumenta con la edad; generalmente afecta a personas mayores de 65 años. Los factores de riesgo incluyen: antecedentes de enfermedades cardíacas o embolias, aterosclerosis, colesterol elevado, presión arterial alta, diabetes, obesidad, estilo de vida sedentario, tabaquismo, y uso excesivo de alcohol. A nivel mundial, la demencia vascular afecta más a los hombres que a las mujeres.[35]

La demencia vascular puede aparecer por sí sola o junto con otras formas de demencia, como la enfermedad de Alzheimer y la enfermedad de cuerpos de Lewy.

Síntomas de la Demencia Vascular

Cuando son causados por múltiples mini derrames cerebrales (ataques isquémicos transitorios), los infartos cerebrales pueden ser numerosos y esporádicos, ocurriendo a través de muchos años. Ya que no hay receptores de dolor en el cerebro, no se puede sentir cuando las células del cerebro sufren de un derrame; por consecuencia, los infartos cerebrales no son dolorosos. A pesar de que puedan causar infartos diminutos y afectar la cognición momentáneamente, la mayoría de los ataques isquémicos transitorios son imperceptibles para el paciente.

Sin embargo, un derrame cerebral mayor resulta en la muerte de un grande número de células cerebrales, afectando la cognición de una manera repentina y más notoria. Los síntomas cognitivos se relacionan directamente con la parte del cerebro en donde ocurre el accidente cerebrovascular y con cuánto daño se causa en esa región en particular.

Los síntomas de la demencia vascular se asemejan a los descritos en el Capítulo

5 para la enfermedad de Alzheimer: deterioro cognitivo, demencia, cambios psicológicos y conductuales, y síntomas motores que incluyen deambulación y dificultades de movilidad. Pero los síntomas de la demencia vascular no siguen un patrón predecible a diferencia del carácter de Alzheimer, cómo lo establecido en las etapas para la demencia del Alzheimer (Cuadro 5.1, páginas 46 y 47). La misma expectativa de progresión no se puede aplicar a la demencia vascular, ya que el paciente de demencia vascular puede demostrar cualquiera de los síntomas de las siete etapas en cualquier momento de la enfermedad.

Puede ser que un paciente carezca completamente de razonamiento y juicio, pero que aún conserve la memoria a corto plazo. Otro paciente puede demostrar delirios y problemas de percepción al inicio de la enfermedad; otro puede conversar con la persona en el espejo, pero que aún puede llevar bien las cuentas en su chequera; o puede ser que alguno desarrolle cambios de personalidad, tornándose sospechoso y desconfiando continuamente. Estos malestares pueden empezar en cualquier momento durante el curso de la enfermedad. Los pacientes son inconscientes de su propio deterioro cognitivo, y generalmente culpan a otros por cualquier problema que suceda. Algunas veces hacen sentido, pero otras no.

El orden en el que aparecen los síntomas de la demencia vascular es, por lo tanto, muy variable e impredecible. Los cuidadores nunca saben qué pueden esperar.

El Manejo de la Demencia Vascular

La demencia vascular es una condición progresiva que a lo largo de los años afecta cada vez más la cognición. Pero la buena noticia es que al mismo tiempo que el mal funcionamiento vascular provoca infartos, la neuroplasticidad promueve la reconexión celular y la restauración de las funciones cerebrales. Es decir, el cerebro se esfuerza por compensar las pérdidas relacionadas con los infartos, en ocasiones con éxito.

La neuroplasticidad es la capacidad de las células cerebrales para remodelarse y formar nuevas conexiones (sinapsis), lo que permite que se produzcan nuevas funciones cerebrales.

Sin embargo, las neuronas destruidas por infartos no se reemplazan ni vuelven a crecer. Si bien la formación de nuevas células cerebrales (neurogénesis) es posible en adultos,[36] no sucede con tanta frecuencia como para reemplazar las células perdidas por los infartos. Como resultado queda una cavidad que se llena de líquido que aparecerá como un agujero en las pruebas de imágenes cerebrales. Mientras tanto, las células cerebrales sobrevivientes se esforzarán por realizar las funciones normales que anteriormente realizaban las células que, lamentablemente, ya no están.

De todas las principales enfermedades neurodegenerativas, la demencia vascular es la que tiene mayor posibilidad de responder a los tratamientos y los cambios del estilo de vida; de hecho muchos cuidadores informan de mejorías en sus seres queridos.

Puede ser que observe en las novedades propagandas que afirman casos en que se ha podido detener o revertir la demencia. La gran mayoría de estos son fraudulentos, con único objetivo de promover la venta de productos o supuestos tratamientos. Debe usted desconfiar de tales relatos fantásticos: son abundantes cuando hay una enfermedad para la cual no existe una cura. Pero en las raras vezes de que el tratamiento en realidad dé buen resultado, lo más probable es que el beneficiado se trata de un paciente con la demencia vascular.

La clave principal del tratamiento para la demencia vascular es hacer el control de las condiciones que provocan la falla de los vasos sanguíneos mientras estimulando la conectividad de las células cerebrales. Es un enfoque tripartito: aliviar los síntomas cognitivos, prevenir los derrames cerebrales y las embolias, y estimular la neuroplasticidad.

Los mismos tratamientos farmacológicos y no farmacológicos que se usan para la enfermedad de Alzheimer también se recomiendan para los pacientes con demencia vascular. Por supuesto, un neurólogo calificado debe mantener un monitoreo estricto de su eficacia y cualquier efecto secundario que pueda causar el tratamiento.

Existen muchos tratamientos para prevenir los daños cerebrovasculares. Tomando en cuenta los factores contribuyentes al riesgo de un derrame cerebral, un especialista cardiovascular puede indicar el medicamento más adecuado para el paciente. Los objetivos del tratamiento pueden incluir la reducción de los niveles de colesterol y control de la aterosclerosis, la hipertensión, y la diabetes. Para el mayor beneficio del paciente, los neurólogos y los especialistas cardiovasculares deben colaborar estrechamente.

Si bien el tratamiento médico aporta mejora, los cambios en el estilo de vida para los pacientes con demencia vascular son posiblemente aún más efectivos. Se recomienda: actividades físicas diarias; dejar de fumar y beber alcohol; mantener una dieta baja en grasas saturadas y alta en antioxidantes; y disminuir los niveles de estrés.

Aún así, el cambio de mayor importancia para el paciente con demencia vascular (o con cualquier tipo de demencia), es mantener un régimen estricto del ejercicio físico de forma regular.

El ejercicio puede reducir el riesgo de algún accidente cerebrovascular y promover la neuroplasticidad. De hecho, el cerebro aumenta en volumen cuando el ejercicio aeróbico se practica de manera consistente.[37] Los niveles más altos de la condición física se asocian con una mejor función ejecutiva, mayor velocidad de procesamiento cognitivo, y un mayor volumen de varias regiones del cerebro.

Por lo tanto, el paso más importante que un paciente con demencia vascular pueda tomar para promover la salud del cerebro y a la vez contrarrestar el deterioro cognitivo es incorporar un régimen de ejercicio a su rutina diaria.

Con respecto a entrenamientos cognitivos en la computadora, hay muchos programas comercializados que se han diseñado supuestamente para aumentar la actividad cerebral, y la opinión generalizada acepta que son efectivos. Sin embargo, hay poca evidencia científica de que dichos programas puedan mejorar el desempeño de las tareas cotidianas, retrasar el deterioro cognitivo relacionado con la edad, proteger contra la DCL, o reducir el deterioro cognitivo relacionado con las enfermedades neurodegenerativas. Aún así, la falta de pruebas no impide que las empresas hagan tales afirmaciones. En 2016 la empresa Lumos Labs pagó $2 millones (U.S.) a la Comisión Federal de Comercio para saldar las denuncias por su publicidad engañosa tras su *programa de entrenamiento cerebral* popular, Lumosity.

Sin embargo, algunos programas de entrenamiento cerebral sí han demostrado beneficios en la disminución de los riesgos de deterioro cognitivo a medida que envejecemos. Una década después de que pacientes habían recibido capacitación, investigadores descubrieron que los programas de computación especializados en entrenamiento visual y espacial pueden tener correlación a la disminución del riesgo de DCL. Se están llevando a cabo muchos estudios sobre este tema pero los resultados son preliminares hasta el momento.

Expectativa de Vida

No hay manera posible de pronosticar la expectativa de vida para un paciente con un diagnóstico de demencia vascular. En gran medida, la cantidad y la calidad de vida dependen de la salud cardiovascular, la condición física general, y la eficacia de las estrategias de prevención de los accidentes cerebro-vasculares para cada persona.

Desafortunadamente, la mayor barrera para el tratamiento efectivo de la demencia vascular es la propia demencia. El cumplimiento del tratamiento es de vital importancia. Cuanto mejor se atenga el paciente a su régimen y un nuevo estilo de vida saludable, mejores serán sus resultados. Sin embargo, después de hábitos y conductas que se han mantenido durante toda la vida, por falta de lógica y voluntad, la demencia misma puede interferir con la disciplina propia necesaria para cumplir con los cambios tan necesarios.

El apoyo y la perseverancia de los familiares cuidadores son fundamentales. Su influencia y supervisión sobre el nuevo régimen de medicamento, los hábitos saludables, y los ejercicios físicos aseguran la eficacia del tratamiento.

En caso de que el tratamiento no resulte ser eficiente—por falta de adaptación o de medicamentos adecuados para tratar los problemas vasculares—continuarán los accidentes cerebrovasculares, lo que provocará un deterioro cognitivo y físico continuo. Lamentablemente, es posible que en cualquier momento llegue a ser una embolia fatal.

Puntos Clave

Prepárese para un mal día:

- Aunque los síntomas de la demencia vascular no siguen la misma secuencia, consulte las etapas de la enfermedad de Alzheimer (Cuadro 5.1, páginas 46 y 47) para conocer los posibles síntomas. El orden en el que aparecen los síntomas puede ser diferente, pero su familiarización con la progresión de estos puede ser de ayuda al evaluar la gravedad de la enfermedad y reconocer las necesidades de cuidado para el paciente a medida que la demencia progresa.

- Los pacientes con demencia vascular tendrán *días buenos* y *días malos*, y la diferencia entre ellos puede ser enorme. Como regla general, siempre calcule el tipo de ayuda que el paciente requiere basándose en su peor día. Aunque el paciente puede gozar de más días buenos que malos, el cuidador efectivamente garantizará la seguridad y evitará emergencias en la preparación para el peor de los casos.

— 7 —

Comprensión del Diagnóstico de Demencia por Cuerpos de Lewy

Yo quería un final perfecto. Ahora he aprendido, de la manera más difícil, que algunos poemas no riman, y que algunas historias no tienen un principio, un medio, ni un final claro. La vida es acerca de no-saber, de tener que cambiar, de tomar el momento, y hacer lo mejor de él, sin saber qué es lo que va a ocurrir a continuación. Deliciosa ambigüedad.
—Gilda Radner

La demencia por cuerpos de Lewy (DCL) fue identificada por primera vez en 1912 por el Dr. Friedrich H. Lewy, un neurólogo que había trabajado en Munich en el laboratorio del Dr. Alois Alzheimer. Lewy había descubierto depósitos anormales de proteínas en la misma área del cerebro donde se genera la dopamina, resultando en síntomas similares al Parkinson y demencia. Estos depósitos de proteínas se denominan *cuerpos de Lewy*, como el médico que los descubrió, pero no fue hasta 1996 que se distinguió la DCL de la demencia causada por la enfermedad de Alzheimer.[38],[39] Lo que se conoce hoy de la enfermedad, se ha aprendido principalmente a partir de 2000. Los criterios para el diagnóstico de la enfermedad fueron publicados por primera vez en 2005.[40]

DCL es hoy un término general para dos diagnósticos relacionados: la demencia de la enfermedad de Parkinson y la demencia por cuerpos de Lewy. Para distinguir entre las dos enfermedades, los médicos lo determinan como DCL si la demencia comienza dentro del año posterior a los síntomas del parkinsonismo, pero si comienza más tarde, el diagnóstico es la demencia de la enfermedad de Parkinson.

Se estima que 80% de los pacientes con Parkinson eventualmente desarrollarán demencia. Aunque los síntomas iniciales de DCL y la demencia de la enfermedad de Parkinson son diferentes, ambas enfermedades exhiben los mismos cambios subyacentes relacionados con los cuerpos de Lewy en el cerebro. Con el tiempo, ambas enfermedades presentan síntomas similares en el sueño y cambios cognitivos, físicos, y conductuales.

Tener un diagnóstico correcto es sumamente importante para los pacientes con DCL. Los síntomas del DCL fluctúan de manera irregular y por lo tanto, son difíciles de captar durante una única consulta en el consultorio de un médico. El Mini-Examen del Estado Mental (Cuadro 4.2, página 23), que es la prueba estándar utilizada clínicamente para detectar la demencia, no resulta eficiente para distinguir la DCL de otras formas de demencia. Y dada la naturaleza fluctuante de los síntomas de la DCL, un paciente puede contestar las preguntas del Mini-Mental con gran éxito, ¡sin detección de deterioro en lo absoluto!

Ya que los pacientes con DCL son muy susceptibles a determinados fármacos, el tratamiento debe hacerse con extrema precaución. Y tomando en cuenta la complejidad de los síntomas de DCL, así como su gravedad y singularidad, la atención médica experta es esencial. El error en el diagnóstico puede incluso resultar en desarrollos trágicos, como en el caso de Robin Williams. En 2014 se suicidó el querido actor y comediante. En su autopsia se descubrió que había sido diagnosticado equivocadamente con la enfermedad de Parkinson antes de su muerte; Williams, en verdad, tenía DCL y sufría de depresión, ansiedad, y paranoia creciente (todos síntomas previstos para la DCL).

Debido a que la mayoría de los médicos no conocen los síntomas complejos de la DCL, es sumamente importante que los pacientes con sospecha de DCL sean examinados por un especialista con experiencia. Existe una alta incidencia de diagnósticos erróneos; solo 62% de pacientes reciben un diagnóstico preciso de un especialista. Para los médicos, el promedio de diagnósticos precisos es un abismal 6%. Se estima que 50% de todos los casos de DCL no se diagnostican o se diagnostican de forma errónea.

Teniendo en cuenta su baja tasa de diagnósticos (y aun, diagnósticos **correctos**) es difícil determinar la incidencia exacta de la enfermedad. Según las investigaciones disponibles, el DCL afecta al 4.2% de todos los casos de demencia.[41] Sin embargo, algunos expertos creen que las tasas de incidencia son mucho más altas, hasta 15%, por ende superaría a la demencia vascular y se quedaría como la segunda forma de demencia más común en los Estados Unidos.

La DCL no parece ser genética. No se identifican factores de riesgo para la enfermedad, salvo que suele predominar en hombres mayores de 65 años. Los estudios muestran que la incidencia de DCL es dos veces más común en hombres que en mujeres.

Síntomas de la Demencia por Cuerpos de Lewy

La DCL causa problemas en cognición, comportamiento, movilidad, y funciones autónomas. Cada persona con DCL es diferente y muestra síntomas de la enfermedad en diversos grados, como se puede ver en el Cuadro 7.1.

La característica central de la DCL es la demencia progresiva, que a menudo

Cuadro 7.1. Posibles Síntomas de DCL.

Constante	Probable	Eventual
Demencia progresiva: cambios cognitivos que interfieren con la vida cotidiana, pero no necesariamente la pérdida de memoria	Disminución de la capacidad de planificación o resolución de problemas	Disfunción autonómica
Trastornos de sueño	Problemas visuales/espaciales: dificultad con el sentido de la dirección, relaciones espaciales entre objetos	Pérdida significativa de memoria esporádica
	Fluctuación en habilidades cognitivas, atención, o estado de alerta	Problemas de lenguaje
	Sensibilidad severa a los medicamentos que se usan para tratar las alucinaciones	Cambios de humor
		Alucinaciones Delirios y paranoia Cambios de personalidad Depresión, ansiedad Cambios en la marcha o movimiento (ej., barajar, pasos lentos y pequeños, temblor en las manos) Equilibrio inestable; caídas inexplicables Trastorno del comportamiento del sueño MOR

se acompaña por alucinaciones complejas y otros trastornos psiquiátricos (incluyendo depresión, ansiedad, apatía, paranoia, y agitación). Mientras que en la enfermedad de Alzheimer los síntomas psicológicos sólo se ven en las etapas posteriores (lo más probable es que sea en la Etapa 6), en la DCL suelen aparecer en las primeras etapas de la enfermedad.

La demencia en la DCL también difiere de la enfermedad de Alzheimer con respecto al ritmo con el que aparecen los síntomas. La demencia de Alzheimer es gradual y las complicaciones son acumulativas, mientras que la demencia en DCL fluctúa: por momentos los síntomas son intensos, por momentos son leves. Los períodos de lucidez, claridad, y alerta se alternan con episodios de delirio y confusión extrema.

Estas fluctuaciones son muy desconcertantes para los parientes, quienes a menudo asumen equivocadamente que la persona está fingiendo.

Tales variaciones también crean un desafío adicional para el cuidador. ¡Los pacientes de DCL parecen tener la capacidad de estar en su mejor momento durante los eventos sociales! Resulta difícil convencer a los familiares que la persona requiere atención, cuando todo lo que han visto en sus breves encuentros con el paciente es una persona de buen humor y con buena memoria. Les extraña que el cuidador haya pedido ayuda, e incluso suponen que está imaginando o exagerando la situación. Así que el cuidador enfrenta varias dificultades: los médicos no lo diagnostican, los familiares no creen que algo anda mal, y mientras tanto ¡su esposo sigue en casa alucinando! No es sorprendente que el 80% de los cuidadores de DCL sientan que las personas a su alrededor no comprenden la gravedad de la responsabilidad que tienen.

La DCL también presenta síntomas similares a la enfermedad de Parkinson, como rigidez en los brazos o piernas, temblores, cambios en la forma de andar (arrastrando los pies), tanto como caídas frecuentes. Aunque los síntomas parkinsonianos también pueden fluctuar, la mayoría de los pacientes con DCL dejarán de deambular a medida que progresa la enfermedad.

Muchos pacientes se verán afectados por el trastorno del sueño en la fase del movimiento ocular rápido (MOR), que en algunos casos puede ser el primer síntoma de DCL, ya que puede aparecer hasta años antes del inicio de la demencia. Durante la fase MOR del sueño, un paciente afectado se mueve, habla, y gestiona. Al despertar, puede tener un período de extrema confusión y confundirse entre lo que se acaba de soñar y lo que es la realidad.

Otra característica clave de DCL es la extrema sensibilidad a los fármacos neurolépticos (antipsicóticos), consideración sumamente importante cuando se utilizan tratamientos farmacológicos. Los mismos medicamentos que para los pacientes con otras formas de demencia resultan exitosos, pueden empeorar los síntomas físicos y cognitivos de la DCL, intensificando las alucinaciones y psicosis. Los medicamentos también pueden causar el Síndrome Neuroléptico Maligno, que se caracteriza por la rigidez muscular, fiebre, delirio, y disfunción autonómica (es decir, la inestabilidad en la presión sanguínea, ritmo cardíaco, sudoración, y digestión). El Síndrome Neuroléptico Maligno se asemeja en sus síntomas a un caso grave de enfermedad de Alzheimer en la Etapa 7 y pone en peligro la vida del paciente.

Por lo tanto es sumamente importante recibir un diagnóstico adecuado y que el equipo de atención médica esté bien informado sobre la enfermedad. Un tratamiento basado en un diagnóstico erróneo puede ser dañino, y en algunos casos fatal.

El Manejo de la Demencia por Cuerpos de Lewy

La DCL es una enfermedad compleja que requiere un enfoque de tratamiento multidisciplinario. Los pacientes se benefician de la cooperación entre profesionales de diferentes especialidades, incluyendo la neurología, la psiquiatría, la medicina del sueño, y la kinesiología (especialistas en trastornos del movimiento).

Los tratamientos farmacológicos pueden usarse para tratar los síntomas cognitivos, psiquiátricos, y del movimiento, así como las alucinaciones visuales y el trastorno del sueño MOR.

Tenga en cuenta siempre que los pacientes con DCL son sumamente sensibles a los medicamentos, incluyendo los que se obtienen sin receta, y pueden reaccionar negativamente al tratamiento. Esto demuestra aún más la importancia de un diagnóstico correcto así como los peligros de un diagnóstico erróneo. El 50% de los pacientes con DCL que utilizan medicamentos antipsicóticos sufren cierta sensibilidad neuroléptica. Consulte con su doctor sobre los posibles efectos secundarios.

Los tratamientos no farmacológicos incluyen terapia física, ocupacional, y del habla. Aunque estas terapias pueden ser útiles para aliviar la gravedad de los síntomas, adaptarse a ellas puede ser un problema difícil. Las actitudes y comportamientos causados por DCL, tales como la apatía y la petulancia, hacen que sea muy difícil (sino imposible) para el paciente cumplir con el regimen que se le requiere la terapia.

Expectativa de Vida

No hay cura para la DCL. El inicio de la enfermedad varía entre las personas de 50 a 85 años. La fase sintomática de la enfermedad dura promedio de cinco a siete años, aunque se han reportado casos de 20 años de duración.

Puntos Clave

- Diagnosticar la demencia es una tarea difícil que requiere experiencia
- Busque una segunda opinión
- Para obtener más información acerca de la demencia con cuerpos de Lewy, comuníquese con la Associación de Demencia por Lewy Body (lbda.org)

— 8 —

Comprensión del Diagnóstico de la Demencia Frontotemporal

Si el cerebro humano fuese tan simple que pudiésemos entenderlo,
entonces seríamos tan simples que no podríamos entenderlo.
—Ian Stewart

L a demencia frontotemporal (DFT) es un término genérico para un grupo de trastornos cerebrales degenerativos relacionados con la pérdida de neuronas en dos áreas específicas del cerebro: el lóbulo frontal (el área detrás de la frente) y los lóbulos temporales (las regiones laterales detrás de los oídos). El lóbulo frontal del cerebro es responsable del procesamiento de las emociones, la resolución de problemas, el juicio, y el comportamiento sexual. Es en esta región del cerebro en donde nuestros impulsos encuentran un filtro que ayuda en definir nuestra personalidad y la forma en que nos relacionamos con los demás.

Los lóbulos temporales organizan y dan sentido a la información auditiva, incluyendo sonidos y conversaciones. También se involucran en la elaboración del lenguaje y habla, y en la formación de nuevos recuerdos.

La pérdida de células cerebrales relacionada con la DFT conduce a la pérdida de las funciones de estas regiones del cerebro, causando trastornos del lenguaje, cambios en el comportamiento, y en la personalidad. Además, hay un subconjunto de enfermedades dentro del espectro DFT que causa alteraciones en las funciones musculares o motoras.

La mayoría de las enfermedades que engloba el término frontotemporal están relacionadas con la presencia de grupos de una proteína llamada TDP43[42] o la proteína *tau* (la misma proteína *tau* asociada con la enfermedad de Alzheimer).

Por razones que todavía no se conocen, estos trastornos cerebrales atacan particularmente a las neuronas fusiformes (las células cerebrales que se encuentran en la ínsula de la corteza cerebral). La DFT inicialmente se llamaba la enfermedad de Pick, como Dr. Arnold Pick, el neurólogo checo que en 1892 publicó un artículo sobre su paciente que sufrió de pérdida progresiva del habla y de cognición. Después de la muerte del paciente, el Dr. Pick examinó su cerebro y descubrió que las áreas frontales se habían atrofiado. Ahora sabemos que este es el aspecto central de la DFT: encogimiento del área frontotemporal del cerebro. Se diferencia de la enfermedad de Alzheimer ya que esta causa atrofia general en lugar de dirigirse a un área específica.

Algunos médicos hasta hoy la llaman la enfermedad de Pick, sobre todo cuando se refieren a la variante del comportamiento de DFT. Otros términos utilizados para describir la DFT incluyen trastornos frontotemporales, degeneraciones frontotemporales, y trastornos del lóbulo frontal.

Los síntomas de DFT aparecen de forma gradual, pero siguen una secuencia muy diferente a los de la enfermedad de Alzheimer y, por lo tanto, la escala de demencia que se utiliza para el Alzheimer no es adecuada para evaluar la progresión de DFT. Se han creado nuevas escalas para medir la progresión de DFT, de las cuales, la Escala de Demencia Frontotemporal[43] es la más utilizada. Esta escala implica la evaluación de 30 indicadores conductuales (Cuadro 8.1) diseñados para evaluar el tipo y la gravedad del comportamiento relacionado con la demencia y la pérdida de la capacidad cognitiva. Los resultados se utilizan para determinar dónde se encuentra un paciente en una escala de seis etapas que van desde muy leve (Etapa 1) a severa (Etapa 6).

Síntomas de DFT

Los trastornos agrupados en DFT se dividen en tres subtipos: demencia frontotemporal de variación conductual, afasia progresiva primaria, y alteraciones de la función motora (Figura 8.1). Los síntomas varían de acuerdo con el subtipo.

Demencia Frontotemporal de Variación Conductual

La forma más común de DFT es la demencia frontotemporal de variación conductual (DFTvc) que representa alrededor del 60% de los casos. El síntoma más notable de DFTvc es el cambio extremo en la personalidad, que se caracteriza principalmente por el egoísmo y la falta de empatía, mientras que la memoria no se ve afectada. Los pacientes exhiben una falta de control en sus impulsos, así

Figura 8.1. Variaciones de la Demencia Frontotemporal.

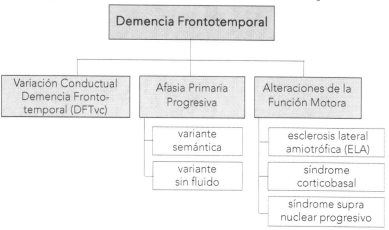

como en su juicio y prudencia. Aunque DFTvc puede desarrollarse tanto a los 20 como a los 80 años, afecta principalmente a aquellos entre los 50 y 60 años.

Algunos se refieren a DFTvc como la enfermedad del *yo, yo, yo*, debido a la flagrante indiferencia del paciente por la seguridad, la comodidad, y el bienestar de los demás. Los miembros de la familia de pacientes con DFTvc informan—muchos años antes del diagnóstico—el desarrollo de comportamientos egoístas y ególatras (ej., disimular y menospreciar a sus familiares o amigos, ser intolerante, acumular golosinas para sí mismo, y ocultar regalos a sus propios hijos). Con el tiempo, tales conductas traen como consecuencia la pérdida de las relaciones personales, y por ende, aislamiento social. Los pacientes con DFTvc a menudo se encuentran distanciados de sus familias, por lo que ninguno está dispuesto a asumir el papel de cuidador. Como con la mayoría de las enfermedades neurodege-

Enfoque — Trágica Falta de Comunicación

Durante su visita con el doctor de su marido, Sariko comentó que últimamente Jaime se enojaba mucho. Por las limitaciones que impone la cultura japonesa, temiendo faltarle el respeto a su marido en discutir sus defectos, Sariko no elaboró los detalles. Por lo mismo, el doctor no reconoció la gravedad del comportamiento de Jaime o los síntomas extremos de la variante conductual de demencia frontotemporal. Le receto solamente un sedante suave.

Semanas después, la ira de Jaime provocó un golpeo tan fuerte que Sariko falleció.

Las hijas colocaron a su padre en un asilo para el cuido de la demencia, en donde fue medicado adecuadamente para prevenir sus ataques de ira. Sin embargo, sus hijas estaban demasiado traumatizadas para visitarlo. Jaime pasó sus días preguntando por su esposa.

Cuadro 8.1. Cuestionario de Escala de Demencia Frontotemporal.

Comportamiento	Frequencia			
	Siempre	En Ocasion	Nunca	N/A
1. Falta de interés en actividades previas/ actividades de recreación/eventos nuevos				
2. Carece de afecto normal, falta de interés por los familiares				
3. No coopera cuando se le pide que haga algo; rechaza ayuda				
4. Se confunde o se marea en un entorno inusual				
5. Es inquieto				
6. Actúa de forma impulsiva; carece de juicio				
7. Olvida qué día es				
Paseos y compras				
8. Dificultad en utilizar su transporte habitual de forma segura (ej., conducir, andar en bicicleta, o utilizar el transporte público)				
9. Tiene dificultades en hacer compras por su cuenta (ej., la compra de suministros simples, como leche y pan, en las tiendas cercanas)				
Quehaceres del hogar; uso del teléfono				
10. Carece de interés o motivación en la realización de tareas domésticas que solía realizar				
11. Tiene dificultad para completar adecuadamente las tareas domésticas que solía realizar				
12. Tiene dificultad para encontrar y marcar un número de teléfono correctamente				
Finanzas				
13. Carece de interés por sus asuntos personales (ej., finanzas)				
14. Tiene dificultad en organizar sus finanzas y pagar facturas (ej., escribir cheques, manejar cuentas, entender saldos)				

Comportamiento	Frequencia			
	Siempre	En Ocasion	Nunca	N/A
15. Tiene dificultad para organizar su correspondencia sin ayuda (es decir, habilidades de escritura)				
16. Tiene problemas para manejar efectivo correctamente (ej., tiendas, gasolineras, etc.)				
Medicamentos				
17. Dificultad en tomar medicamentos en el momento correcto (es decir, se olvida o se niega a tomarlos)				
18. Tiene dificultad en tomar los medicamentos según lo recetado (la dosis correcta o en el horario correcto)				
Preparación de comidas y comer				
19. Carece de interés o motivación para preparar su comida o tentempié				
20. Tiene dificultad para organizar la preparación de comidas o meriendas (ej., elegir ingredientes, utensilios de cocina, seguir una secuencia de pasos)				
21. Tiene problemas para preparar la comida por su cuenta (necesita supervisión/ayuda en la cocina)				
22. Carece de iniciativa para comer (si no se le ofrece comida, puede pasar el día sin comer)				
23. Tiene dificultad para elegir los utensilios y condimentos apropiados cuando come				
24. Tiene problemas para comer a un ritmo normal y con los modales adecuados				
25. Quiere comer los mismos alimentos repetidamente				
26. Prefiere los dulces más que antes				

A continuación, página 76

nerativas, se cree que la pérdida de neuronas en DFTvc puede comenzar hasta 20 años antes de que los síntomas se vuelvan evidentes, lo que explica el comportamiento egoísta y actitudes antisociales que persisten durante muchas décadas antes de que se haga un diagnóstico. Los pacientes con DFTvc actúan

Comportamiento	Frequencia			
	Siempre	En Ocasion	Nunca	N/A
Cuidado personal y movilidad				
27. Tiene problemas para elegir la ropa adecuada (ej., apropiada para la ocasión o el clima, o en la combinación de colores)				
28. Es incontinente				
29. No puede estar solo en casa por un día entero (por razones de seguridad o posibilidad de escaparse)				
30. No se levanta de la cama				

de una manera socialmente inadecuada y en general, tienen dificultades para controlar la ira, la frustración, y los impulsos sexuales. Los cuidadores deben prestar atención particular a las medidas de seguridad para protegerse a ellos mismos tanto como a los pacientes de un comportamiento potencialmente agresivo (ej., retirar cualquieras armas y objetos cortantes de la casa). Las medidas de seguridad incluyen el establecer planes de emergencia para responder a cualquier evento que resulte del enojo o agitación extrema del paciente.

Desafortunadamente, la DFTvc ha sido diagnosticado erróneamente como enfermedad de Alzheimer reiteradas veces. Sin embargo, últimamente la Asociación de Alzheimer ha definido algunas de las diferencias clave entre DFTvc y la enfermedad de Alzheimer (Cuadro 8.2).

Afasia Primaria Progresiva

La afasia primaria progresiva (APP) es la segunda forma principal de degeneración frontotemporal; representa aproximadamente el 30% de los casos de la demencia frontotemporal. La principal característica de la APP es la afasia, una disminución en las habilidades del lenguaje; la memoria, el razonamiento, y la percepción

Cuadro 8.2. Diferencias Principales entre DFTvc y Alzheimer.

	DFTvc	Alzheimer
Edad en que se Diagnostica	40–60 años	Prevalencia aumenta con edad
Pérdida de Memoria	Síntomas leves	Síntomas notables
Cambios Conductuales	Desarrollo temprano	Desarrollo tarde
Orientación Espacial	Leve	Común
Alucinaciones/Delirios	Raro	Común

visual inicialmente no se ven afectados. Comienza de manera muy gradual, y va generando cada vez más dificultad para recordar palabras comunes al hablar o escribir. A medida que progresa, la APP afecta la comunicación verbal y la capacidad de comprender lo que otros dicen. Las etapas avanzadas de APP implican una disminución global de las capacidades cognitivas.

Las dos variantes de APP, la semántica y la no fluente, causan síntomas muy parecidos. En la variante semántica hay una pérdida en la capacidad de comprender o formular el lenguaje hablado. En la variante no fluente o agramatical de APP, el habla se torna torpe, vacilante, o no gramatical.

La APP normalmente afecta a las personas de mediana edad, aunque también puede ocurrir en edades más avanzadas. La APP y DFTvc no son tan comunes como la enfermedad de Alzheimer en personas mayores de 65 años, pero sí son tan comunes como el Alzheimer de inicio temprano entre los menores de 65 años. Se estima que entre 50,000 y 60,000 personas sufren de DFTvc y APP en los Estados Unidos,[44] la mayoría de los cuales tienen entre 45 y 65 años.

El mayor factor de riesgo para cualquier tipo de degeneración frontotemporal es un historial familiar de DFT o de un trastorno relacionado. Las degeneraciones frontotemporales se heredan en aproximadamente 40–50% de todos los casos. Cinco genes se han identificado como determinantes de la enfermedad. Aunque estos no representan todos los casos de DFT, es posible que se encuentren más genes relacionados en el futuro. El asesoramiento y las pruebas genéticas están disponibles para personas con antecedentes familiares de degeneración frontotemporal.

También hay una conexión entre DFT y lesiones cerebrales, así como la enfermedad de tiroides. Las investigaciones han demostrado que el traumatismo craneoencefálico se asocia con un riesgo 3.3 veces mayor de DFT, mientras que la enfermedad tiroidea con un riesgo 2.5 veces mayor.[45]

El diagnóstico de DFTvc y APP se obtiene a partir de un examen hecho por un médico experto en estos trastornos. La naturaleza de los problemas experimentados por el paciente y los resultados de los exámenes neurológicos son los factores centrales para determinar un diagnóstico. Los escáneres cerebrales, como la resonancia magnética (MRI, por sus siglas en inglés) y la tomografía por emisión de positrones (PET-scan), pueden mostrar la atrofia en los lóbulos frontal y temporal del cerebro. Sin embargo, todos los resultados de la prueba deben interpretarse dentro del contexto de los síntomas del paciente.

Alteraciones del Sistema Motriz

Hay tres trastornos principales dentro de la degeneración frontotemporal que causan problemas progresivos con los músculos y las funciones motoras: esclerosis lateral amiotrófica, síndrome corticobasal, y parálisis supranuclear progresiva. Estos trastornos, que también se conocen como enfermedades de las neuronas motoras, pueden aparecer con o sin cambios en el comportamiento (DFTvc) o en el lenguaje (APP), y representan el 15% de los casos de DFT.

La **Esclerosis Lateral Amiotrófica** (ELA) es una enfermedad degenerativa progresiva que produce la pérdida de neuronas que controlan los músculos voluntarios, y causa rigidez muscular y una debilidad creciente a medida que se pierde masa muscular (esto es conocido como *emaciación*). Los pacientes se vuelven cada vez más débiles y comienzan a demostrar dificultades para hablar, tragar, y por último, respirar. La mayoría de los pacientes con ELA mueren por insuficiencia respiratoria.

El origen de la mayoría de los casos de ELA es desconocido. Se calcula que solamente entre 5%–10% de los casos son hereditarios[46] y se han identificado dos genes asociados con la enfermedad.

ELA afecta principalmente a personas en sus 60 años, excepto en casos hereditarios en los que tiende a afectar a las personas a partir de los 50 años.

ELA también se conoce como la enfermedad de Lou Gehrig, nombrado por el bateador de los New York Yankees All-Star cuya carrera terminó en 1939 cuando fue diagnosticado con la enfermedad. En su discurso de despedida en el Yankee Stadium, Gehrig afirmó sentirse el hombre más afortunado del mundo. Dos años después murió por la enfermedad, con 37 años de edad.

Identificada por primera vez en 1968, el **Síndrome Corticobasal** (SCB) es una rara enfermedad neurodegenerativa, que provoca trastornos del movimiento, rigidez, falta de coordinación en los brazos y las piernas, y disfunción cognitiva. El SCB es considerado como uno de los síndromes de Parkinson-plus, es decir, enfermedades que involucran síntomas típicamente parkinsonianos como la rigidez, disminución de los movimientos corporales y falta de firmeza al caminar o pararse.

A medida que progresa el SCB, los pacientes comienzan a sentir rigidez muscular severa y dificultad para tragar, y requieren un tubo de alimentación para evitar la aspiración de alimentos. La neumonía relacionada con la aspiración es la principal causa de muerte en pacientes con SCB.

Los síntomas del SCB son muy similares a los del Parkinson, la parálisis supranuclear progresiva, y la enfermedad de los cuerpos de Lewy, por lo que es una enfermedad difícil de diagnosticar. Obtener un diagnóstico final solamente es posible durante la autopsia.

Identificada por primera vez en 1964, la **Parálisis Supranuclear Progresiva** (PSP) es también una de las enfermedades consideradas como síndromes de Parkinson-plus; debido a sus síntomas de movimiento lento y dificultades con la marcha, la PSP a menudo se diagnostica erróneamente como enfermedad de Parkinson.

Los síntomas iniciales más comunes de PSP son la pérdida del equilibrio y la deambulación rápida, la necesidad de abalanzarse hacia adelante al moverse, caídas, y choques contra otras personas u objetos. Otros posibles síntomas incluyen cambios en la personalidad, disminución en los movimientos y dificultad para mover los ojos, especialmente de forma vertical (esta incapacidad del paciente de mirar hacia abajo—parálisis de la mirada vertical hacia abajo—explica las muchas caídas que sufre el paciente). Los síntomas posteriores incluyen demencia, dificultad para hablar, y dificultad para tragar.

La PSP es considerada una enfermedad rara, con casos que afectan solo de 3 a 6 de cada 100,000 personas en el mundo (<0.006%). Afecta más a lo hombres que a las mujeres y, en su mayoría, a personas de aproximadamente 60 años (aunque se ha encontrado en personas más jóvenes). Aún se desconocen las causas de PSP.

El Manejo de la DFT

No hay cura para ninguna de las enfermedades que engloba la DFT. Los tratamientos disponibles sólo pueden ofrecer alivio de algunos síntomas específicos. Sin embargo, existen medicamentos que pueden reducir la agitación, la irritabilidad, y la depresión. Estos tratamientos se utilizan para mejorar la calidad de vida del paciente.

Los medicamentos que se usan comúnmente para el Parkinson pueden ser utilizados en pacientes con DFT para aliviar los síntomas del movimiento, como lentitud, rigidez, y problemas de equilibrio. Tenga en cuenta, sin embargo, que los efectos de estos medicamentos a menudo son mínimos y de corta duración.

Los pacientes con DFT que se ven afectados con trastornos en las funciones motoras pueden beneficiarse de las terapias físicas, del habla, y ocupacionales, aunque solo se puede esperar una mejoría moderada. Existe una amplia variedad de equipos especializados que pueden y deben usarse para mejorar la calidad de vida y promover habilidades de vida independiente, incluyendo andadores con peso, bifocales o anteojos especiales (como los prismas), rampas, aparatos ortopédicos, equipos de baño (ej., sillas de ducha, elevadores de inodoros), y sillas de ruedas que ayudarán la retención de la movilidad del paciente. Un fisioterapeuta puede hacer recomendaciones sobre qué tipo de equipo se debe usar para cada paciente en particular.

Expectativa de Vida

Todas las enfermedades que engloban la DFT son progresivas y finalmente fatales. Las tasas de supervivencia[47] varían ampliamente entre 3 y 14 años; aproximadamente el 10% de los pacientes sobreviven más de 10 años. Los síntomas aumentan en número y gravedad a medida que la enfermedad progresa, y con frecuencia la muerte es causada por neumonía, emaciación, o insuficiencia cardiopulmonar. Las caídas, la rotura de huesos, y las lesiones en la cabeza son comunes en DFT y pueden contribuir a la aceleración de la gravedad de la enfermedad. También se cree que los pacientes con DFTvc progresan más rápidamente en comparación con aquellos con PPA, que tienden a progresar más lentamente.

Para obtener más información sobre Demencia Frontotemporal por favor póngase en contacto con:

Puntos Clave

- The Association for Frontotemporal Degeneration (theaftd.org)
- The ALS Association (alsa.org)
- CurePSP (psp.org)
- National Aphasia Association (aphasia.org)
- National Organization for Rare Disorders (rarediseases.org)

— 9 —

Planificación Legal y Financiera

Todas las batallas se ganan antes de pelearse.

—Sun Tsu

Unos días después de que su esposo muriera a causa de un repentino paro cardíaco, Dora sufrió un devastador infarto cerebral por lo que estuvo hospitalizada varias semanas. Si bien tuvo antecedentes de falta de memoria, ella nunca había sido evaluada para la demencia. El infarto cerebral afectó gravemente su movilidad y cognición, y de la noche a la mañana su falta de memoria se volvió tan profunda que ya no era capaz de tomar ninguna decisión acerca de su salud o finanzas.

Su hija mayor, Elisa, intervino para ayudar, pero sus intentos por contactar a los doctores de Dora fueron en vano. ¡Nunca le devolvieron sus llamadas! Se desespero cuando se dio cuenta que los doctores se negaban a hablarle sobre los problemas médicos de Dora salvo que tuviera poder de representación para atención médica—el cual no tenía. Aunque Dora había realizado los trámites legales para este tipo de situaciones, desafortunadamente había designado a su fallecido esposo como su representante. Elisa no tenía el poder para acceder a la información médica de su madre o para tomar decisiones en nombre de ella, ni siquiera conocía los deseos de su madre respecto a los tratamientos para prolongar la vida, en caso de necesitarse. Y Dora ya no podía expresar sus deseos.

Mientras tanto, las facturas médicas comenzaron a acumularse y Elisa no tenía acceso a la cuenta bancaria de Dora para manejar los pagos. Acudió al banco, conversó con el gerente y le explicó la situación. Le enseñó copias de facturas médicas así como también varias facturas pendientes de servicios públicos. El gerente comprendió la preocupación de Elisa por su madre de 82 años y verdaderamente quería ayudarle pero se encontraba con las manos atadas. Elisa no poseía ningún documento que le autorizara el acceso a las cuentas bancarias de Dora. No había nada que el gerente pudiera hacer sin autorización legal. Sencillamente, Elisa no podía ayudar a su madre. Estaba devastada.

Las leyes de protección de la privacidad del paciente existen para proteger a las personas de la intromisión en sus datos personales, médicos, y financieros. Solo quienes hayan obtenido **autorización legal** pueden acceder a las cuentas de otra persona para realizar cambios en ellas. De la misma manera, solo quienes hayan recibido un poder específico tienen permitido el acceso a la información médica de otra persona.

Cualquiera de nosotros puede encontrarse ante una situación que exija a un amigo cercano o a un familiar acceder a la información personal de uno para que decida por nosotros. Para llegar preparados para aquellas situaciones uno debe redactar los documentos legales que otorguen el poder a un representante para que actúe en nombre de uno. Estos documentos contendrán instrucciones sobre acciones legales y económicas que deben tomarse, tanto como nuestros deseos para el tratamiento médico. El tiempo para tomar esas decisiones es ahora mismo, mucho antes de que suceda una emergencia.

Todas las personas mayores de 18 años, independientemente de su estado de salud, debe tener esos documentos a la mano. Las emergencias médicas de improviso pueden suceder en cualquier momento de nuestras vidas. Sin embargo, la mayoría de nosotros posponemos la documentación legal hasta que somos mayores. Diferimos las decisiones. Pero sobre todo cuando alguien es diagnosticado con demencia progresiva, procrastinar ya no es una opción. El reloj ya ha empezado a correr.

Capacidad Jurídica

La capacidad jurídica es la aptitud necesaria para tomar decisiones sobre asuntos personales por cuenta propia y para firmar documentos oficiales.[48]

Los pacientes con demencia avanzada carecen de la capacidad de razonar y discernir y, por lo tanto, no comprenden la naturaleza ni las consecuencias de sus decisiones. En términos legales, carecen de la capacidad cognitiva para celebrar contratos tales como matrimonios, donaciones, testamentos, o poderes generales.

En el caso de Dora, aún si fuera capaz de hablar, su discernimiento luego del infarto cerebral se vio tan comprometido que ya no tenía la capacidad jurídica para plasmar sus deseos en documentos legales.

Aunque los términos *incapacidad* e *incompetencia* se usan indistintamente, tienen significados distintos. La *incompetencia* se refiere a la imposibilidad de un imputado para enfrentar un juicio, mientras que la *incapacidad* se refiere solo a la incapacidad mental de una persona para firmar documentos legales.

La doctrina del Estado de Arkansas, por ejemplo, define a las personas incapaces como *aquellas personas que a causa de un trastorno mental, deficiencia mental, enfermedad física, uso crónico de drogas, o intoxicación crónica, no tenga la capacidad suficiente para tomar decisiones o comunicarlas para lograr los requisitos básicos para su salud e integridad o para administrar sus bienes.*[49]

La decisión de declarar a alguien incapaz no resulta tan sencilla y un diagnóstico de demencia no supone incapacidad. La demencia causa una pérdida gradual de las habilidades cognitivas, y los pacientes en la etapa inicial conservan su capacidad jurídica porque aún poseen discernimiento. Los factores tomados en cuenta para determinar si una persona es capaz varían según las leyes locales.

En California, el Artículo 813 del Código Testamentario proporciona pautas para la declaración judicial de capacidad para las decisiones relacionadas con la atención médica:

¿El paciente puede:

1. *Responder a consciencia y razonablemente a las consultas acerca de su tratamiento médico?*
2. *Participar en el tratamiento mediante un proceso racional?*
3. *Entender:*
   a. *La naturaleza y seriedad de su enfermedad?*
   b. *La naturaleza del tratamiento médico?*
   c. *El grado y la duración de los riesgos y beneficios del tratamiento, y las consecuencias de la falta de él?*
   d. *La naturaleza, riesgos, y beneficios de alternativas razonables?*

En cuanto al otorgamiento de un fideicomiso testamentario o un poder, los tribunales de California utilizan la capacidad testamentaria (la capacidad para hacer un testamento) de conformidad con el Artículo 6100.5 del Código Testamentario de California para determinar si una persona tiene la capacidad para realizar dichos actos:

a. *Una persona no es mentalmente competente para redactar un testamento si al momento de hacerlo alguna de las siguientes situaciones se presenta:*
   1. *La persona no tiene la capacidad mental suficiente para comprender*

A. la naturaleza del acto testamentario,

B. comprender y recordar la naturaleza y la situación de los bienes de la persona, o

C. recordar y comprender las relaciones de la persona con descendientes vivos, esposo/a y padres, y aquellos cuyos intereses están afectados por el testamento.

2. La persona sufre un desorden mental con síntomas tales como delirios o alucinaciones, los cuales llevan a la persona a legar sus bienes de cierta manera que, de no haber sido por tales delirios o alucinaciones, el individuo no hubiera legado.

En Nueva York, la capacidad testamentaria también es el criterio para resolver conflictos. En una disputa en relación a la capacidad testamentaria, el Tribunal de Apelaciones de Nueva York manifestó que los tribunales de dicho estado deben observar los siguientes factores:

1. Si el individuo comprendía la naturaleza y las consecuencias de otorgar un testamento;

2. Si el individuo comprendía la naturaleza y el alcance de los bienes que estaba por llegar; y

3. Si el individuo conocía los que serían sus herederos naturales y su relación con ellos.

Teniendo en cuenta que la constatación precisa de la capacidad jurídica varía entre jurisdicciones, es fundamental solicitar asesoramiento legal o profesional tan pronto como sea posible para comprender las legalidades específicas de su situación particular. Redacte sus documentos tan pronto como pueda. Está claro que llegará el momento en que un paciente con demencia no poseerá las habilidades cognitivas necesarias para tomar decisiones legalmente vinculantes, pero nadie puede predecir cuándo. Entre los que padecen de la enfermedad de Alzheimer, la capacidad jurídica puede llegar a conservarse hasta la Etapa 5, pero probablemente se pierda después de la Etapa 6. Es fundamental realizar de inmediato todos los planes legales para el futuro de una persona diagnosticada con DCL o cualquier otro tipo de demencia.

Solicite asesoramiento profesional. Si bien es posible realizar la planificación legal por su cuenta y el internet ofrece múltiples plantillas de formularios que usted mismo puede llenar en casa, se recomienda revisarlo con un abogado especializado en planificación patrimonial que le ayude. A la vez, su asesor le hará las preguntas adecuadas para verificar la capacidad jurídica, para que sus documentos lo defiendan ante cualquier eventual apelación en el juzgado. Esto es de vital importancia para las familias cuyos miembros poseen intereses contrapuestos y exista la posibilidad de una demanda. Los documentos bien redactados garantizarán que los deseos de la persona sean cumplidos.

Asimismo, asegúrese de que un profesional revise cualquier documentación preexistente. Es una buena idea llevarle todos sus documentos redactados anteriormente a su asesor para una revisión exhaustiva. Los datos pueden haber cambiado; por ejemplo, tal vez alguna persona nombrada en los documentos ya no posee plena capacidad. En el caso de Dora, ella había designado a su marido como su representante, pero no nombró un segundo representante. Angustiada después de la muerte de su marido, no actualizó sus documentos que más adelante la dejaron desprotegida frente a su propia discapacidad.

Documentos Legales

Hay dos tipos de documentos que se deben preparar:

1. **Documentos sobre la persona**—entre ellos, decisiones sobre el cuidado de su salud, sobre el cuidado personal, procedimientos para prolongar la vida, y deseos en la etapa final de vida.

   Entre los documentos necesarios pueden encontrarse: testamento en vida, poder de representación para la atención médica, instrucciones para el cuidado médico, y una orden médica para tratamiento de prolongación de vida.

2. **Documentos sobre los bienes de la persona**—entre los cuales se encuentran inversiones, propiedades, cuentas bancarias, y obligaciones financieras. Los documentos sobre la propiedad son el testamento, el fideicomiso, y el poder de representación.

Documentos para las Decisiones sobre el Cuidado Médico

Testamento Vital

El testamento vital es un documento que proporciona instrucciones sobre el cuidado que desea una persona en caso de que no sea capaz de expresar sus propios deseos. En este testamento, uno puede establecer qué tipos de tratamiento médico desea recibir y cuáles no, incluidos los tratamientos de prolongación de la vida, el uso del sonda de alimentación, y medios artificiales para prolongar la vida. Puede también indicar sus deseos después del fallecimiento en cuanto a la donación de órganos, disposición de los restos, y arreglos funerarios.

Ya que los miembros de familia pueden estar en desacuerdo sobre el tratamiento de uno, la expresión de los deseos del paciente en un testamento es sumamente importante para el paciente mismo tanto como para sus familiares. No habrá ninguna duda del tratamiento deseado.

En el caso de Dora, mientras que Elisa, su hija mayor, no creía que un tratamiento para prolongar la vida fuese lo deseable para su madre, Jimena, su hija menor, insistió que se debería tomar cualquier tipo de medida para prolongar su vida. Esta discusión entre las hermanas podría haberse evitado si Dora hubiese expresado sus intenciones en un testamento vital. Un momento de crisis es suficiente como para fomentar discusiones familiares.

En el testamento no solo se manifiestan las opciones de tratamiento médico, sino también las preferencias personales del paciente: el tipo de música que le gustaría escuchar, qué flores le gustaría tener en la habitación, qué visitas serán bienvenidas, el uso de aceites perfumados, masajes, u otras terapias complementarias, y otras medidas de comodidad. Una persona puede expresar sus deseos con todos los detalles que desee.

Poder de Representación para el Cuidado Médico

En este documento, una persona designa a un representante para la toma de decisiones en su nombre en el caso de incapacidad, en concordancia con el testamento vital. A la persona designada se la denomina representante legal. La elección del representante es, quizás, la decisión más importante.

El representante debe ser una persona de confianza, que conozca el testamento y acepta cumplir sus disposiciones, por lo que sería más sencillo si sus creencias personales estuvieran de acuerdo con los deseos del paciente. Es importante que acepte y comprenda la filosofía de cuidados estipulada.

Enfoque Flores para una Primera Dama

La antigua Primera Dama de los Estados Unidos, Nancy Reagan, falleció en 2016 a la edad de 94 años. Su testamento tenía instrucciones detalladas sobre cómo llevar a cabo su entierro, incluidos la lista de invitados, participantes en el programa, portadores del féretro, música, y arreglos florales—peonías, sus favoritas

Si en su testamento Dora no hubiese optado por un tratamiento para prolongar la vida, Elisa habría sido la más apta para ser designada como su representante, ya que habría rechazado con convicción este tipo de tratamientos. Jimena, sin embargo, habría dudado de actuar según sus creencias personales para cumplir los deseos de su madre. De todos modos, ninguna de ellas habría tenido lugar para argumentar sobre el cuidado de Dora.

Asimismo es de suma importancia considerar la elección de una segunda y/o tercera persona para sustituir al representante en el caso de que éste no se encuentre disponible para cumplir con sus responsabilidades. Solamente un representante debe estar a cargo a la vez, pero puede ser reemplazado por el siguiente si alguna circunstancia impide su cumplimiento. Si bien existe la posibilidad de que dos representantes estén a cargo a la vez, no es lo más recomendable. Es posible, incluso, que disconformidades entre ellos generen disputas y problemas, como en el caso de Jimena y Elisa, quienes estaban en desacuerdo sobre el cuidado adecuado de su madre.

Directiva Avanzada de Atención Médica

Si bien existe un movimiento creciente hacia la creación de una única directiva universal, las leyes que regulan las diferentes formas de los mismos varían de un estado a otro. En tanto que en algunos estados, el testamento y el poder de representación se combinan en un mismo documento llamado Directiva Avanzada de Atención Médica o simplemente instrucciones anticipadas, en otros estados, se encuentran separados en dos documentos diferentes.

Se debe contar con la presencia de un testigo al momento de la firma, los documentos deben estar firmados y certificados de acuerdo a las regulaciones de cada estado, y pueden ser modificados o anulados en cualquier momento.

Orden de No Resucitar

Una Orden de No Resucitar (ONR) es un documento que autoriza al profesional a no desempeñar resucitación cardiopulmonar (RCP) a una persona cuyo corazón y respiración se han detenido. Dicho documento debe estar firmado por un médico y aparecer en la historia médica del paciente. En un caso de emergencia en el cual la persona fuese hallada inconsciente y sin pulso, el cuerpo médico procederá automáticamente a aplicar RCP, a menos que exista una orden ONR.

La RCP no es lo más recomendable para pacientes con un estado de salud delicado; este procedimiento comprende la acción de presionar entre 100 y 120 veces sobre el centro del pecho en adultos, a una profundidad de 5 a 6 cm. Algunas de las complicaciones más frecuentes son fracturas de costillas, fracturas de esternón, sangrado de tórax o corazón, contusiones, complicaciones en las vías respiratorias, daño abdominal, lesiones en hígado y bazo, obstrucciones, y complicaciones pulmonares.[51]

Existe un riesgo mayor en las mujeres que en los hombres de sufrir fracturas de esternón, y los riesgos por las fracturas de costillas aumentan con la edad. Las personas de edad avanzada en estado delicado poseen menos probabilidades de sobrevivir a las complicaciones causadas por la RCP, aun cuando el procedimiento resulte exitoso.

Hable con su médico y asegúrese de informarse bien acerca de los beneficios, riesgos, y consecuencias de la RCP.

Existen diferentes formatos para pedidos de ONR, pero la más eficiente es la Orden Médica de Tratamiento para Prolongar la Vida (POLST por sus siglas en inglés). El POLST es un formulario pre-impreso que especifica los tipos de tratamiento médico que el paciente desea recibir en caso de emergencia. Asimismo incluye información acerca de preferencias del paciente sobre el uso de la RCP, los tipos de intervenciones médicas (tratamientos completos tanto como tratamientos enfocados en la comodidad), y la administración artificial de nutrición.

El formulario POLST difiere de otras formas de órdenes ONR ya que es un documento único, claro, firmado por un médico, impreso en un papel reconocible de color rosa fuerte, el cual acompaña al paciente en caso de emergencia. Ante situaciones de emergencia, los paramédicos no tienen el tiempo necesario para averiguar cuáles fueron las instrucciones de salud del paciente, sino que acuden inmediatamente al POLST que provee dicha información de forma fácil y accesible. Dicho formulario debe encontrarse en un lugar visible en donde se lo pueda encontrar e identificar fácilmente para luego proceder según sus instrucciones. Es común encontrarlo pegado en la puerta del refrigerador, o encontrar allí una nota que especifique el paradero del formulario (ej., *el POLST se encuentra en la segunda gaveta a la izquierda*). El formulario se encuentra disponible en internet y en la mayoría de las clínicas y hospitales del país.

Documentos sobre Propiedad y Bienes

Poder de Representación Legal Específico sobre Asuntos Económicos

El poder legal (o poder notarial) es una autorización por escrito en la cual una persona (otorgante) le concede a otra persona (apoderado) la facultad para actuar en su nombre sobre asuntos económicos. En este caso, la firma del representante es tan legítima como la firma del otorgante y no es requisito que el apoderado primero sea abogado.

El poder legal puede ser limitado o general. El **poder limitado** es aquel que se otorga para determinadas gestiones específicas, por ejemplo, si uno necesita vender una propiedad en otro estado y no puede estar presente para la firma del contrato, puede otorgar el poder legal a una persona de confianza con el único propósito de actuar en su nombre en la operación. Una vez concretada dicha operación, el poder se extingue.

Por otro lado, mediante el **poder legal general** se autoriza al apoderado a actuar en nombre del otorgante en una amplia variedad de asuntos, incluyendo transacciones comerciales y financieras, manejo de asuntos con bancos, decisiones sobre inversiones, firma de cheques, apertura y cierre de cuentas, pago de facturas, negociaciones con acreedores, e incluso administración de los negocios del otorgante. Todos los poderes que se confieren al apoderado, así como también las cláusulas restrictivas, se deben incluir en el documento escrito. En un poder legal se puede especificar, por ejemplo, que los poderes conferidos excluyan la venta de inmuebles u otras transacciones financieras.

En el documento se debe especificar cuándo entra en vigencia: algunos comienzan al momento de otorgar el poder, otros a partir de una fecha específica, y generalmente se extingue cuando el otorgante necesita de un representante debido a su enfermedad.

El **poder legal específico** otorga al apoderado poderes generales y dispone que su vigencia continuará aunque el otorgante llegue a ser incapaz, por lo que este tipo de poder es recomendable para una persona con demencia.

Un poder también puede incluir una cláusula condicional, la cual especifique que su vigencia iniciará una vez que se declare la incapacidad del otorgante, y le permitirá al apoderado actuar en su nombre a partir de ese momento. Además, esta cláusula debe establecer las formas de verificación de la enfermedad, con la colaboración de uno o dos médicos.

Los poderes son documentos diseñados para ayudar a una persona a llevar a cabo sus actividades aún con vida, y pueden ser revocados cuando el otorgante así lo desee, siempre y cuando se encuentre capaz para hacerlo. Independientemente de lo estipulado en el documento, aquel quedará sin efecto tras el fallecimiento del otorgante y el apoderado no poseerá autoridad alguna; ya será el albacea quien pueda actuar en nombre del otorgante para resolver cuestiones financieras.

Al igual que las directivas avanzadas, las regulaciones de los poderes difieren entre los estados, por lo que el poder legal de un estado puede no ser válido en otro. Es por esto que es importante asegurarse que el documento esté hecho y certificado en concordancia con las regulaciones de cada estado en el que se lo quiera utilizar.

Testamento

El testamento es un documento en el cual una persona (testador) toma decisiones acerca de cómo se gestionará y distribuirá su patrimonio luego de su fallecimiento, y designa a una persona (albacea), quien se encargará de administrar el patrimonio y a quienes recibirán los bienes del patrimonio (herederos). En este documento no se podrá expresar instrucciones sobre el cuidado de la salud ya que estos deberán ser especificados en el testamento vital.

La autoridad del albacea designado en el testamento comienza a partir del fallecimiento del testador. Sin embargo, el apoderado designado en el poder legal también se puede nombrar como albacea. El formato del testamento deberá cumplir con las regulaciones de cada estado. Los testamentos son susceptibles de procedimientos testamentarios—un proceso legal para validar el testamento, saldar deudas, y realizar la distribución adecuada del patrimonio entre los herederos designados.

Si se lo nombra como albacea de los bienes, asegúrese de solicitar más certificados de defunción que el número de transacciones financieras que espera realizar, ya que se le solicitará que presente un certificado de defunción por cada transacción financiera que pueda llevar a cabo. Las instituciones financieras no aceptan fotocopias sino que requieren la presentación de un certificado de defunción original.

Fideicomiso en Vida

Semejante a un testamento, el fideicomiso en vida es un documento legal en el que una persona (otorgante) informa sus deseos con respecto a sus bienes, dependientes, y herederos. A diferencia del testamento, el cual entra en vigencia en cuanto fallece el testador, un fideicomiso en vida permite que los bienes sean situados en un fideicomiso para su propio beneficio durante su vida y que luego puedan ser transferidos, mediante un representante designado (fiduciario sucesor) a los herederos designados tras su fallecimiento.

Asimismo, un fideicomiso en vida evita el costoso y largo procedimiento legal testamentario. Le permite al fiduciario sucesor ejecutar todas las disposiciones testamentarias documentadas en el fideicomiso tras la muerte del otorgante, y también en el caso de que no pueda administrar sus propios asuntos financieros, médicos, y legales por incapacidad.

El Cuadro 9.1 proporciona un resumen conciso de los documentos legales que se deben tener en cuenta al preparar sus planes legales y financieros.

Cuadro 9.1. Documentos de Planificación Médica, Legal, y Financiera.

Documentos Médicos	Como Funciona
Testamento en Vida	Describe e instruye acerca de las preferencias del paciente para su atención médica
Poder de Representación para la Atención Médica	Le concede la autoridad a una persona designada para tomar decisiones con respecto a la atención médica de la persona con demencia en su nombre
Directiva Avanzada de Atención Médica	Combina el testamento y el poder de representación en un mismo documento
Orden de No Resucitar	Instrucciones para los profesionales de la salud para no aplicar RCP a una persona cuyo corazón y respiración se han detenido
Documentos Legal/Financiero	**Como se Utiliza**
Testamento	Determina cómo se distribuirá su patrimonio entre los herederos luego de su fallecimiento
Poder de Representación sobre Asuntos Económicos	Le concede a una persona la autoridad para tomar decisiones sobre asuntos legales/ financieros en nombre de la persona con demencia
Fideicomiso en Vida	Le otorga a una persona (el fiduciario) la autoridad para guardar y distribuir los bienes o el dinero de la persona con demencia

Fuente: Centro de Educación y Remisión para la Enfermedad de Alzheimer del Instituto Nacional Sobre el Envejecimiento (adaptado)

Elección del Representante

Las decisiones y deseos expresados en los documentos especificados anteriormente son de vital importancia para la persona que padece de demencia, así como también la elección de los representantes designados para acompañarlos en su camino.

El representante debe ser una persona de confianza que no se aproveche de los poderes y facultades que se le confieren y que actúe precisamente según los deseos expresados.

Un testamento vital no puede predecir todos los eventos y acontecimientos futuros. Durante el plazo de un poder de representación para la atención médica, pueden surgir imprevistos que requieran tomar una decisión sobre un hecho fortuito no especificado en este testamento. En tal caso, el representante debe actuar según su criterio en función de lo que él crea que el paciente probablemente desearía. El representante también debe ser una persona con buen criterio.

Sea cuidadoso al elegir su representante. Durante las crisis tienden a surgir viejos conflictos familiares; la demencia indudablemente califica como crisis de familia.

Considere la confiabilidad de su representante. Si elige a varios representantes para que se encarguen de diferentes documentos, tenga en cuenta su capacidad para trabajar juntos en equipo. El representante que se ocupe de tomar las decisiones médicas debe comunicarse estrechamente con el representante que tome las decisiones financieras, que será quien pague por el tratamiento médico elegido. Si no pueden ponerse de acuerdo, el sistema fallará y será en detrimento de la persona con demencia.

Siempre nomine a un segundo representante, e incluso a un tercero. Cuando llegue el momento de asumir las facultades otorgadas por estos documentos, es posible que un representante ya no se encuentre disponible, dispuesto, o no pueda cumplir con tales obligaciones.

Si no tiene una persona de confianza que pueda y quiera asumir las responsabilidades de un representante, considere contratar los servicios de un representante fiduciario profesional.

Los agentes fiduciarios son profesionales licenciados y certificados para actuar en el mejor interés del representado; obran conforme a los deberes de buena fe, confianza, cuidado y diligencia razonable, divulgación, contabilidad, y lealtad. Pueden ser abogados, asesores financieros o geriátricos, o instituciones financieras. Un fiduciario profesional actuará de manera imparcial, siempre en el mejor interés del representado.

Curatela

Si una persona queda incapacitada y no hay un representante con un poder de representación válido, la persona necesitará una curatela o tutela.

La curatela es un proceso legal mediante el cual un juez designa a un curador (o tutor) para asumir la responsabilidad de las decisiones relacionadas con el cuidado y/o asuntos financieros de la persona incapacitada. El curador es supervisado por el tribunal y debe actuar en el mejor interés de la persona incapacitada.

Tal fue el caso para Dora. Su hija Elisa contrató un abogado que presentó una petición solicitando la curatela para Dora y su patrimonio. Se llevó a cabo una audiencia en el tribunal y Elisa fue nombrada tutora, a pesar de que el proceso fue impugnado por su hermana menor, Jimena, quien no estaba de acuerdo con el enfoque de Elisa para cuidar a su madre.

El proceso de impugnación de la curatela fue largo y costoso, pero al final, Elisa, como tutora designada por el tribunal, fue autorizada para tomar todas las decisiones con respecto a la atención médica de Dora y para acceder a sus finanzas para pagar dicha atención. Sin embargo, cada vez que había algún cambio necesario en el patrimonio de Dora (como la venta de una propiedad), Elisa tendría que solicitar la autorización del tribunal para proceder.

No se garantiza que la corte nomine como tutor a la persona que solicite la curatela. El juez tomará en cuenta los antecedentes del solicitante y podrá nombrar a otra persona. Por ejemplo, si Elisa hubiera tenido antecedentes delictivos, no habría sido nombrada tutora y en su lugar se podría haber designado a un agente fiduciario profesional. En caso de que la persona incapacitada no tenga bienes, se puede nombrar a un tutor público para supervisar las decisiones sobre el cuidado de la persona.

La curatela es un proceso costoso y dificultoso que puede evitarse tramitando por adelantado las autorizaciones y documentos correctos. No espere a que surja una emergencia, y desde luego, no espere hasta tarde en el proceso de demencia, cuando el deterioro cognitivo puede invalidar la firma de la persona. Asegúrese de que todos los documentos estén redactados apropiadamente, sean válidos, y se entreguen a todos los interesados lo antes posible. Estos documentos son la mejor manera de garantizar que los deseos de la persona con demencia sean conocidos y observados y los miembros de la familia se mantengan en la misma sintonía con respecto a las opciones del cuidado y administración del patrimonio.

Otras Consideraciones Financieras

El impacto financiero que genera la enfermedad de Alzheimer en los Estados Unidos es bien conocido. Cuidar a más de 5 millones de estadounidenses que padecen de Alzheimer cuesta $203 mil millones (U.S.) al año.

En la actualidad, los estadounidenses desarrollan Alzheimer a razón de una persona por minuto. Si esta tendencia continúa, en 2050 la tasa será de uno cada 33 segundos, y el costo de la atención alcanzará los $1.2 billones (U.S.).

Estas grandes y casi incomprensibles cifras tienen sus consecuencias. A menos que encontremos una cura o una forma de prevenir, el Alzheimer tendrá un alto costo en nuestros sistemas de salud y financieros. Sin embargo, el impacto será más grave en los hogares estadounidenses.

Actualmente, 15.4 millones de personas ya están cuidando a un pariente con demencia. Uno de cada tres adultos mayores fallece con Alzheimer u otra enfermedad que causa demencia. El costo promedio de la atención para un adulto mayor con demencia es tres veces mas que para un adulto mayor sin demencia.

Cuando planeamos la jubilación, imaginamos pasar tiempo con nuestras familias, viajar a lugares que siempre hemos querido conocer, y tal vez dedicar más tiempo a algún pasatiempo favorito. No pensamos sobre el cuidado a largo plazo como parte de la planificación de la jubilación.

Sin embargo, las cifras indican que la mayoría de las familias se verán afectadas por la demencia de una forma u otra. Si este es el caso de su familia, ¿sabe cuáles son los niveles mínimos y máximos de atención médica que se pueden necesitar? ¿Ha proyectado recursos económicos para costear este nivel de cuidado? ¿Sabe para cuánto tiempo necesita planificar?

La mayoría de las familias se sorprenden cuando se enteran de los gastos adicionales relacionados con la atención de la demencia. Algunos de los costos a considerar incluyen artículos de cuidado personal y la seguridad de uno, modificaciones en el hogar, medicamentos recetados, servicios de guardería para adultos, cuidado en el hogar, gastos de custodia o cuidadores, y cuidado en un asilo de la tercera edad. Los costos de la atención en el hogar propio pueden alcanzar los $16,000 (U.S.) por mes y, según el estudio de MetLife Mature Market, en 2013 el costo promedio nacional de cuidado para un paciente con demencia es de $4,762 (U.S.) mensuales y puede incrementar a medida que aumenta la necesidad de atención especializada.

Los costos relacionados con la atención a largo plazo para pacientes con demencia provienen principalmente de su bolsillo. Los programas públicos solo pagan costos selectos. Medicare, el programa federal de seguro de salud, puede pagar las hospitalizaciones, visitas médicas, y medicamentos recetados. Medicaid es un programa de asistencia administrado por el estado que puede cubrir los costos médicos para pacientes de bajos ingresos. Ninguno de los dos programas cubre la custodia o los costos de un asilo de ancianos, y ambos son necesarios para la mayoría de los pacientes con demencia a medida que avanza la enfermedad.

Los pacientes con demencia pueden requerir cuidado en un asilo durante un periodo de dos a seis años en promedio. Generalmente, los ingresos personales con los que se afronta el pago de la atención son los salarios, planes de jubilación, ahorros y activos, e hipotecas inversas.

Un seguro de cuidados médicos a largo plazo puede ser una buena forma de proteger sus bienes, sin embargo, al comprar una póliza de seguro de cuidados médicos a largo plazo, asegúrese de hacerse las siguientes preguntas:

(1) ¿Cubre el mal de Alzheimer?

(2) ¿Cuándo puede la persona con demencia comenzar a recibir los beneficios?

(3) ¿Por cuánto tiempo se pagarán los beneficios?

(4) ¿Qué tipos de cuidados cubrirá la póliza?

(5) ¿En qué instalaciones locales se pueden usar?

Aunque, por supuesto, usted espera que nunca se necesite, consulte ahora con su asesor financiero acerca de la planificación del cuidado a largo plazo, antes de que su familia lo necesite. Recibir un diagnóstico de Alzheimer puede ser una noticia devastadora para cualquier familia. Pero aunar eso con la realidad de que su ser querido con Alzheimer no podrá recibir la mejor calidad de atención es aún más desmoralizante.

Como con todo lo relacionado con el cuidado de la demencia, la mejor manera de abordarla es planificar a futuro. La perspectiva a futuro hará que enfrentar los desafíos de la demencia sea un viaje mucho más viable para todos los involucrados. Además, la tranquilidad que supone saber que su familia está preparada financieramente hará una gran diferencia en la calidad de vida del paciente y sus seres queridos.

Puntos Clave

- **N**o deje de hablar sobre las finanzas y los futuros deseos de cuidado
- Organice y revise documentos importantes
- Obtenga ayuda de asesores financieros y legales calificados
- Asegúrese de que los nombrados en el poder de representación tengan una copia del documento tanto como acceso a su original
- Una vez que se firmen los poderes para el cuidado de la salud y un testamento en vida, distribuya copias al médico, al hospital, y a otros proveedores de atención médica.
- Estime los posibles costos para todo el recorrido de la enfermedad
- Investigue todas sus opciones de seguros
- Investigue los programas gubernamentales que pueda utilizar
- Averigüe las exenciones de sus impuestos a los ingresos en las cuales puede calificar
- Aproveche los servicios comunitarios gratuitos y de bajo costo.

— 10 —

Usted, el Cuidador

El verdadero coraje es cuando sabes que estás vencido antes de comenzar pero de igual manera empiezas y lo llevas a cabo sin importar qué.
—Atticus Finch
To Kill a Mockingbird, Harper Lee

Poco después de que Juana y su esposo, Pablo, se mudaron a un precioso condominio frente a la playa en California, Pablo fue diagnosticado con la enfermedad de Alzheimer. Juana organizó sus actividades en torno a la creciente necesidad de cuidados, compañía, y supervisión de Pablo. Ella lo llevaba a sus citas médicas; cocinaba, lavaba, y limpiaba; rutinariamente lo acompañaba al único restaurante al que estaba dispuesto a ir: Vips. Por lo general, se quedaba en casa con él para evitar la ansiedad que le generaba su ausencia; lo acompañaba a mirar el canal meteorológico, su canal favorito, día tras día; siempre estaba con él durante noches incontables, calmandolo durante sus episodios de insomnio.

Mientras tanto, Juana se olvidó de sus propias necesidades y citas médicas. Pablo se había convertido en su principal prioridad, por lo cual le quedaba poco tiempo para sus propios intereses. Para mitigar su ansiedad, Juana tuvo que dejar de ir a los lugares que amaba; ya no salía con sus amigas, quienes a su vez, ya no la invitaban a salir con ellas. El aislamiento de Pablo lentamente se hizo suya. Era raro verla sin Pablo a su lado, quien incluso estando en la casa, la seguía tan de cerca como una sombra. La privacidad rápidamente se convirtió en algo del pasado para Juana. Estaba cansada pero siguió adelante, luchando contra el estrés y la falta de sueño.

Ella sentía una enorme tristeza por la enfermedad de Pablo por lo que cuidar de él era lo único que le importaba. Esto continuó por años hasta el día en que Juana colapsó y quedó paralizada por el temor, dolor, y el agotamiento. No dejaba de llorar, hasta que en un momento entre llantos dijo *ya no puedo hacer esto*.

La experiencia de Juana no es única.

Cuidador: *Una persona que cuida.* Es un término tan auto descriptivo, ampliamente utilizado y reconocible. ¿Alguna vez ha pensado en lo que realmente significa ser cuidador? Más específicamente, ¿qué significa ser cuidador de un ser querido con demencia?

Los familiares cuidadores son aquellos que intervienen para ayudar a realizar las tareas necesarias que su ser querido ya no puede realizar solo. Estas tareas varían según sea necesario, pero generalmente incluyen ayuda con asuntos administrativos (el pago de facturas y el seguro, el control de las tareas del hogar, o coordinación con familiares y amigos para la vida social); o con el cuidado físico (bañarse, vestirse, comer, y tomar medicamentos); y con el cuidado emocional (ayudarlos con ciertas actividades, acompañarlos, y darles amor). Los familiares cuidadores pueden proporcionar atención directa y activa, o supervisión y atención a larga distancia. ¡Sí, los cuidadores a distancia también son cuidadores!

En la atención de la demencia, la necesidad de asistencia comienza mucho antes de que la demencia completa se establezca. Los pacientes con DCL o que se encuentran en las primeras etapas de la demencia todavía pueden tomar sus propias decisiones, pero necesitan ayuda para administrar sus horarios, manejar sus finanzas, y cumplir con sus compromisos personales. Un amigo, un pariente cercano, un cónyuge, o un hijo adulto generalmente comienzan a ofrecer ayuda sin darse cuenta de que este es el comienzo de una relación de cuidado. Algunos cuidadores trabajan en equipo: madre e hija ayudan a papá, o quizás hermanos que colaboran en ayudar a mamá. Pero en la mayoría de los casos, como el de Juana, hay un solo cuidador que asume la mayoría de las responsabilidades.

A medida que progresa la demencia, las necesidades del paciente incrementan y consumen cada vez más tiempo del cuidador. La demencia a menudo causa cambios en la personalidad y disminuye las habilidades de comunicación, y eso comienza a perturbar a los cuidadores. Las necesidades físicas y emocionales se vuelven más exigentes y el cuidador necesitará ayuda adicional de los familiares, amigos, cuidadores profesionales, y organizaciones comunitarias. Mientras que un familiar cuidador puede ser capaz de manejar todo durante las primeras etapas de la demencia, en las etapas más avanzadas simplemente ya no podrá hacerlo solo debido a los graves riesgos de seguridad para ambos paciente y cuidador.

Pero ¿cuándo es hora de delegar? Uno de los mayores desafíos para el cuidador de un paciente con demencia es identificar exactamente cuándo las responsabilidades de cuidado se vuelven demasiado exigentes para hacerlo solo. La demencia progresa de forma gradual a lo largo de varios años, al igual que las tareas del cuidador. Dada la naturaleza de la enfermedad y los requisitos de atención, es posible que el cuidador no reconozca el punto en el que la demanda de atención necesaria supera la capacidad del cuidador de hacerlo solo. Muchos familiares cuidadores no se dan cuenta de que están cuidando a dos personas: a su ser querido con demencia y a sí mismos. Ambos necesitan cuidado. Ambos tienen necesidades que deben cumplirse.

Los cuidadores comprometen su tiempo, energía, y recursos financieros para mantener a sus seres queridos y para compensar todas las facultades que la demencia erosiona continuamente. Se ven profundamente afectados y estresados por los factores del cuidado. Viven con un dolor persistente que crece cada día. La demencia es como recibir mordeduras sutiles e insidiosas. Cada mordisco duele. Aunque no están afligidos por la demencia, los cuidadores pueden encontrar su juicio nublado por las demandas físicas y emocionales de su trabajo.

El cuidador debe reconocer todos los factores estresantes bajo los cuales está viviendo. Existen factores físicos relacionados con las demandas de asistencia y con las necesidades personales: higiene, tareas del hogar, limpieza y ayuda a desplazarse; también hay factores financieros ya que la atención a la demencia es costosa (se estima tres veces más que la de otras enfermedades). Existen factores ambientales: el hogar debe modificarse para adaptarse a las necesidades únicas de un paciente con demencia, y los cuidadores acompañantes pueden encontrarse viviendo en un entorno incómodo para si mismos. También está el factor social del aislamiento, ya que la relación que tenía con el paciente, que solía ser enérgica, se vuelve lejano y sus necesidades de atención le dejan al cuidador menos tiempo para dedicarse a su vida social. Y finalmente, existe el estrés emocional: a medida que la mente se deteriora, la relación también se vuelve unilateral. El cuidador debe aprender a vivir con la abstinencia, el olvido, la repetición, y el aumento de la dependencia por parte del paciente, y al mismo tiempo deben manejar múltiples responsabilidades. Sienten el duelo de cada etapa diario, mes tras mes, año tras año . . . sin ver el final.

Lamentablemente, como resultado, las necesidades de la persona afligida eclipsan las necesidades del familiar. El cuidador debe ser consciente de sus propias necesidades también, por el contrario será dañado de forma colateral por la demencia. Un cuidador dañado, descuidado, agotado, y sin energía, alegría, resistencia, o salud, no está apto para brindar atención.

Juana, por ejemplo, se olvidó de hacer las cosas que la alegraban y se dedicó a hacer lo que le proporcionaba placer a Pablo. A medida que la demencia erosionaba poco a poco sus niveles de actividad, la gama de cosas que disfrutaba se acortaba, hasta llegar a algo monótono y predecible. La rutina es muy tranquilizadora para las personas con demencia, pero puede ser torturante para los demás. La hermosa playa que se extendía ante la casa de Juana ya no era algo lindo, sino más bien un triste recordatorio de la vida que ella y Pablo habían tenido la intención de vivir. No reconoció el efecto negativo de su estilo de cuidado (carente de cuidados personales) hasta que colapsó porque estaba agotada por la demencia de Pablo.

Todos sabemos que el estrés tiene sus consecuencias: los cuidadores de demencia corren un riesgo elevado de desarrollar ciertas afecciones de salud, como presión arterial alta, ansiedad, herpes zóster, ataque cardíaco y, lo más irónico, la enfermedad de Alzheimer.

No se convierta en daño colateral de la demencia.

Asegúrese de que sus propias necesidades estén entre sus prioridades. Descanse y duerma bien. Busque maneras de tener un tiempo de descanso para hacer las cosas que le dan alegría, continúe con sus pasatiempos, dedique tiempo para si mismo y, de mayor importancia, busque asistencia y apoyo. Hay ayuda disponible y usted necesita toda la ayuda que pueda obtener.

Quizás el mayor error de Juana fue mantener la demencia de Pablo en secreto. Ella estaba avergonzada por su diagnóstico. Trató de preservar su reputación y protegerlo de ser juzgado por amigos y familiares. Pero al hacerlo, ella esencialmente se privó de recibir apoyo y asistencia. Sin darse cuenta de la situación de Juana, los amigos no entendían porque había dejado de devolverles las llamadas y poco a poco comenzaron a distanciarse. El aislamiento autoimpuesto de Juana, aunque no fue intencionado como tal, contribuyó a su colapso. Ella siempre había ayudado a sus amigos, pero ahora nadie le ayudaba a ella.

No debe haber vergüenza por tener demencia. Los cuidadores que abiertamente comparten sus experiencias con la demencia con sus amistades y familiares reciben muchísimo apoyo y amor. La mayoría de las personas quiere ayudar y estar a su disposición. Lo único que necesitan es su permiso para comunicarse con usted y saber lo que necesita, ya que no todos saben cómo ayudar en el manejo de la demencia.

Acepte la ayuda que le ofrecen. Sus amigos pueden proporcionar compañía, descanso, paseos, humor, y afecto, cosas que todos necesitamos. Y también pueden darle tiempo libre para su descanso. Su seguridad y bienestar depende de ello. ¡No llegue al momento de desesperación en el que ya no lo pueda soportar! Busque el apoyo de familiares y amigos.

Las agencias de servicio y las asociaciones también pueden ofrecer asistencia. Los ayudantes están capacitados para proporcionar todos los niveles de cuidado en el hogar, de acuerdo con lo que usted y su ser querido necesiten. Las guarderías para adultos brindan un respiro muy necesario para los cuidadores; los especialistas en atención de la Asociación de Alzheimer pueden mantenerlo informado sobre la enfermedad y los recursos disponibles en su área. Los grupos de apoyo pueden brindarle apoyo emocional y consejos prácticos para enfrentar los desafíos relacionados con la demencia. Busque ayuda.

Afortunadamente para Juana, eso es exactamente lo que hizo. Primero se comunicó con un amigo que reconoció el estado precario en el que estaba y que estaba dispuesto a ayudar haciendo algunas llamadas. También se puso en contacto con la Asociación de Alzheimer y, entre otras cosas, obtuvo referencias sobre las agencias locales que se especializan en el cuidado del paciente y el cuidador.

Luego inscribió a Pablo en una guardería para adultos, donde participaba en programas que eran apropiados para su nivel de demencia y que lo ayudaron a interactuar con otros. Contrató un servicio de transporte para que lo lleve de su casa a la guardería y de la guardería a su casa, para no tener la obligación de hacerlo ella misma. Después de un estimulante día de actividades en la guardería, Pablo regresaba a su casa cansado, listo para la cena, y para ir a la cama. ¡Y Juana estaba encantada ya que ambos dormían toda la noche!

Una organización de servicios sociales contactó a Juana para proporcionar una compañera voluntaria, cuyo único trabajo era acompañar a Juana en sus largos paseos por la playa, mientras que Pablo estaba a salvo en la guardería durante el día. Juana ansiaba la compañía de su nueva amiga, con quien se sentía a gusto para hablar sobre los factores estresantes de sus

Enfoque **Cuando el Deber Llama**

Samuel, el esposo de Laura, se negaba rotundamente a asistir los programas de la guardería para adultos. Laura finalmente le dijo: *Con ese dinero pagamos nuestros gastos.* Ya que era un hombre con un fuerte sentido de responsabilidad por su familia, Samuel ya no se oponía a ir a lo que ahora creía que era *su trabajo.*

deberes como cuidadora. Platicando con ella realmente le ayudó a sentirse comprendida ya que su nueva acompañante entendía y estaba totalmente familiarizada con los problemas de cuidado y con la situación en general.

La acompañante de Juana la llevó a un grupo de apoyo para cuidadores. Mientras hablaba con otros en el grupo y escuchaba sus historias, Juana se dio cuenta de que no era la única que luchaba con las exigencias del cuidado de la demencia. Se sentía mucho mejor al haber encontrado un lugar donde era seguro hablar sobre la demencia, los sueños incumplidos, las noches sin dormir, el aburrimiento, y la soledad de ser parte de una pareja en que solamente uno tenía capacidad cognitiva. Otros sentían lo mismo. Y de alguna manera, habían aprendido a buscar el humor en su situación y utilizaban el humor para disipar parte de la tristeza y la desilusión. Con el tiempo, Juana aprendió eso también.

Más tarde, cuando la enfermedad de Pablo requirió más cuidados intensivos, una agencia que proporciona atención en el hogar envió un equipo de cuidadores para acompañar y cuidar a Pablo las 24 horas. Juana podía dormir mejor ahora, sabiendo que alguien estaba despierto al lado de Pablo y estaba capacitado para ayudarlo en caso de que necesitara ayuda a medianoche.

Pablo murió tranquilamente en su casa, bajo el cuidado delicado de un equipo de cuidados paliativos.

Juana reconoce que no podría haberlo logrado sin la ayuda de todas esas agencias, voluntarios, cuidadores, enfermeras, y amigos que intervinieron para ayudarla. En realidad, la ayuda siempre estuvo disponible, solamente fue cuestión de aceptarla.

Ayúdese a sí mismo y pida ayuda. Acepte la ayuda de aquellos que lo ofrecen. Recuerde que también se está cuidando a usted mismo. Usted es valioso y su seguridad y bienestar son importantes. Hay mucha ayuda disponible aprovéchela.

Cuidados a Larga Distancia

En el mundo de ahora, muchas familias se encuentran geográficamente lejanas. Generalmente, los miembros de la familia que no pueden mudarse para estar cerca de un ser querido con demencia asumen el rol de cuidadores a larga distancia.

A pesar de estar a larga distancia, estas personas también son cuidadores y se enfrentan a un conjunto de diferentes desafíos que plantean las siguientes preguntas:

¿Cómo puedo garantizar la seguridad y el bienestar de mi ser querido cuando no estoy físicamente presente?

¿Estando tan lejos, cómo puedo detectar los cambios constantes y manejar sus nuevas necesidades?

¿Cómo la hago sentir segura y amada cuando no estoy allí para consolarla y brindarle tranquilidad?

Estas son solamente algunas de las preocupaciones que enfrentan los cuidadores a larga distancia. Deben organizar sus vidas y horarios para siempre estar dispuestos a viajar en cuanto haya algún problema o emergencia. Están sobrecargados de responsabilidades entre sus trabajos, sus hijos, sus cónyuges y, a veces, su propia atención médica. Con frecuencia no cuentan con el apoyo de sus hermanos u otros miembros de la familia que, si bien deberían compartir las responsabilidades de cuidado, por diversas razones no están disponibles o a la altura del desafío.

Es sumamente importante aprovechar los servicios y recursos comunitarios, especialmente cuando se trata de cuidados a larga distancia. Aquellos cuidadores requieren una red de apoyo para sus seres queridos y un sistema de controles para garantizar la seguridad y la idoneidad de los servicios. La clave para el éxito del cuidado a larga distancia es asegurar los recursos y acompañantes necesarios.

Además de ciertos servicios ofrecidos a los cuidadores acompañantes, como los que fueron ilustrados en el caso de Juana y Pablo, los cuidadores a distancia pueden usar los servicios de los administradores de salud o de cuidados geriátricos para supervisar y adaptar la prestación de la atención. Un administrador de salud puede asumir el papel de observador para el cuidador lejano, estando siempre listo para responder a una emergencia, en caso de que surja.

El administrador de salud puede coordinar con los proveedores de atención en el hogar, los médicos, las guarderías, y otros servicios o profesionales. Un buen administrador hará recomendaciones para ajustar los niveles de atención a medida que la enfermedad progrese ya que las necesidades de atención cambian constantemente.

Otro servicio útil para los cuidadores de larga distancia es la asistencia fiduciaria. Los agentes fiduciarios son profesionales con responsabilidad legal que pueden asumir todas las responsabilidades de la gestión financiera para personas mayores y personas con discapacidades, entre otros. Se puede contratar un agente fiduciario para el manejo de facturas y cuentas financieras, por lo que el cuidador no tiene que hacerlo por sí mismo, por ende puede ahorrar tiempo y evitar conflictos con otros miembros de la familia.

Los cuidadores a distancia también necesitan apoyo. Busque grupos de apoyo en su área. La participación en uno de estos grupos lo pondrá en contacto con otras personas que tienen los mismos desafíos y que pueden ayudarlo a encontrar soluciones creativas para los problemas de cuidado; también le dará acceso a información actual sobre la enfermedad y le permitirá procesar sus sentimientos a medida que avanza, reduciendo el nivel de su estrés. ¡Usted también necesita toda la ayuda que pueda obtener!

Cuidadores a distancia:

Puntos Clave

- Investigue sobre centros de atención en caso de que la atención en el hogar no sea posible; consulte/involucre al paciente tanto como sea posible para hacer que la transición sea agradable para él.

- Trate de hacer que su nueva vivienda sea similar al hogar que está dejando. Asegúrese de no descartar los objetos que traen recuerdos nostálgicos cuando se mude.

- Planifique viajar varias veces al año y tenga en cuenta que la recurrencia de viajes aumentará a medida que las necesidades de su ser querido requieran cada vez más atención. Y sí, prepárese para ir para cualquier emergencia.

- Organícese para tener una comunicación regular; las llamadas telefónicas pueden ser frecuentes.

- Escuche atentamente los momentos de angustia y reconozca los posibles dilemas; no se preocupe cuando le avisen que hay una emergencia y actúe solo cuando la emergencia esté verificada. El reconocimiento de un problema, sea real o imaginario, ayuda en tranquilizar al paciente muchísimo.

- Si el uso de la computadora es posible, simplifique el sistema y la apariencia del escritorio. Hay tabletas que están diseñadas para personas mayores que son sumamente simples de usar. Deje instrucciones escritas para su uso.

- Haga que amigos o familiares lo visiten regularmente; si es posible, tenga una persona cerca de él para casos de emergencias.

- Establezca un sistema seguro para administrar el flujo de efectivo para el paciente. Solicite los recibos, informes escritos, y contabilidad completa. Revise y concilie los recibos con los informes con regularidad.

- Aproveche su tiempo cuando vaya a visitarlo. Programe citas con el médico con anticipación, reponga suministros, limpie el refrigerador, organice la habitación, asegúrese de que el paciente tenga todo lo que necesita y de llevarlo a excursiones placenteras.

- Cuando lo visite, cumpla con la rutina diaria del paciente. Acompáñelo en sus actividades para que no sienta que se ha aislado durante su visita.

- No abrume al paciente con planes excesivamente ambiciosos o demasiada actividad.

- Familiarícese con los medicamentos y asegúrese de que sean administrados correctamente por el cuidador que lo asiste a diario. Solicite actualizaciones e informes para que se puedan hacer ajustes según sea necesario.

Para todos los cuidadores:

- Encuentre tiempo para usted mismo. Aproveche la atención de relevo disponible en su comunidad: guarderías para adultos, atención en el hogar, incluso visitas de amigos, familiares, y vecinos, para que pueda dedicar tiempo a sus propios intereses.

- Cuídese. Controle su dieta, haga ejercicio, y descanse lo suficiente. Mantenerse saludable lo hará un mejor cuidador.

- Administre su nivel de estrés. El estrés puede causar problemas físicos (visión borrosa, irritación estomacal, presión arterial alta) y cambios en el comportamiento (irritabilidad, falta de concentración, y cambios en el apetito). Mantenga un registro de sus síntomas. Realice actividades recreativas y de relajación que sean buenas para usted; comuníquese con su médico.

- Reevalúe las estrategias del cuidado a medida que aparezcan cambios. Las personas con Alzheimer cambian y también sus necesidades. Es posible que requieran atención más allá de lo que puede proporcionar por su cuenta.

- Haga planes legales y financieros. Planee a futuro. Consulte con un profesional para analizar cuestiones legales y financieras, incluyendo directivas anticipadas, testamentos, planificación patrimonial, problemas de vivienda, y planificación de cuidados a largo plazo.

- Visite a su propio médico con regularidad. Tómese un tiempo para sus controles anuales, y escuche a su cuerpo. Preste atención a la fatiga, el estrés, el insomnio, o los cambios en el apetito y el comportamiento. Ignorar los síntomas puede perjudicar su salud física y mental.

— 11 —

No Discuta, Razone, ni Explique

La palabra es fuente de malentendidos.
—Antoine de Saint-Exupéry

La demencia cambia la forma en que una persona percibe el mundo, piensa, siente, actúa, y reacciona, pudiendo incluso cambiar la personalidad. Los cuidadores deben comprender que en general estos cambios son de esperarse, aunque no es predecible lo que exactamente se cambiará. Estos cambios son una parte integral de la demencia e, independientemente del tipo de demencia, tenga en cuenta que por seguro habrá cambios en la comunicación.

Dado que la demencia causa problemas con el lenguaje, los pacientes que la padecen pueden llegar a tener dificultades para recordar palabras simples, formular oraciones, y comprender lo que escuchan. También tienen problemas para seguir una línea de razonamiento y retener nueva información. Demasiada información puede hacer que se pongan ansiosos, inquietos, o problemáticos. Estas dificultades son parte de su discapacidad. No pueden evitarlo. No se trata de la necesidad de prestar más atención o tener audición selectiva. Es demencia.

No podemos remediar la forma con la cual los pacientes con demencia se comunican. Solo podemos cambiar la forma con que nosotros nos comunicamos con ellos. Para tener éxito en el cuidado de una persona con demencia, debemos ser conscientes de que tenemos que cambiar nuestra estrategia de comunicación.

El éxito de la comunicación con una persona con demencia es completamente contraintuitiva. Instintivamente tendemos a señalar que se ha olvidado de algo cuando, de hecho, no lo debemos hacer. Sentimos que si lo explicamos una vez más de una manera diferente lo entenderá, pero desafortunadamente, no lo hace. Pensamos que si lo explicamos mejor, aceptará los hechos y estará en sintonía con nosotros. Pero todo esto solamente logra irritarlo.

Para comunicarse con eficacia con un paciente con demencia, uno debe romper todas las reglas normales de comunicación y adoptar las reglas de oro de la atención a la demencia, sencillamente:

No Discuta, Razone, ni Explique

No Discuta

La primera regla de oro para las personas que cuidan a un ser querido afectado con demencia es **No Discutir**. La implementación de esta regla es especialmente importante durante las etapas moderadas de la enfermedad.

En su libro, *What Now? [¿Ahora Que?]*, el experto en demencia Julian Dean explica: *Si ella piensa que su esposo todavía está vivo, esa es su realidad. Discutir con ella incrementará su frustración, confusión, miedo, ira, y causará un momento difícil para ambos. Esto no se trata de tener la razón. Esto se trata de ayudar a una persona con una discapacidad grave.*

A pesar de la evidente frustración y la ineficacia de discutir con un paciente con demencia, todavía es difícil para el cuidador aprender a evitar esa situación. La mente humana siempre tiene el deseo de tener la razón, ya que lo asocia con sentimientos de satisfacción y autoestima. Tener la razón en un argumento le hace sentirse satisfecho, refuerza los sentimientos de seguridad, respeto, confianza, y se asocia con el éxito. A lo largo de nuestras vidas nos esforzamos para mejorar nuestras habilidades de comunicación para que podamos expresar nuestro punto de manera efectiva. Aunque el paciente con demencia puede tener una percepción sesgada de la realidad, también desea esta validación.

Por otro lado, es desmoralizador perder una discusión o sentir que uno no tiene la razón, ya que nos hace sentir irrespetados, ridiculizados, y desafiados. Todos estos son sentimientos negativos que el paciente con demencia puede sentir.

Ahora, cuidar a alguien con demencia requiere que de repente hagamos exactamente lo contrario. *¡No lo confronte! ¡No le diga que está equivocado! ¡No discuta!* La insistencia en demostrar que usted es quién tiene la razón finalmente lo llevará a fracasar con su deber como cuidador.

Los pacientes con demencia avanzada sienten simultáneamente una disminución en sus habilidades de razonamiento y un aumento en reacciones emocionales. La memoria y las percepciones se alteran, y los hechos, fechas, causas, consecuencias, y lógica se vuelven cada vez menos importantes. La importancia e intensidad de los sentimientos, sin embargo, domina.

Esta regla de oro—*no discuta*—existe para preservar su amor propio; los sentimientos positivos generarán bienestar y ayudarán a conservar su dignidad, no importa que surjan declaraciones que no sean verídicas. El insistir que su ser querida reconozca que está incorrecta cuando usted obviamente tiene la razón, la hará sentirse humillada, defensiva, y enfadada; ella estará más propensa a tratar de hacer las cosas a su propia manera. Su demencia los hará enemigos.

Para evitar enfrentamientos, el cuidador debe aprender a contener esa necesidad interna de siempre tener la razón y en lugar usar estrategias para manejar situaciones difíciles, reenfocando y redirigiendo la conversación con delicadeza.

Sobre todo, el cuidador debe aprender a no tomarlo como algo personal. ¡Esto es sumamente importante para evitar los sentimientos negativos que resultan de siempre sentir que uno *está equivocado!* Además, a veces el cuidador se siente incómodo al aceptar un punto de vista que obviamente es erróneo, y no quiere mentir, diciendo que está de acuerdo. Sin embargo, las consideraciones éticas sobre decir la verdad no se aplican en caso de la demencia ya que faltan las habilidades cognitivas para asimilar los hechos. Los cuidadores deben adaptarse a esta nueva forma de comunicarse. En caso contrário, muchos familiares cuidadores se estresan demasiado y cuanto más estresados están, menos control tienen sobre sus propios sentimientos negativos. El clásico de Carnegie de 1936, *How to Win Friends and Influence People [Cómo Ganar Amigos e Influir a las Personas]* ofrece un poderoso mensaje que aún sigue vigente. Carnegie propone seis maneras de hacer que la gente lo quiera:

1. Verdaderamente se interese en otras personas
2. Sonría
3. Recuerde que para cada persona su propio nombre es el sonido más dulce e importante de cualquier idioma
4. Escuche y aliente a otros hablar sobre ellos mismos
5. Hable sobre cosas que le interesen a la otra persona
6. Haga que la otra persona se sienta importante

Toda la filosofía de Carnegie gira en torno a dejar de lado los sentimientos y los intereses propios, y en cambio, centrarse en la otra persona. Sus sugerencias son particularmente útiles cuando se aplican al cuidado de un ser querido con demencia. A lo largo, es el enfoque del cuidador lo que establecerá el nivel de los sentimientos del paciente, positivos o no.

Pero si uno cae en la trampa de la negatividad por no poder tener la razón, trate de recordar: ¿Qué tan importante es la discusión en el gran esquema de las cosas? ¿Realmente vale la pena enfadarse? ¿Vale la pena arruinar el resto de su día?

Cuando deje de lado su necesidad de tener la razón, sin duda encontrará que su ser querido se sentirá menos frustrado y de mejor humor, y puede estar más dispuesto a aceptar su compañía y asistencia.

Como alternativa a la argumentación o enfrentamiento, puede distraerla o simplemente decirle que está de acuerdo con ella. Aproveche el hecho de que la demencia altera la capacidad de atención para cambiar la conversación a un tema menos controversial. Cuando algún argumento es inminente, puede ser el momento oportuno para dirigir la conversación a la boda de una amiga, un evento que se festejará en el centro, o simplemente su hobby o actividad favorita. Pronto olvidará sus preocupaciones y ambos podrán seguir adelante. Tenga en cuenta que los temas por los que un paciente puede discutir generalmente representan su ansiedad sobre alguna otra cosa que le molesta. Es mucho más beneficioso disipar esas ansiedades diciéndole lo que quiera escuchar, aunque no sea factual.

Si es necesario para evitar un enfrentamiento, salga de la habitación. Siempre puede regresar unos minutos más tarde con un refrigerio agradable para ella y una gran sonrisa, y todos los enfrentamientos serán olvidados. La persona con demencia vive en el momento y a menudo no es capaz de recordar el problema. Por lo tanto, la decisión de abandonar el tema recae sobre usted.

Y si todavía ella está molesta, acepte la culpa y discúlpese. Usted bien sabe que tiene razón, y sabe que no ha hecho nada malo. Discúlpese de todos modos. Prométale que lo hará mejor y que nunca volverá a suceder. El objetivo principal no es determinar quién tiene la razón, sino es superar el sentimiento negativo. Una disculpa puede concretar eso, por lo que ambos pueden superar el momento y dirigirse a algo menos conflictivo.

Recuerde ¡sólo usted puede sentar las pautas!

No Razone

El *Diccionario Inglés Oxford* define la razón como *la capacidad de formar un juicio sobre una situación al considerar los hechos y utilizar su poder para pensar de manera lógica*. El razonamiento, por lo tanto, requiere una comprensión de los hechos y el uso de la lógica.

La demencia causa problemas con la percepción, lo que impide que el paciente comprenda los hechos por completo. No puede comprender la realidad de los hechos ni su complejidad. Los pacientes con demencia también tienen dificultades crecientes con la abstracción, que es necesaria para visualizar y evaluar escenarios probables al tomar decisiones. Además, la demencia causa dificultades con la atención, por lo que es difícil mantener una línea lógica del pensamiento.

Por lo tanto, las deficiencias en las habilidades de percepción, abstracción, y atención hacen que el paciente con demencia no pueda emplear la razón.

Los humanos son criaturas que razonan, y esta habilidad es una que damos por sentada. Usamos la razón para tomar decisiones, guiar nuestras interacciones con los demás, y modelar nuestro comportamiento. La razón es una parte tan integral de nuestro ser que cuando nos encontramos con alguien que carece de facultades de razonamiento, no podemos comprender cómo funciona su mente. Habiendo conocido a un ser querido por muchos años y habiendo comprendido profundamente cómo funcionaba su mente, se hace muy difícil para el familiar cuidador comprenderlo ahora que tiene demencia. La demencia ha erosionado gradualmente el razonamiento y claro, esto sorprende y desconcierta al cuidador.

La falta de la habilidad para razonar hace que sea más difícil para el paciente con demencia conectar la causa con el efecto. Por ende, por no poder imaginar sus posibles consecuencias, cada

Enfoque Frugalidad en Tiempos de Demencia

Filomena estaba preocupada por cómo reaccionaría su marido una vez que se enterara de que ella había comprado un nuevo refrigerador. José, un inmigrante danés muy trabajador que valoraba cada centavo, siempre había sido muy frugal. Ahora tenía Alzheimer, pero eso no le impedía preguntarle a Filomena el costo de cada artículo que compraba.

El nuevo refrigerador llegó a su casa mientras que José estaba en la guardería para adultos, para que no interfiriera con su instalación. Filomena vio como el viejo y destartalado refrigerador se retiraba y se preparó para la reacción de su esposo al regresar a casa.

Al regresar, José fue directamente a la cocina. Filomena contuvo la respiración y observó horrorizada cómo él abrió la puerta del refrigerador, se sirvió un vaso de leche y . . . cerró la puerta y se dirigió a la sala para ver la televisión. ¡Que sorpresa, José ni siquiera notó el nuevo refrigerador!

En ese momento, Filomena decidió cambiar todo su equipo de cocina. ¡Y lo hizo!

vez menos puede tomar decisiones. La obligación de tomar las decisiones solamente resulta estresante: mientras más numerosas sean las opciones, más difícil
será la decisión.

No razone. Al intentar razonar con un paciente con demencia, el cuidador
prepara un escenario para el fracaso. Los pacientes con demencia no pueden
seguir el razonamiento. No porque no quieran, sino porque no pueden.

Como regla general, los cuidadores deben evitar la palabra *porque*. Cada vez
que la utilice será un intento fallido de conectar causa y efecto:

Paciente: *Odio el brócoli.*

Cuidador: *Come tu brócoli porque está lleno de fibra y vitaminas que te
hacen bien.*

Paciente: *Este casco me molesta.*

Cuidador: *Debes usar el casco para andar en bicicleta porque es más seguro.*

Paciente: *No tengo que pagar la mensualidad del seguro de la casa.*

Cuidador: *¡Sí, lo tienes que pagar! Paga la mensualidad porque necesitamos
cobertura en caso de un desastre como un incendio o un terremoto.*

Poco a poco, la razón ya no motiva las acciones del paciente ni guía sus
decisiones, ya sean importantes o no. No ve el valor de comer brócoli, el casco
es un obstáculo innecesario, y las las mensualidades del seguro son un desperdicio
de dinero. Intentar razonar de otra manera es inútil. Él es incapaz de comprender
los conceptos abstractos que subyacen al consejo del cuidador. Solo el *aquí* y el
ahora importa. En lugar de razonar, el cuidador debe comunicarse de manera
objetiva, evitando apelar a la lógica:

Paciente: *Odio el brócoli.*

Cuidador: *Realmente agradecería que comas un poquito conmigo.*

Paciente: *Este casco me molesta.*

Cuidador: *Permíteme ayudar a ajustarlo. Lo sentirás mejor.*

Paciente: *No tengo que pagar la mensualidad del seguro de la casa.*

Cuidador: *Es una cantidad pequeña para asegurar nuestro bienestar.*

El uso de declaraciones breves y verdaderas será más efectivo que intentar
convencerlo con un argumento abstracto y lógico. Recuerde, su tono de voz y
su actitud son de suma importancia para evitar conflictos.

No Explique

Las explicaciones son declaraciones que aclaran un concepto y se utilizan para
enseñar nuevas cosas o transmitir nueva información sobre un tema. Para

comprender una explicación, uno debe utilizar la memoria, la atención, el lenguaje, la percepción, la abstracción, y las habilidades de organización. Desafortunadamente, todas estas áreas de la cognición están dañadas en el paciente con demencia.

Cuando un cuidador le explica algo a un ser querido con demencia, está delineando un pensamiento que el paciente simplemente no puede seguir. Las explicaciones involucran varios pasos que conducen a una conclusión o logran un objetivo. A medida que la demencia progresa, la capacidad de seguir cualquier secuencia disminuye; cuantos más pasos implica, más difícil es el entender la explicación. Las explicaciones pueden ser frustrantes tanto para el cuidador— quien explicará algo una y otra vez, usando diferentes palabras, conceptos, o estrategias (y aún así no logrará que el paciente entienda)—como para el paciente, quien escuchará la explicación una y otra vez, frustrado porque el cuidador espera que entienda lo que se le está explicando, pero él ya no es capaz de retener suficiente información para comprender por completo.

Por consecuencia, es mejor **evitar las explicaciones** al comunicarse con un paciente con demencia

Pero si algo realmente requiere explicación, tome en consideración la demencia y adáptese al nivel de comprensión del paciente. Divida la explicación en partes más pequeñas y manejables, trate de reducirla a una frase. Use palabras concretas en lugar de conceptos abstractos.

En lugar de decir: *En nuestro camino al mercado iremos a Sanborns para almorzar, y ya que el pronóstico anticipa lluvias, abrigate bien.*

Diga: *Ponte tu chaqueta azul para el almuerzo de hoy.*

Simplifique. Se específico. No espere que ella sepa qué hacer con la información que usted le está dando.

En lugar de decir: *Mañana es el día de recolección de basura.*

Diga: *Por favor, pon el bote de basura gris junto a la acera.*

Si ella no entiende lo que quiere decir, no lo repita usando diferentes palabras. Use exactamente las mismas palabras que antes.

Repita: *Por favor, pon el bote de basura gris junto a la acera.*

Dele tiempo para que intente comprender y siempre sea paciente y tranquilizador. Los pacientes con demencia necesitan más tiempo para asimilar la información. Anticipe la necesidad de tiempo extra para asimilar y comprender y para no tener que apresurarse, evitando ansiedades innecesarias.

A medida que la demencia se intensifica se aumenta la importancia de las reglas de oro: no discutir, razonar, ni explicar. Estas reglas aseguran la comprensión de la comunicación entre el cuidador y el paciente e impiden los sentimientos negativos provocados por la frustración. A medida que disminuye la capacidad de utilizar la lógica y la razón, los sentimientos se convierten en la fuerza motriz que dominan los pensamientos y acciones de un paciente.

Preste atención a los sentimientos. Sea reconfortante y tranquilizador. El bienestar de su ser querido depende de usted. Él no puede cambiar la forma en la que responde, pero usted sí puede cambiar la forma en la que se comunica. Su enfoque puede ser terapéutico o agravante, y él reaccionará de acuerdo. Asegúrese de transmitirle toda la información a su nivel de comprensión de una manera calmada y alegre. Usted, el cuidador, es de quién depende para que haya un entorno pacífico.

Uso de los Cuentitos

Las situaciones complejas y los temas que están emocionalmente cargados presentan un desafío adicional para lograr una comunicación efectiva. Habrá momentos en que ni las reglas de oro son suficientes para que el paciente comprenda lo que usted trata de transmitirle.

La demencia crea confusión y, después de una vida de autosuficiencia, un paciente no puede entender que necesita atención. Discutir, razonar, y explicar lo hará sentirse amenazado y lo motivará a ponerse a la defensiva, lo que frustrará aún más los intentos del cuidador de proporcionar asistencia y creará una barrera emocional. En tal caso, ni la simplificación de información, la paciencia, ni la tranquilidad son lo suficiente para romper esta barrera.

En esos casos, un cuidador puede optar por contar *cuentitos*.

Los pequeños engaños (o mentiritas piadosas) que llamaremos cuentitos, son escenarios que se inventan para ayudar al paciente a superar la confusión y aceptar ayuda. Estas pueden ser necesarias cuando la lógica y la razón ya no son opciones viables, y pueden ser muy útiles para lograr tratamiento rechazado, especialmente en las etapas moderadas a severas de la demencia.

Por ejemplo, un cuidador que contrata un ayudante profesional haría bien en no decirle al paciente: *Esta es Silvia y ella está aquí para cuidarte*, y por el contrario decirle algo como: *Esta es mi amiga Silvia y ella me ayudará por un tiempo*. Con este cuentito es más probable que el paciente no vaya despreciar a la pobre Silvia.

Los cuentitos también pueden ser útiles al llevar por primera vez a un paciente a una guardería para adultos. Es probable que la paciente no se identifique con otras personas del grupo y se niegue a regresar, y exclame: *No encajo con todas estas personas mayores* (muchas de ellas pueden ser más jóvenes que ella ¡pero no diga eso!). Sería mejor decirle algo como: *La guardería te necesita como voluntaria*, o quizá, *este es tu nuevo trabajo*. El personal de la guardería puede apoyar su mentirita para disimular aquello hasta que con asistencia regular, ella se sienta cómoda con la nueva rutina.

Algunos cuidadores se incomodan por este método ya que, después de haber construido una relación basada en la confianza y el respeto mutuo, les parece deshonesto. Preferirían conservar esa confianza en la relación y decir solo la verdad.

Sin embargo, la demencia cambia todo; ya no existe un límite concreto entre lo correcto y lo incorrecto. El cuidador se encuentra en conflicto: lo que solía ser lo correcto (la verdad) ahora puede tener efectos catastróficos desde el punto de vista del paciente, quien ha cambiado por la demencia—ahora tiene su propia versión de la realidad.

La veracidad de una situación puede ser dañina, atemorizante, triste o, en última instancia, puede provocar reacciones negativas o enojosas. La introspección para el paciente con demencia ya no existe, y por lo tanto la psicoterapia no ayudaría. Sin la habilidad para calmar sus sentimientos negativos o razonar para superar la negatividad, el paciente sufre ansiedades y se comporta de acuerdo con lo que siente en ese momento. Los sentimientos negativos, incluso aquellos que resultan de la noble intención de un cuidador de darle una respuesta honesta, pueden dar como resultado graves síntomas conductuales y psicológicos de demencia. Los cuidadores que dicen 100% de la verdad pueden crear más daño que bien e, indudablemente, se frustran más.

Tenga en cuenta que el propósito de los cuentitos no es el engaño del paciente, sino el engaño de la demencia que aflige al paciente. No le está mintiendo al paciente, sino le está mintiendo a la demencia. La demencia es insidiosa, traicionera, y viciosa. No debe sentirse mal por el uso de los cuentitos. Es justificable usar todo el arsenal disponible para superarla.

Pero no subestime la astucia de la demencia. Asegúrese de que los cuentitos sean convincentes y no permita que la demencia descubra haber sido engañada, ya que podría generar sentimientos desagradables que afectarán negativamente al paciente y le costará a usted, el cuidador, un gran esfuerzo para revertirlo.

Para una mejor comunicación con pacientes con demencia:

Puntos Clave

- No discuta, razone ni explique
- No se tome nada personal
- No lo confronte, sígale la corriente
- No le recuerde que ha olvidado las cosas
- No cuestione sus recuerdos más recientes
- Evite oraciones con la palabra *porque*
- Repítale lo que dijo de la misma manera
- Cuide su tono de voz y sus gestos; cálmese y sonría
- Preste atención a sus sentimientos más que a las palabras expresadas; cálmelo y tranquilícelo
- Sea gracioso y alegre
- Dele la razón incluso cuando está equivocado
- Simplifique lo que dice utilizando palabras claras y concretas
- Para evitar la confrontación, acepte la culpa y discúlpese
- Cuando se encuentre frustrado, salga de la habitación y luego regrese sonriendo, tal vez con un dulce (el helado es infalible)
- Use distracciones para redirigir el enfoque a temas o actividades agradables
- Use cuentitos cuando sea necesario y dígale lo que él quiera escuchar; esto aliviará la ansiedad y lo calmará
- Use una pizarra blanca para anotar algún recordatorio de las actividades del día (vea pág. 118).

— 12 —

La Importancia de la Sencilleza

Nuestra vida siempre es malgastada por el detalle . . .
Simplificar, simplificar.
—Henry David Thoreau

E va llamó a Carlos una tarde y dijo: *Papá, mañana tengo el día libre, pasaré a recogerte a las 10 de la mañana y te llevaré a un concierto en la biblioteca.* A Carlos le entusiasmó el plan y le dijo que estaría listo. Al día siguiente, Eva llegó a las 10 y Carlos abrió la puerta todavía en su pijama, aparentemente sorprendido al verla. Ella le dijo: *Papá, ¿te sucedió algo? ¿por qué no estás listo para ir al concierto?* Carlos estaba feliz en verla, pero le dijo que no la había esperado: *Tal vez la próxima vez deberías llamar antes para hacer planes.*

Los pacientes con enfermedades que causan demencia, incluso aquellos con Alzheimer, muestran una dificultad creciente para retener cualquier información nueva. En las etapas iniciales, pueden tener dificultades en recordar sus horarios y citas. Pero en etapas avanzadas, es posible que no recuerden una conversación que tuvieron hace unos minutos.

Nuevo, pero no Necesariamente Mejor

En la opinión de Julio, el coche de su esposa, Frida, era demasiado viejo y que ella estaría mas segura manejando un modelo moderno, especialmente ya que estaba en las primers etapas de Alzheimer.

Le encantó su lindo coche nuevo, pero Frida nunca lo quizo usar. El coche prendía con un botón y Frida no pudo comprender que no era necesario insertar la llave.

Enfoque

Según el Dr. Robert Harbaugh, el neurólogo y especialista en demencia de Santa Bárbara, California, la incapacidad de recordar nuevas conversaciones es una de las características de la enfermedad de Alzheimer en las primeras etapas. Los pacientes se olvidan fácilmente de lo que se les ha dicho, en cambio es más probable que recuerden algo que está escrito ya que pueden leerlo tantas veces como sea necesario.

Los pacientes, incluso en las etapas iniciales, dependen en gran medida de las ayudas de memoria; llevan sus agendas con ellos a todas partes y toman notas con avidez. Los familiares comienzan a notar que cualquier comunicación verbal debe escribirse, de lo contrario será olvidado. Si Carlos hubiese anotado su conversación con Eva, probablemente lo habría recordado al día siguiente.

Sin embargo, es posible que pierdan las notas o que no sean muy organizados con ellas, lo que puede llegar a ser abrumador para ellos. Las agendas se vuelven confusas y difíciles de interpretar a medida que avanza la demencia. La organización y la abstracción llega a ser más difícil. Los pacientes en etapas intermedias requieren una manera más sencilla y confiable de seguir la trayectoria de la información diaria.

Existe un artefacto muy simple (pero esencial) para anotar la información diaria: una pizarra blanca con marcadores.

No es necesario que sea grande. Una pizarra de cualquier tamaño le sirve bien. Es recomendable sujetarla a una pared (clavada, atornillada, o pegada) de una manera que no se pueda mover y para que siempre este en el mismo lugar como punto de referencia confiable para el paciente.

Allí el cuidador debe anotar la información básica para cada día. Esto incluye el día de la semana, las actividades y citas del día, y quién vendrá de visita o a cenar. La pizarra solamente debe mostrar la información de un día a la vez, y no anunciar eventos futuros, tales como la visita de los suegros el mes entrante o la colonoscopia de la próxima semana. La información sobre eventos futuros puede crear ansiedad por anticipo y es mejor evitarla. Recordar la información diaria ya es suficiente desafío para el paciente; la pizarra debe ser breve, directa, y actualizada.

El mejor momento para introducir la pizarra blanca es durante las primeras etapas de la demencia, cuando los pacientes todavía tienen las facultades cognitivas necesarias para aprender a usarla. Si se comienza a utilizar durante las etapas intermedias, será más difícil que el paciente se acostumbre a ella y necesitará que le recuerden mil veces que la información está allí.

Paciente: *¿A qué hora es la cita con el médico?*

Cuidador: *Está escrito en la pizarra.*

Independientemente de cuál sea el estado de la demencia cuando se comience a utilizar la pizarra, la comunicación mejorará sin duda.

Sin embargo, cuanto antes comience a usarla, mejor.

El paciente sentirá un gran alivio al saber que las respuestas a sus preguntas se pueden encontrar fácilmente en la pizarra. Particularmente cuando el paciente está solo, es tranquilizante encontrar la información necesaria en el pizarrón. Un recordatorio de que *su esposa está en la tienda* o que *regresará a las 2 de la tarde*, evitará que el paciente se angustie por haberse quedado solo y en un estado de confusión. En un mundo con demencia ya dominado por la confusión, la pizarra se convierte en una fuente reconfortante de estabilidad, que ayuda a evitar la ansiedad, o al menos a reducirla.

Los cuidadores también se benefician enormemente del uso de la pizarra, ya que es la mejor manera de transmitir información diaria y reducir lo que quizás es uno de los efectos más molestos de la demencia: las preguntas repetitivas. *¿Qué día es hoy? ¿Qué día es hoy? ¿Qué día es hoy?* Ahora el paciente podrá verificar los datos por sí mismo en la pizarra, y el cuidador ya no tendrá que responder constantemente las mismas preguntas.

A medida que la demencia progresa, aumenta la importancia de la pizarra como una ayuda para la comunicación y la memoria. Si bien el cuidador no aprecia su valor en el inicio de la enfermedad—ya que su ser querido continúa siendo relativamente activo, participando en sus actividades regulares—su verdadera función se hará evidente a medida que la progresión de la enfermedad impacta aún más su capacidad para recordar conversaciones, organizar horarios, y planificar de antemano. Al llegar a las etapas intermedias, mientras que la mayoría de las ayudas de memoria que antes eran útiles se vuelven engorrosas o inservibles, la sencillez de la pizarra continuará siendo efectiva.

Cuanto más severa es la demencia, más simple y básica debe ser la información que se anota. Sin embargo, habrá que continuar recordándoles las cosas con tranquilidad para reducir la ansiedad relacionada con la confusión causada por la demencia.

La demencia generalmente causa pérdida de memoria a corto plazo; es natural que constantemente le haga las mismas preguntas ya que el paciente no puede retener la respuesta. Las preguntas repetitivas son comunes y eso angustia al cuidador.

Puntos Clave

Recuerde:

- Ella no está tratando de molestarlo; es la enfermedad que causa su comportamiento.

- Su cerebro no puede retener las respuestas que usted le brinda. Escríbalo en el pizarrón.

- La necesidad de hacer preguntas repetitivas puede ser temporal o puede durar meses.

- No podrá cambiar su comportamiento.

- Sin embargo, usted sí puede cambiar sus propios pensamientos y sentimientos sobre su comportamiento.

Pruebe esto:

- Mantenga la información correcta en la pizarra.

- Dígale que vea la pizarra, asegurándole que la información que necesita está siempre disponible allí.

- Preste atención al sentimiento que impulsa su comportamiento. ¿Tiene miedo en quedarse solo? ¿Es confusión por no saber qué hacer después? Tranquilícese y tranquilícela. Su breve salida a la tienda para hacer compras puede significar un abandono total para ella.

- Experimente con diferentes tipos de música para calmarlo y reducir su ansiedad.

- Hable con otros cuidadores que están lidiando con los mismos problemas. Asista a las reuniones del grupo de apoyo.

- Dese un descanso.

- Infórmese sobre los recursos locales. Las guarderías para adultos ofrecen actividades terapéuticas y sociales para el paciente, así como un respiro muy necesario para el cuidador.

- Póngase en contacto con la sede local de la Asociación de Alzheimer para obtener información sobre posibles recursos financieros que puedan apoyar el cuido del paciente.

— 13 —

Ejercicios para el Cerebro

Mi abuela empezó a caminar cinco millas diarias cuando tenía 60 años.
Tiene 97 ahora, y no sabemos dónde demonios está.
—Ellen DeGeneres

Q *ué puedo hacer para prevenir el Alzheimer?* Esta es una de las preguntas más frecuentes.

El Alzheimer es una de las enfermedades más temidas. Los científicos aún no han identificado su causa ni han identificado la cura. Los médicos ni siquiera tienen una prueba concluyente para diagnosticarla. Más de 5.4 millones de estadounidenses viven con la enfermedad, y se espera que este número aumente repentinamente en la próxima década.

Los estudios epidemiológicos han demostrado que no existe una forma infalible de evitar la enfermedad de Alzheimer. Sin embargo, hay una cosa que todos pueden hacer hoy para reducir el riesgo de contraer esta enfermedad y otras formas de demencia: el ejercicio físico.

La creciente evidencia muestra que el ejercicio regular ayuda reducir los niveles de deterioro cerebral y va fortaleciendo nuestra capacidad cognitiva a medida que envejecemos.

Un estudio en Florida[51] demostró que hacer ejercicio desde la mediana edad puede reducir las probabilidades de demencia en adultos mayores hasta en un 60%. Tales hallazgos fueron corroborados por otros estudios; un estudio de la Universidad de Lisboa[52] encontró que la actividad física es beneficiosa independientemente de la edad, la educación, el estado del sistema vascular, o la diabetes.

Lo que favorece a su corazón también favorece su cerebro. Los mismos factores que aumentan el riesgo de enfermedad cardíaca (colesterol alto, presión arterial alta, diabetes, obesidad, tabaquismo, falta de actividad física, dieta no saludable, y estrés) también elevan el riesgo de Alzheimer, demencia vascular, y otras enfermedades neurodegenerativas. La mayoría de esos factores de riesgo se pueden mitigar con ejercicio físico regular.

Además de reducir el riesgo de demencia, se ha descubierto que el ejercicio regular ayuda a evitar el desarrollo temprano de la enfermedad de Alzheimer y la demencia,[53],[54] por lo cual es importante que todos hagan ejercicio con regularidad, sin importar la edad.

Actividad Física en las Primeras Etapas de la Demencia o DCL

El ejercicio regular debe ser la más alta prioridad para aquellos que fueron diagnosticados con DCL o que están en las primeras etapas de la demencia.

En una encuesta de 1,740 participantes hecho en Seattle por seis años,[55] los investigadores descubrieron que las personas con enfermedad de Alzheimer de inicio precoz que tenían menos capacidad física mostraron cuatro veces más encogimiento cerebral que aquellos que estaban más aptos físicamente. Los hallazgos respaldan lo que la mayoría de los estudios en esta área han observado y que los cuidadores profesionales ya sabían: la buena condición física ayuda a retrasar la progresión de la enfermedad.

Hasta el momento, ningún tratamiento a demostrado un impacto tan efectivo y positivo en la lucha contra la demencia. Los medicamentos actualmente disponibles para tratar la demencia y el Alzheimer solamente pueden aliviar algunos de los síntomas, pero no disminuyen la progresión de la enfermedad. ¡Pero la actividad física sí!

En estudios de animales, el ejercicio aeróbico (como correr) ha demostrado un aumentar de el tamaño del hipocampo,[56] que es la primera área del cerebro afectada en la enfermedad de Alzheimer.

En pocas palabras, hacer ejercicio con regularidad es la mejor medida que los pacientes pueden tomar para preservar sus habilidades cognitivas.

Actividad Física en las Etapas Intermedias de la Demencia

Los profesionales especializados en el cuidado de la demencia han observado que el ejercicio durante las etapas intermedias de la demencia ayuda la conservación de la independencia, memoria, y flexibilidad muscular, reduciendo el riesgo de caídas y mejorando el equilibrio y la movilidad.

El ejercicio físico regular también ayuda en reducir el estrés, la ansiedad, la depresión, y el insomnio, problemas que a menudo afectan a las personas con demencia moderada.

Los pacientes en las etapas intermedias se benefician enormemente de un régimen de ejercicio más individualizado, preferentemente con la supervisión de un fisioterapeuta. Muchas personas tienen comorbilidades, como artritis y bursitis, que impiden ciertos tipos de actividad física. Un fisioterapeuta puede diseñar un régimen de ejercicio que se adapte a las restricciones físicas que pueda tener un paciente y así maximizar sus beneficios. Medicare cubre el costo de la terapia física para pacientes con demencia.

Actividad Física en las Últimas Etapas de la Demencia

Un régimen de actividad física para una persona en las últimas etapas de la demencia debe ser muy individualizado, planificado, y supervisado por un fisioterapeuta u otro profesional con experiencia. Después de una cuidadosa evaluación de riesgos, los objetivos personales del paciente deben identificarse y evaluarse en estrecha cooperación con un equipo médico.

La actividad física especializada se puede utilizar para promover la movilidad, la independencia, la memoria muscular (necesaria para el manejo de los tenedores y cucharas, cepillos de dientes, o lápices), y para fortalecer los músculos del cuello que son necesarios para evitar la aspiración. Esto puede ser sumamente útil para reducir la necesidad de una mayor atención al paciente y puede minimizar los cambios necesarios en el hogar y el entorno. El ejercicio también puede ser parte de una estrategia para combatir la incontinencia.[57]

Los profesionales han descubierto que las actividades físicas especializadas son más exitosas para los pacientes con un historial de ejercicio regular en comparación con aquellos que han sido más sedentarios. ¡Esta es otra buena razón para comenzar lo antes posible!

¿Qué Tipo de Actividad Física es la Mejor?

Algunos estudios enfatizan el beneficio del entrenamiento de fuerza (ej., levantamiento de pesas) para la mejora cognitiva. Otros han analizado las actividades de alto consumo de calorías (ej., correr o andar en bicicleta). La mayoría de los estudios se centran en actividades moderadas (ej., caminar o bailar) que se realizan con frecuencia—tres o más veces por semana. Aunque los hallazgos de los beneficios cognitivos varían ligeramente entre los estudios, la mayoría de ellos encuentran una alta correlación entre la actividad física y la salud cerebral.

La mejor actividad física para usted y su ser querido, sin embargo, es una actividad que les guste hacer. El ejercicio debe ser divertido, y si puede hacerlo con un compañero, es incluso mejor. Ya sea que vaya a un gimnasio, haga caminatas regulares en la playa o en un parque, nade, tome clases de baile, o ande en bicicleta, todo suma para mejorar la salud cognitiva.

Para las personas en las etapas tempranas a intermedias de la demencia, el bullicio y el ambiente desconocido de un gimnasio pueden ser abrumadores. Los regímenes de ejercicio siempre se pueden modificar para incluir actividades más apropiadas, como yoga, Tai Chi, caminatas, ejercicios de equilibrio, y entrenamiento de fuerza. Un fisioterapeuta puede ayudar con el diseño y la adaptación de las rutinas de ejercicios a las necesidades individuales.

Continúe el ejercicio más adecuado de forma regular. Esta será su mejor y más efectiva estrategia en la lucha contra la demencia.

Puntos Clave

- Use casco protector cuando participe en actividades físicas, como andar en bicicleta, montar a caballo, patinar, etc.

- Hacer ejercicio con un compañero tiene beneficios adicionales: ayuda a mantener una rutina, agrega un incentivo para hacer ejercicio por más tiempo y ¡es más agradable!

- Tan solo 30 minutos de ejercicio aeróbico diario (como caminar, bailar, o correr) son suficientes para elevar el ritmo cardíaco y mejorar el flujo de oxígeno al cerebro.

- Hay muchos ejercicios físicos que se pueden hacer sentado en una silla. Consulte con un fisioterapeuta si existe algún problema de equilibrio, movilidad, o ambulatorio.

- ¡El baile tiene el beneficio adicional de ejercitar el cerebro mediante la terapia musical!

- Los estudios han demostrado que, independientemente del sexo, origen socioeconómico, u origen étnico, la actividad física regular puede aumentar años a nuestras vidas.[58]

— 14 —

Nutrición para la Salud del Cerebro

*No tiene que cocinar algo sofisticado o preparar una obra maestra
complicada; simplemente una buena comida con ingredientes frescos.*
—Julia Child

S u longevidad comienza ahora. Algunas personas aplazan la adopción de
estrategias para el cuidado de la salud hasta algún tiempo más adelante,
cuando envejezca. Gran error. ¡Lo irónico es que tal dilación trae la sensación de
ser viejo! La forma en la que uno vive sus primeros años tiene consecuencias
directas sobre su salud a medida que envejece. Esto es lo que sucede con la nutrición en relación a la demencia y la salud del cerebro.

¡Lo que Come Hoy lo será Mañana!

A partir del útero, los micronutrientes y los depósitos de grasa son importantes
para el desarrollo del cerebro, y esto influye en el riesgo de deterioro cognitivo y
demencia en la vejez. Los estudios indican que la obesidad en la adolescencia se
relaciona directamente con el deterioro cognitivo a partir de la mediana edad.
Los investigadores también han encontrado una correlación directa entre la
circunferencia de la cintura en la mediana edad y la demencia en edades más
avanzadas.[59]

Las respuestas inflamatorias del cuerpo se asocian con numerosas afecciones,
que incluyen enfermedades cardiovasculares y la demencia. Los estudios indican que los altos niveles de inflamación a lo largo de la vida, evidenciados por
altos niveles de interleuquina-6, tienen una correlación directa con el inicio de

la demencia.[60] Esto es aún más pronunciado en los casos de demencia vascular. Los fármacos antiinflamatorios que existen no disminuyen la proclividad a inflamaciones prolongadas. La única forma de reducirlas es a través de la disminución del estrés y la incorporación de hábitos alimentarios adecuados.

Por lo tanto, una dieta balanceada que favorezca la salud del cerebro debería comenzar temprano en la vida para reducir el riesgo de desarrollar demencia. Una dieta saludable también puede ayudar a desacelerar la progresión del envejecimiento cognitivo natural que comienza a mediados de la vida.

Aunque no existen datos que indiquen que una dieta particular pueda retardar el proceso de deterioro cognitivo en pacientes con demencia, existe una gran cantidad de datos que relacionan los hábitos alimentarios saludables con una menor incidencia de demencia. Por ende, se recomienda que los pacientes con demencia se adhieran a una dieta saludable. Los cuidadores deberían hacer lo mismo.

¿Por Dónde Debería Empezar?

Con tantas dietas diferentes que afirman ser las más saludables, puede ser confuso decidir cómo comer bien. Existe la dieta mediterránea y la dieta vegetariana. Luego están las dietas veganas, pescatarianas, kangatarianas, bajas en proteínas, altas en proteínas, Haker's, Atkin's, Dukan, bajas en carbohidratos, bajas en carbono, Okinawa, Paleolíticas, sin gluten, Beverly Hills, y macrobióticas, por nombrar solo algunas.

Pero según la nutricionista Erin Van Valkenburgh (RDN, CSG), no existe una dieta mágica que pueda prevenir la demencia, y no existe una píldora ni una sola vitamina o mineral que pueda prevenir o revertir la enfermedad de Alzheimer.

Lo más importante que uno puede hacer es elegir alimentos naturales, puros, con abundantes nutrientes, estar activos durante 30 minutos diarios, y dormir lo suficiente, dice Van Valkenburgh, que se especializa en nutrición gerontológica. Ella recomienda seguir estas pautas básicas:

Consuma una dieta balanceada de alimentos puros, es decir, alimentos que estén lo más cerca posible de su estado natural, sin alterar ni refinar, y que sus nutrientes esenciales permanezcan intactos. El objetivo es eliminar los alimentos que podrían contribuir a la inflamación y la mala salud. Una dieta de comida pura generalmente consiste de:

Verduras: 2–3 verduras diferentes y coloridas. Las diferencias de color indican diferentes nutrientes, por lo que una variedad en color maximiza los beneficios nutricionales. Las verduras deben ocupar la mitad del plato.

Proteínas: 2 o 3 onzas (57 a 85 gramos); la porción sería aproximadamente del tamaño de su mano. Carne sin grasa, huevos, pescado, o legumbres. Evite las carnes procesadas (es decir, salchichas, salami, mortadela, jamón serrano, carne enlatada) que, según la Organización Mundial de la Salud, son cancerígenas.

Grasas: 1–3 cucharadas de grasas saludables, incluyendo aceite de oliva, aguacate, y aceite de coco. Evite los aceites saturados.

Frutas: 1–2 porciones o pedazos de fruta (una porción sería ½ taza o el tamaño de una pelota de béisbol). La fruta tiene una abundancia de antioxidantes, que se consideran esenciales para la salud del cerebro.

Panes/Cereales/Almidones: 1 porción por comida (una porción sería una rebanada, ½ taza o una papa pequeña).

Leche y productos lácteos: 1 porción por comida (una porción sería 1 taza de leche, ½ taza de yogur natural, 28 gramos de queso duro o blando).

Fluidos: el agua es la mejor opción; limite el café y los jugos de frutas a 1–2 porciones por día.

Dulces: el chocolate negro es muy beneficioso para la salud; limite los dulces a 0–1 porción por día.

Si bien estas pautas son generales, algunas personas prefieren limitar o evitar el pan y los productos lácteos, que a muchos les cuesta digerir. Cada persona es diferente y lo que es ideal para algunos podría fallar para otros. Ciertos alimentos también pueden causar reacciones adversas, como alergias o indigestión.

Una dieta de eliminación, donde se evita un grupo de alimentos a la vez para

Cuadro 14.1. Una Dieta Balanceada.

Comida	Cantidad	Tipo
Verduras	La mitad del plato	2–3 colores diferentes
Proteínas	57–85 gramos	carnes magras, huevos, pescados, legumbres
Grasas	1–3 cucharadas	aceite de oliva, aguacate, aceite de coco
Frutas	½ taza	cualquier fruta
Leche/ Productos Lácteos	1 taza de leche, ½ taza yogurt natural, 28 gr. de queso	leche y productos lácteos descremados son preferibles
Panes/Cereales/ Almidones	1 rebanada, ½ taza, o papa pequeña	pan integral y cereales sin azúcar
Dulces	0–1 porcion por día	prefiera chocolate negro

observar las mejoras en los síntomas, se puede hacer durante 30 días para identificar algún alimento que sea causante. En cuanto se identifiquen los alimentos desencadenantes, se deben evitar. Ninguna dieta única satisface las necesidades de todos. Consulte a un médico o un nutricionista para formular un plan dietético individualizado.

También se documenta una correlación entre las dietas con una abundancia de antioxidantes y las menores incidencias de demencia.[61] Alimentos con alto contenido de antioxidantes incluyen uvas de color oscuro, bayas azules y rojas, nueces, verduras verdes y anaranjadas, té verde, granos integrales, frijoles, y pescado. No se recomienda que limite su dieta a estos alimentos solamente, pero es recomendable que los priorice.

Por supuesto, evite azúcares, grasas saturadas, y grasas trans, que son ingredientes comunes en la mayoría de los alimentos procesados. Estos alimentos causan niveles más altos de inflamación, colesterol alto, e hipertensión y se asocian con una alta incidencia de enfermedades cardiovasculares, derrames cerebrales, y demencia.

Preste atención a las necesidades de su cuerpo. Coma para estar saludable. Los efectos de los hábitos no saludables son acumulativos y tendrán cada vez más impacto en el bienestar a lo largo de los años. Sus decisiones nutricionales de hoy afectarán su salud por el resto de su vida. Comience ahora mismo y tome mejores decisiones hoy; su buena salud futura se lo agradecerá.

Necesidades Nutricionales en la Demencia

La demencia en sí no requiere ningún cambio dietético en particular más allá de mantener un régimen nutricional, saludable, y equilibrado. Sin embargo, una persona con demencia—como cualquier otra persona—puede tener otros problemas de salud que deben tomarse en cuenta al hacer un plan nutricional.

Pero tome en cuenta que los pacientes con demencia se enfrentan a un conjunto de desafíos diferentes con respecto a sus necesidades nutricionales.

Decidir qué comer puede ser problemático. La demencia afecta la capacidad de tomar decisiones de alimentación sensatas. Es común ver pacientes que insisten en comer la misma comida día tras día. Algunos sólo comen dulces, otros pueden apegarse a una dieta de hamburguesas exclusivamente.

El control de cuándo y cuánto comer es otro desafío. La demencia puede interferir con la capacidad del cerebro para reconocer las sensaciones de hambre. Algunos pacientes no sienten hambre mientras que otros pueden estar hambrientos constantemente. La disminución de la memoria puede hacer que los pacientes se olviden de comer tanto como que olviden que ya comieron. Cambios en sus ciclos de sueño pueden interferir con el horario acostumbrado de comidas. Posibles cambios en el gusto y el olfato pueden obstruir el apetito. La depresión y otros síntomas psicológicos y conductuales relacionados con la demencia también pueden causar pérdida de apetito.

Para proporcionar el apoyo adecuado para sus seres queridos, los cuidadores deben comprender las limitaciones impuestas por la demencia. Ofrecer comidas en intervalos regulares y constantes diariamente es la estrategia más importante para garantizar hábitos alimenticios saludables y prevenir los trastornos alimentarios relacionados con la demencia. Un programa de alimentación rutinario mantiene un ritmo regular para el cuerpo y acostumbra al paciente a las comidas en horarios regulares, evitando confusiones. A medida que la demencia progresa, el cuidador debe ajustar su enfoque para garantizar que se satisfagan las necesidades nutricionales del paciente.

Los cambios en los patrones de alimentación deben ser monitoreados y evaluados cuidadosamente. Saltear una comida o comer en exceso *de vez en cuando* no es problemático. Pero el rechazo continuo a comer, la insistencia en comer un solo alimento durante semanas, o un atracón extensivo puede provocar consecuencias severas para la salud.

Si su ser querido tiene dificultades para mantener un horario regular de comidas o una dieta balanceada, usted como cuidador debe hacer una evaluación cuidadosa de lo que podría estar causando el problema. ¿No puede escoger las comidas debidas? ¿Hay algo que interfiere con su apetito? ¿Hay buena variedad de alimentos a su alcance? ¿Le es difícil preparar su comida? ¿Hay demasiadas distracciones durante las comidas? ¿Sus medicamentos causan cambios en el olfato y el gusto? ¿Tiene dificultad en tragar? Preste atención a cualquier posible causa de interrupción de la alimentación. Cualquier cambio abrupto en el peso puede indicar un problema de salud grave y se debe reportar al médico.

Si está comiendo en exceso o tiene un apetito insaciable, intente ofrecer comidas más pequeñas a lo largo del día. Póngale a su alcance bocadillos bajos en calorías (es decir, un tazón atractivo con manzanas y zanahorias) e inicie alguna actividad que lo pueda distraer después de cada refrigerio, como algún ejercicio, una caminata, una clase de arte, o terapia musical. La goma de mascar puede ayudar a evitar que coma en exceso. Mantenga los alimentos asociados con los atracones fuera de su alcance o quizá evite comprarlos.

En caso de una falta de apetito, consulte al médico acerca de la posibilidad de alguna enfermedad o de depresión y pregúntele sobre el uso de bebidas y vitaminas suplementarias. Procure que haga lo suficiente ejercicio físico para estimular el apetito. Prepare sus comidas favoritas y preséntelas atractivamente, lo que pueda provocar una conexión emocional y estimular el apetito. Ofrezca alimentos altos en calorías como helado, batidos de leche, y pasta. Si se permite el consumo de alcohol, también se puede ofrecer un vaso pequeño de vino o jerez antes de las comidas para estimular su apetito.

Controle el consumo de agua. La deshidratación es un problema común para los pacientes con demencia que no beben suficientes líquidos, ya sea porque se olvidan o no reconocen la sensación de sed. Asegúrese servirle agua, un jugo favorito, u otra bebida. Esté alerta a los síntomas de deshidratación, que incluyen fiebre, pulso rápido, mareos, y confusión. Constantes niveles bajos de ingesta de líquidos pueden poner al paciente en alto riesgo de una infección del tracto urinario, que puede ser asintomática e imperceptible.

Tenga en cuenta que los problemas de alimentación a menudo son temporales y tienden a disiparse en cuanto la demencia causa más cambios en el cerebro. Una estrategia para abordar un problema de alimentación en un momento, puede no funcionar en otro o puede resultar ser innecesaria. Esté preparado para estos cambios y sea flexible en su enfoque. Siempre que tenga dudas, consulte a su médico.

El Suficiente no Basta

María, una paciente con Alzheimer, no tenía ganas de comer. A pesar de todos los esfuerzos de su querido (pero exasperado) marido al preparar todas sus comidas favoritas y rogarle que comiera, ella se negaba rotundamente a comer o beber y repetía que no tenía hambre.

Fue inútil variar el menú. Cualquier comida que le servía, María probaba un bocado, alejaba su plato, y protestaba que ya había comido suficiente y no podía comer otro bocado. Ella se sentía bien, simplemente no tenía hambre. Esto se prolongó varias semanas.

María comenzó a perder peso lentamente, luego perdió la movilidad, y después de dos meses murió de hambre.

Enfoque

- **C**omida podrida en el refrigerador, comida escondida en lugares inesperados, o la falta de comer con regularidad pueden ser indicaciones de que alguien que vive solo necesita más supervisión.

Puntos Clave

- Realice una buena evaluación médica para detectar posibles causas físicas o problemas de medicación que contribuyan a un cambio en el apetito.

- Si la pérdida de apetito se convierte en un problema, acuda a una evaluación para la depresión.

- Verifique las incomodidades en la boca debido a enfermedades de las encías o dentaduras mal ajustadas que pueden suprimir el apetito.

- Diario ofrezca comidas en intervalos regulares; reduzca el ruido y las distracciones en el comedor durante las comidas.

- Trate de hacer que las comidas sean simples, relajadas, y tranquilas.

- Siéntese con el paciente; el compañerismo durante las comidas puede motivarlo mucho más que comer solo.

- Asegúrese de que beba mucha agua; evite el exceso de alcohol.

- Enfóquese en alimentos ricos en antioxidantes que son buenos para el funcionamiento del cerebro (ej., bayas, pescado de agua fría, chocolate negro, y frutas de piel oscura).

Musicoterapia para Mejorar la Cognición

Quien escucha música siente su soledad poblada de inmediato.
—Robert Browning

L a música nos emociona profundamente y, afortunadamente, los pacientes con demencia también la pueden disfrutar. Un enfoque integral no farmacológico sobre el cuidado de pacientes con demencia debe incluir musicoterapia ya que puede ser beneficiosa de muchas maneras.

Cuando se usa como recreación, la música brinda mucha alegría al paciente durante todas las etapas de la demencia. Los pacientes en las etapas tempranas e intermedias pueden apreciar plenamente las actuaciones musicales y disfrutar su música favorita. Los pacientes en etapa avanzada disfrutan dando golpecitos que acompañan el ritmo y cantando las canciones que aún reconocen, incluso cuando ya no pueden reconocer rostros familiares. Algunas melodías se asocian con eventos pasados y pueden evocar recuerdos y sentimientos agradables. Más allá de su valor como diversión evocativa, se ha observado que la música también tiene un gran valor terapéutico.

Durante siglos, se ha reconocido que la música tiene un efecto calmante, aliviando el estrés y la ansiedad. La nueva tecnología de escaneo cerebral ha dado a los neurocientíficos un renovado interés en descubrir cómo la música afecta nuestros circuitos neuronales.

Algunos investigadores en Finlandia que utilizan imágenes de resonancia magnética funcional (fMRI) descubrieron que escuchar música no solo abarca las áreas auditivas del cerebro, sino que también las redes neuronales a gran escala.[62] Por ejemplo, descubrieron que el procesamiento de ritmos musicales involucra áreas motoras en el cerebro, lo que afirma la idea de que la música y el movimiento están estrechamente entrelazados. Se descubrió que las áreas límbicas del cerebro (asociadas con las emociones) están involucradas en el procesamiento del ritmo y los tonos, y que el procesamiento de los tonos activa la red de modo predeterminado. Este es un conjunto específico de regiones cerebrales que se activan cuando los individuos están tranquilos, pensativos, y se asocia con el vagabundeo de la mente y la creatividad.

Los hallazgos sugieren que la música puede ayudar al cerebro a organizar mejor la información entrante. La música implica áreas del cerebro involucradas en prestar atención, hacer predicciones, y organizar la memoria. Básicamente, escuchar música estimula la actividad en todo el cerebro.

Investigaciones recientes también han demostrado que escuchar música libera la dopamina (un neurotransmisor) en el cerebro que a la vez envía señales de placer al resto del cuerpo.[63] ¡La música nos hace sentir bien!

En el cuidado de la demencia, música puede estimular la actividad cerebral y ayudar a los pacientes a mantener niveles más altos de funcionamiento físico, cognitivo, social, y emocional. La estimulación sensorial e intelectual que proporciona la música puede ayudar a mantener la calidad de vida o incluso a mejorarla. La participación en programas donde hay música en vivo u oportunidades para la creación de música puede ayudar a los pacientes a superar el aislamiento que a menudo se asocia con la demencia. Los beneficios son:

- Mejora de la memoria
- Distracción y entretenimiento
- Cambios positivos en el estado de ánimo general y el estado emocional
- Manejo no farmacológico del dolor y la incomodidad
- Estimulación y reducción de la apatía
- Promoción del movimiento rítmico y controlado
- Mejora en las habilidades de comunicación y en la fluidez
- Interacción social
- Calma y reducción del estrés

Tocar, escuchar música, o bailar a su ritmo puede ser estimulante y divertido. Pero para obtener el máximo beneficio de la estimulación cerebral que ofrece la música, un paciente con demencia debe trabajar con un musicoterapeuta certificado.

Los musicoterapeutas son profesionales entrenados en el estímulo de áreas específicas del cerebro utilizando la música. Pueden personalizar programas para lograr objetivos individuales, incluyendo la mejora de la memoria, de las habilidades del lenguaje, y de la coordinación motriz.

La musicoterapia también favorece el bienestar general al aumentar la motivación de los pacientes para participar en su propio tratamiento, y ayuda a que sientan confianza en expresar sus sentimientos.

Las guarderías y asilos que se especializan en el cuidado de la demencia incorporan la musicoterapia a sus programas para mantener a los pacientes en las últimas etapas de la demencia motivados y estimulados. Estos programas, también abiertos para el público general, incluyen talleres interactivos donde los participantes pueden seguir el ritmo con instrumentos sencillos, cantar, o pedir sus canciones favoritas. Familias que cuidan a sus seres queridos en casa deben buscar entre los recursos de la comunidad para aprovechar las oportunidades de programas de musicoterapia.

Tan importante como son los programas de musicoterapia profesional, los pacientes también se beneficiarán de escuchar música en su casa para mejorar su bienestar y mejorar la atención. Algunas sugerencias:

- Cuando el lenguaje y la comunicación fallan, escuchando canciones conocidas puede ayudar en mantener la calma y en aliviar los momentos difíciles.
- Canciones alegres por la mañana pueden proporcionar estimulación y comenzar bien el día.
- Música suave puede ayudar en crear un ambiente tranquilo y aliviar la ansiedad, especialmente a la hora del baño.
- Cantar juntos una canción favorita no solo es una actividad agradable, pero puede interrumpir un acto compulsivo y repetitivo o comportamiento negativo.

Piense en el futuro y prepárese: acumule música agradable para sus diferentes estados de ánimo y tenga en cuenta que el gusto musical es muy individual. Asegúrese de que las canciones que elija sean conocidas y que le gusten a su ser querida, pero que no tienen asociaciones tristes para ella. Piense en la película *Casablanca*, en donde Humphrey Bogart se molesta cada vez que el pianista toca *Como Pasa el Tiempo (As Time Goes By)*. De la misma manera, una mala selección de canciones puede evocar sentimientos negativos en lugar de positivos; el *efecto Casablanca* podría ser devastador.

- **U**na selección de música personalizada en un iPod puede ser una forma efectiva no farmacológica para *Puntos Clave* mejorar el bienestar y la calidad de vida. El programa gratis, Music and Memory (musicandmemory.org), puede ayudarlo en escoger la música adecuada.

- Hay muchas aplicaciones disponibles para aprender música y cantar. SingFit es una excelente aplicación diseñada específicamente para personas con pérdida de memoria. Pero sea prudente con la tecnología que utiliza: su paciente se sentirá más cómodo con un sistema con el que esté familiarizado.

- Busque un musicoterapeuta certificado en su área.

- La pérdida de audición puede interferir con los beneficios de la musicoterapia, tanto como con la comunicación y las relaciones personales. Por lo tanto, es importante que el paciente realice un examen de audición. Si necesita audífonos, opte por dispositivos más grandes: cuanto más pequeña sea la unidad, más fácil será perderla, extraviarla, o desecharla por error. Los pacientes con demencia pierden todo tipo de objetos, independientemente de su valor.

— 16 —

El Arte como Medicina

Arte es cuando escuchas una llamada de tu alma—y respondes.
— Terri Guillemets

Desde el momento en que nacemos, nuestras células cerebrales comienzan a modificarse por el proceso del aprendizaje. Cada cosa nueva que aprendemos a través de nuestros sentidos, desde las caras que vemos hasta las habilidades que desarrollamos, se procesa y se almacena en nuestro cerebro. Las células cerebrales (las neuronas) crecen y cambian de forma constante; estos cambios son necesarios para mantener las conexiones con otras células con el fin de catalogar, organizar, almacenar, y luego retener toda la información aprendida. Las conexiones neuronales se interrelacionan para procesar la información, dando lugar a un sistema complejo de conexiones, las *vías nerviosas*.

Las vías nerviosas, creadas a lo largo de muchas experiencias de aprendizaje, se dañan a causa de la demencia, lo que provoca que el cerebro tenga dificultades para organizar y utilizar la información. Los síntomas que resultan por este proceso se manifiestan en la falta de memoria a corto plazo, en problemas para expresarse con las palabras correctas, y en dificultad para realizar tareas conocidas.

Sin embargo, la actividad cerebral no termina allí. En realidad, el cerebro reacciona al ataque de la demencia creando nuevas vías, buscando, y abriendo nuevos y creativos caminos para compensar las pérdidas causadas por la enfermedad. La información que se pierde hoy puede recuperarse mañana cuando se halla una nueva vía en el cerebro.

Los cuidadores pueden percibir los síntomas de este proceso y describirlos como *días buenos* y *días malos*.

Un cerebro con demencia básicamente está bajo amenaza, pero se defiende creando nuevas vías. Cuanta más ayuda pueda brindarle al cerebro en esta batalla, mejor podrá resistir el desarrollo de la demencia y mejor le irá a el paciente a lo largo. Por lo tanto es importante realizar actividades que promuevan la formación de nuevas conexiones nerviosas. Actividades artísticas deben considerarse como una buena opción terapéutica ya que es una fuente de estimulación para el cerebro, en particular para aquellos con DCL o que están en las etapas tempranas de la enfermedad.

El mismo aspecto de la demencia que impide la organización de la información también lanza su creatividad. Las personas con DCL y demencia son sumamente creativas y capaces de interpretar sus alrededores de manera intuitiva e inspirada. También poseen una habilidad destacada para la observación visual: son capaces de capturar una variedad de detalles minuciosos que personas con cerebros saludables pueden haber ignorado.

La realización de actividades artísticas estimula aún más las fuerzas de creatividad y observación ya destacadas, fomentando la formación de vías nerviosas saludables que conectan los recuerdos y las habilidades lingüísticas y espacio-visuales. Además, mejora las vías dopaminérgicas del sistema límbico, resultando en un sentido de bienestar y autoestima—sentimientos tan apreciados por quienes viven con demencia.

La terapia artística es una rama bien conocida en el campo de la psicoterapia. La Asociación Británica de Arteterapeutas define a la terapia artística como una *forma de psicoterapia que utiliza los materiales artísticos como su principal medio de comunicación.* Se utiliza mayormente como estrategia de psicoterapia para tratar a pacientes con traumas, enfermedades mentales, discapacidades físicas o de aprendizaje, lesiones cerebrales, y otras enfermedades físicas. Sin embargo, ya que la psicoterapia requiere habilidades que personas con demencia ya no las tienen, para ellos no se recomienda la terapia artística en su definición formal. Es decir, no se utiliza con el propósito original de tratar a la persona, sino como una estrategia efectiva para mejorar la comunicación, cognición, creatividad, y las capacidades neurosensoriales.

Con el uso de imágenes por resonancia magnética funcional, los científicos especializados en el campo de la neurociencia cognitiva (el estudio de la cognición humana), empiezan a comprender los efectos terapéuticos del arte. No cabe duda de que la percepción y cognición del arte tiene un efecto psicológico y emocional positivo, precisamente porque afecta los mecanismos del cerebro.

Hasta que se encuentre un tratamiento que retrase o sane la enfermedad de Alzheimer y otras enfermedades que causan demencia, los pacientes deben utilizar todos los métodos disponibles para estimular la actividad cerebral y mejorar la cognición. Considere el valor de una visita semanal al museo local de arte o participar en un grupo de arte con el fin de combatir la demencia. Su ser querido se beneficiará de la estimulación adicional y usted notará los beneficios que pueden resultar con respeto a los *días malos* y los *días buenos*, lo cual podría ser justo el estímulo que su cerebro necesita para seguir desarrollándose a pesar de la incursión de la enfermedad.

- Busque programas que estén basados en actividades artísticas dentro de su área. Muchas guarderías para adultos mayores ofrecen talleres diseñados específicamente para las personas con demencia.

- Inicie proyectos artísticos en su hogar, usando objetos y suministros que le resultan familiares.

- No intente introducir nuevos medios o técnicas que pueden ser desmotivadoras o confusas para el paciente.

- Las obras de arte no tienen que ser obras maestras. Existen muchos beneficios para incentivar la creatividad, y no es necesario diseñar algo perfecto. El valor terapéutico está en la actividad misma, no necesariamente en el producto.

- Los proyectos simples, como armar un álbum de recortes o de fotos, pueden ser creativos y terapéuticos.

- Procure felicitar a su ser querido por haber logrado el proyecto. El sentimiento de satisfacción que generan sus cumplidos afectará positivamente en el humor de su ser querido por horas, quizás días.

- También puede ser terapéutico visitar un museo o una exhibición de arte. Anime a su ser querido a platicar sobre sus obras de arte, compartiendo sus propias impresiones; es una buena oportunidad para conectar con su ser querido y promover la comunicación.

- En 2006 el Museo de Arte Moderno (MoMA) en Nueva York creó el programa de arte *Meet Me at the MoMA* [Encuéntrame en el MoMA] para personas con demencia y sus cuidadores. El MoMA ofrece un modelo detallado para que guarderías, asilos, y otras organizaciones comunitarias lo puedan adoptar en sus programas. Busque museos en su área que ofrezcan programas similares, e incentive a su museo local a desarrollar uno.

Puntos Clave

— 17 —

El Sueño y la Salud del Cerebro

El sueño es aquella cadena de oro
que une la salud con nuestros cuerpos.
—Thomas Dekker

Los familiares de pacientes con demencia suelen alarmarse cuando notan que su ser querido duerme mucho más de lo que solía hacer antes del diagnóstico de demencia. Quizás lo perciban como *demasiado sueño* y piensan que este tiempo sería más beneficioso si se dedicara a actividades que estimulan el cerebro y la cognición. No es cierto. Este ejemplo de nuevo demuestra el carácter contraintuitivo del cuidado del paciente con demencia.

El sueño no debe considerarse como tiempo de inactividad, ya que el cerebro es muy activo durante el sueño. Sabemos que existe una fuerte correlación entre el sueño y la cognición y que no se pueden formar nuevos recuerdos sin suficiente sueño. A pesar de que aún no se comprende completamente el proceso por el cual el sueño mejora la cognición, pruebas contundentes respaldan el rol esencial del sueño en la formación y consolidación de la memoria. Además, estudios recientes demostraron que durante el sueño el cerebro lleva a cabo una limpieza de toxinas acumuladas—incluso aquellas relacionadas con la enfermedad de Alzheimer y otras enfermedades neurodegenerativas.

La actividad cerebral se puede medir por las neuronas que funcionan por impulsos eléctricos, creando ondas circulares al procesar la información. La Electro-encefalografía (descubierta en 1929 por el psiquiatra alemán Hans Berger), puede utilizarse para crear una imagen de la actividad eléctrica en el cerebro y registrar los patrones cíclicos de ondas cerebrales. Las ondas se miden por su frecuencia en unidades Hertz (Hz), las cuales son equivalentes a un ciclo por segundo.

La frecuencia de las ondas cerebrales varía según las fases durante la vigilia (Cuadro 17.1).

El sueño ocurre en ciclos de 5 fases, desde el sueño liviano durante la Fase 1,

Cuadro 17.1. Etapas Durante la Vigilia.

Ciclo	Onda Cerebral	Frecuencia	Estado de Consciencia
Vigilia	Ondas Beta	16–31Hz	Totalmente despierto, en alerta, y sensible a cualquier estímulo; las ondas Beta se asocian a la actividad y concentración
	Ondas Gamma	32+ Hz	Las ondas Gamma están asociadas al aprendizaje
En reposo	Ondas Alfa	8–15 Hz	Poca conciencia, estado de relajación
Fase de Sueño1	Transición a ondas Theta	4–11 Hz	Sueño liviano, estado de relajación, disminución de la actividad muscular
Fase de Sueño 2	Ondas Theta con ráfagas cortas de alta frecuencia	4–7 Hz	Sueño liviano; cesa el movimiento ocular. La temperatura del cuerpo y el ritmo cardíaco disminuyen
Fase de Sueño 3	Ondas Delta intercaladas con ondas pequeñas y rápidas	0.1–5 Hz	Transición al sueño profundo; no hay actividad muscular ni movimiento ocular
Fase de Sueño 4	Ondas Delta	0.1–3 Hz	Sueño profundo y sin ensueños, o sueño de ondas lentas; no hay actividad muscular ni movimiento ocular
Fase de Sueño 5, Ciclo MOR	Ondas Beta	16–31Hz	Sueño MOR o activo; respiración rápida e irregular; movimiento ocular; la presión sanguínea y el ritmo cardíaco aumentan; se paralizan los movimientos musculares voluntarios; la mayoría de los sueños se dan durante el sueño MOR; en cada ciclo del sueño, MOR dura más

a la transición del sueño profundo en las Fases 2 y 3, sueño profundo en la Fase 4, y sueño con movimientos oculares rápidos (MOR) en la última fase, Fase 5. Cada ciclo completo dura entre 90 y 110 minutos en promedio. Después del término del primer ciclo, el siguiente normalmente se reinicia en la Fase 2, repitiendo el patrón hasta que el período de sueño completo se termina. En cada nuevo ciclo, la duración del sueño MOR es mínimamente mayor. Durante un sueño de 8 horas a la noche, los ciclos completos se pueden repetir cuatro o cinco veces.

Los ciclos del sueño están íntimamente relacionados con la consolidación de la memoria. La consolidación es el proceso por el cual los nuevos recuerdos son sorteados y estabilizados en forma de memorias a largo plazo después de su incorporación inicial. La memoria se divide entre declarativa (hechos y eventos) y no declarativa (recuerdos motores o procedimentales, véase Fig 17.1), y todos los nuevos recuerdos deben pasar por un proceso de estabilización para poder recuperarlos en el futuro; de lo contrario, serán olvidados dentro de poco tiempo.

Una gran parte de la consolidación ocurre durante el sueño. La memoria declarativa se consolida durante las ondas lentas, o durante el sueño profundo (Fases 3 y 4). La memoria no declarativa se consolida durante el estado en vigilia (con la práctica repetitiva, ej., tocar el piano, andar en bicicleta), pero también durante el sueño MOR.[64]

Las personas a las que les cuesta dormir suelen padecer pérdida de la memoria. Ante la ausencia de ciclos repetidos de sueño, el cerebro no es capaz de consolidar nuevos recuerdos, lo que resulta en la pérdida de la memoria a corto

Figura 17.1. Tipos de Memoria.

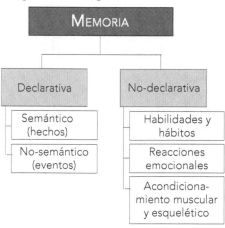

plazo. Los nuevos recuerdos no se asientan, lo que es similar al tipo de pérdida de memoria que inicialmente experimentan aquellos con enfermedad de Alzheimer y otras enfermedades relacionadas.

El hecho de que los pacientes con demencia aumentan las horas de sueño debe verse como un intento del cerebro para compensar por las pérdidas en la retención de la memoria causadas por la enfermedad. Dormir es el arma del cerebro contra la demencia.

Además de la consolidación de la memoria, otra actividad cerebral de suma importancia ocurre durante el sueño: el cerebro se *autolimpia*.[65]

El espacio entre las neuronas se ocupa por un líquido que hasta hace poco se creía que era un simple relleno sin función en particular. En 2012, algunos investigadores descubrieron que este líquido (que representa el 20% del volumen cerebral) en realidad forma parte de un sofisticado sistema de limpieza que constantemente fluye a través del cerebro removiendo toxinas, incluso los desechos producidos por las células cerebrales y partículas de la descomposición de proteínas desechadas, como el amiloide—la proteína relacionada a la enfermedad de Alzheimer.[66]

El sistema de auto limpieza del cerebro se llama *glinfático*; que no se debe confundir con el sistema linfático que funciona en una limpieza similar para el resto del cuerpo. El sistema glinfático haze limpieza exclusivamente para el cerebro.

La limpieza de desechos del sistema glinfático es tan importante para la salud del cerebro que ¡resulta increíble que no se haya descubierto antes! Sin este sistema, el cerebro humano no podría funcionar.

Otro notable descubrimiento es que el sueño es indispensable para el funcionamiento del sistema glinfático. Durante el sueño, el tamaño de las neuronas se reduce, aumentando los espacios entre las células, permitiendo un 60% más de fluido a través de ellas.[67] Este incremento en el flujo permite desechar partículas tóxicas más grandes, incluso las placas amiloides. De esta manera ¡dormir le permite al cerebro combatir directamente a la enfermedad de Alzheimer y otras enfermedades neurológicas!

Mientras que estos descubrimientos tienen una importancia enorme en la búsqueda de una cura para los desórdenes neurológicos, también explican la importancia del sueño. Esto plantea una pregunta: ¿Qué pasaría si pudiéramos potenciar el sistema glinfático para así remover todas las placas y toxinas?

Cuanto menos duerme uno, más aumenta su riesgo de padecer de demencia. A medida que envejecemos hay una tendencia a dormir menos, lo que contribuye a las deficiencias en el funcionamiento del sistema glinfático—que a su vez contribuye a la acumulación de placas relacionadas a la enfermedad de Alzheimer. En consecuencia, la necesidad de dormir por más tiempo (que suelen demostrar los pacientes con demencia) podría ser la manera en que el cerebro se defiende contra las enfermedades neurodegenerativas.

Si nota que su ser querido duerme siestas muy largas durante el día, no se alarme. Su falta de actividad solamente es ilusorio. En realidad, su cerebro está consolidando recuerdos y auto limpiándose. Cuanto más duerma, mejor trabajará su cerebro. Déjelo dormir.

En cambio, hay momentos en que la demencia interrumpe los patrones del sueño y el paciente no logra un buen dormir. La demencia misma puede causar confusión de los ciclos diarios y nocturnos; los pacientes pueden despertarse desorientados a medianoche, pensando que es tiempo de despertar y alistarse para el trabajo o alguna actividad que asocia con la mañana. En tal caso el cuidador debe mantener la calma. Cuidadosamente, asegúrele que todavía es de noche y ayúdele a volver a la cama. Al despertar abruptamente, la mayoría de los cuidadores tienen dificultad en mantener la calma y un tono de voz dulce y reconfortante. Aun así, cuanto más tranquilo se mantenga el cuidador, más éxito tendrá en llevar al paciente de vuelta a la cama y él mismo volver a dormir.

Los pacientes con demencia avanzada pueden también padecer de ansiedad e inquietud, lo que puede mantenerlos despiertos toda la noche. Los pacientes con demencia de cuerpos de Lewy suelen padecer interrupciones de sueño MOR, lo que afecta la consolidación de habilidades motoras. Las interrupciones en el sueño MOR afectan en particular a los pacientes con trastorno motriz, como la Esclerosis Lateral Amiotrófica (ELA) y el Síndrome Corticobasal.

Si su ser querido tiene problemas para dormir consulte con su médico. El sueño es la mejor munición para combatir la demencia, y que sin el cual, el cerebro tiene poca defensa. Logrando sueño sólido durante la noche brinda al cerebro la oportunidad de pasar por varios ciclos de sueño cada noche, que es sumamente importante para la batalla contra la demencia.

Los hábitos de sueño pueden y deben ser implementados regularmente para promover el sueño saludable:

Puntos Clave

- **Mantener una rutina**. La rutina es indispensable para el bienestar general del paciente con demencia por varias razones. Acuéstese a la misma hora todas las noches. Despiértese a la misma hora todas las mañanas. Adherencia a una rutina asegura el buen dormir del paciente.

- **Ejercite físico**. Un gran beneficio de la actividad física diaria: ¡estimula el sueño! Tenga en cuenta el ritmo corporal del paciente y permítale elegir cómo y cuándo quiere hacer sus ejercicios; algunas personas prefieren por la mañana, otras por la tarde. Una caminata corta después de la cena puede mejorar el sueño nocturno ya que un cuerpo cansado querrá descansar cuanto antes.

- **Elimine objetos diurnos**. Asegúrese de que todo en la recámara represente la hora de dormir. Pantuflas, pijamas, luz tenue, y quizás una taza de té herbal pueden definir un ambiente relajante. Quite ropa de día, zapatos, periódicos, proyectos pendientes, y cualquier objeto que le recuerde al paciente de sus actividades diurnas.

- **Ajuste la temperatura** de la recámara (más frío es mejor). Es difícil salir de una cama calientita cuando la recámara está fría. Aproveche.

- **Mantenga la habitación oscura**. La oscuridad provoca el sueño y señala que uno debe esperar hasta el amanecer para salir de la cama. Confíe en sensores de luz para guiar a su ser querido al baño o a la cocina, en caso de que se levante. La colocación de un refrigerio ligero al costado de su cama puede evitar que se levante a buscar comida a medianoche.

- **Considere niveles de confort**. Tanto los dolores como ciertas condiciones (ej., el síndrome de las piernas inquietas) puede impedir que su ser querido duerma. Un malestar puede dificultar el descanso necesario para lograr el sueño. Si su ser querido tiene dificultades para dormir, llame a un médico para evaluar su dolor y otros síntomas de agitación. A veces un analgésico puede ser de gran ayuda.

- **Considere el uso de sedantes**. Los sedantes son efectivos en promover el sueño. Si su médico le receta uno de los tantos sedantes disponibles, asegúrese de que tome pequeñas dosis al principio. Algunos pacientes con demencia son muy sensibles a los sedantes y precisan de una valoración hasta que se alcanzan los niveles óptimos.

— 18 —

Prevención del Abuso Financiero

La primera regla de los ladrones es que
no existe nada demasiado pequeño para robar.
—Jimmy Breslin

No se engañe: el enemigo es formidable y muy real. Los abusadores financieros suelen ser creativos, como el dermatólogo en Florida que diagnosticaba los tejidos de cada biopsia como cancerígeno (incluso muestras de piel fabricadas de espuma de poliestireno y goma de mascar), sometiendo 865 de sus pacientes a múltiples cirugías innecesarias.[68] Los abusadores financieros suelen ser educados, ciudadanos respetables, como aquel juez de Nueva York que falsificó el poder general de su tía y se donó a él mismo $163,000 (U.S.) de sus cuentas bancarias.[69] Los abusadores también pueden ser engañosos, como el agente de seguros en California que falsificó la firma de un pariente para realizar extracciones del mismo seguro de vida que le había vendido.[70] Los abusadores son avaros, como el abogado de Houston que vendió más de $10 millones (U.S.) en valores bursátiles fraudulentos a más de 80 víctimas.[71] Son, sencillamente, depredadores y están empeñados en aprovecharse de su dinero.

Calificado como el delito del siglo veintiuno, el abuso financiero a personas mayores se define como el uso indebido o apropiación de fondos o propiedades de personas de 60 años o mayores. Es un delito muy común en todas las comunidades y dentro todos los niveles socioeconómicos, a pesar de que no siempre es reconocido, no se investiga ni se denuncia (se calcula que sólo 2% de los casos son denunciados a la policía), y definitivamente no es procesado. ¡El abuso financiero a ancianos le cuesta a los residentes estadounidenses la extraordinaria suma de $2,900 millones (U.S.) al año!

Con el 70% de la riqueza del país controlada por las personas mayor de 50 años, y con más de 40 millones de estadounidenses mayores a 65 años, los adultos mayores son un objetivo atractivo para los abusadores. Los adultos mayores, sintiéndose solos por la pérdida de su esposo/a o compañeros, son más propensos a forjar nuevas relaciones, lo que abre una ventana de oportunidades para que el predador se haga pasar por su amigo. Aquellos que tienen una disminución en su juicio y habilidades de decisión debido al DCL o a la demencia, son aún más vulnerables a los engaños de los depredadores. Los estudios indican que las personas con demencia están expuestas a un mayor riesgo de abuso financiero que otros. Un estudio realizado en 2009 reveló que cerca del 50% de las personas con demencia habían sido víctimas de algún tipo de abuso.[72] Y un estudio llevado a cabo en 2010 demostró que el 47% de los participantes que padecían de demencia habían sido maltratados por sus cuidadores.[73]

Se calcula que 30% de los delitos de abuso financiero son cometidos por un estafador nunca antes conocido por la víctima. Cuando se llegan a conocer estas estafas suelen tener mucha publicidad. Se cree que los asesores financieros de las víctimas son los perpetradores en casi 15% de los casos denunciados. En la mayoría de los casos (más del 50%) el abusador es un miembro de la familia, un amigo, un vecino, o un cuidador aprovechándose de una oportunidad obvia. Los estudios demuestran que el desempleo, el alcoholismo, la adicción a las drogas o al juego, y el sentido de que uno tiene derecho a alguna ventaja podrían aumentar la probabilidad de explotación por un pariente cercano. El abuso por familiares suele incluir negligencia o el abuso emocional, físico, o psicológico.

Quizás el caso de abuso más infame instigado por un familiar es la de la filántropa y socialité, la neoyorquina Brooke Astor. Se descubrió que su hijo, Anthony Marshall, financiaba su lujosa vida con millones de dólares del dinero y propiedades de su madre, obligando a la Sra. Astor a vivir en la miseria, sin recibir el tratamiento ni la atención médica que necesitaba mientras se deterioraba por la enfermedad de Alzheimer en condiciones deplorables. Marshall fue denunciado por su propio hijo y luego fue condenado por robo agravado.

Las consecuencias de los delitos financieros pueden ser fatales para las víctima mayores. Aunque en algunos casos la riqueza de la víctima es más que suficiente para absorber el golpe de la explotación, muchos ancianos sufren robo de bienes que acumularon durante toda una vida de arduo trabajo y sacrificio. Más allá de la pérdida monetaria, sufren consecuencias traumáticas y emocionales por la traición. Cuando el perpetrador es un familiar, el anciano sentirá que su mundo, su familia, su sensación de seguridad y confianza en la vida están dañados para siempre. Y en casos extremos en donde el abuso financiero se lleva a cabo por medio de abuso físico y negligencia, la víctima puede fallecer.

Aunque no hay manera de prevenir por completo el abuso a la gente mayor, hay ciertas precauciones que se pueden tomar por usted or por el propio individuo para minimizar el riesgo:

Cuadro 18.1. Estadísticas sobre Abuso Financiero
a Ancianos en los Estados Unidos.

Estadísticas de Abuso Financiero de Personas Mayores	
Promedio de casos de abusos cada año	2.150.000
Porcentaje de la población anciana que padecerá algún tipo de abuso	9.5%
Estadísticas Demográficas de Víctimas de Abuso	
Víctimas femeninas	67.3%
Víctimas de mediana edad	77.9%
Víctimas caucásicas	66.4%
Víctimas afroamericanas	18.7%
Víctimas Hispános	10.4%
Causas de las Denuncias	
Negligencia	58.5%
Abuso físico	15.7%
Explotación financiera	12.3%
Abuso emocional	7.3%
Abuso sexual	0.04%
Otros tipos de abuso	5.1%
Abusos Perpetrados por Familiares	
Casos de Servicio de Protección del Adulto	68%
Casos perpetrados por hijos o esposo/a	66%
Víctimas mayores de 60 años asesinadas por sus propios hijos	42%
Víctimas mayores de 60 años asesinadas por sus esposos/as	24%

Fuente: *Centro Nacional sobre Abuso a Mayores, Oficina de Estadísticas Judiciales, 2015*

- Asegúrese de que las planificaciones para el futuro están en buena orden: testamentos (en vida, financieros), directivas avanzadas, y poderes simples para el cuidado de su salud y finanzas.

- Contrate un fiduciario profesional y certificado que pueda hacerse cargo de la responsabilidad de pagar las cuentas y administrar los activos.

- Procure que otra persona reciba los estados de cuenta mensuales y los revise cuidadosamente.

- Haga una disposición en el poder general designando un tercero para que revise las acciones de la persona nombrada como representante.

- Haga una lista de todos los nombres y los números de contacto de los contadores, abogados, instituciones financieras, y profesionales con quien trata.

- Configure el débito automático para sus trámites frecuentes.

- Haga listas de las cuentas a pagar, sus cuentas electrónicas y las contraseñas, y mantenga un plan financiero para todo el año (ej., impuestos, seguros, matrículas, etc.).

- Preste atención a las indicaciones de abuso: facturas sin pagar, retiros mayores de las cuentas bancarias o actividad inusual, un nuevo *mejor amigo*, objetos de valor perdidos, extravíos de documentación sobre trámites económicos (recibos, contratos, estados de cuenta).

- Contrate solamente cuidadores de agencias legítimas y solicite la verificación de antecedentes de los cuidadores.

- Verifique informes de su crédito.

- Instale un identificador de llamadas y una pantalla para vendedores telefónicos. Regístrese en las listas Do Not Call (No Llame) y National Do Not Mail (No Envíe Correo).

- Consiga una tarjeta de crédito con un límite bajo.

Si usted sospecha que una persona mayor es víctima de abuso financiero, llame a los Servicios de Protección de Adultos y a la policía. Notifique a los bancos y a cualquier asesor financiero o contador del abuso. Si la víctima vive en un asilo para ancianos llame al defensor del pueblo de su localidad.

El abuso financiero de ancianos es una tragedia que está en crecimiento. Leyes federales y estatales, como la ley de Justicia de Personas Mayores (2010, Elder Justice Act) se siguen promulgando para prevenir el abuso y proteger a la gente vulnerable. Usted puede ayudar a prevenir el abuso de las personas mayores estando alerta y advirtiéndole a la autoridad que corresponda.

Preste atención si su ser querido demuestra:

Puntos Clave

- Comportamiento introvertido
- Aislamiento de su familia, amigos, comunidad, y otras relaciones
- Expresiones inusuales de miedo o sumisión hacia el cuidador
- Aspecto desaliñado o descuidado
- Faltas de cumplir con citas médicas
- Falta de conocimiento sobre su estado financiero
- Cambios en los patrones de compra y los gastos
- Cambios en los documentos financieros (testamentos en vida y financieros, poderes de representación)
- Cuidadores que se muestran reacios a permitir visitas con la persona mayor sin su supervisión.

— 19 —

Su segundo Desafío :
¿Cuándo es Necesario Dejar de Conducir?

*La única cosa que nos une a todos los seres humanos,
independientemente de la edad, sexo, religión, situación económica,
o características étnicas es que, en nuestro yo interno,
todos pensamos que somos conductores superiores.*
—Dave Barry

En octubre de 2013, mirando fijo hacia adelante y sosteniendo con firmeza el volante de su Buick Le Sabre 1992, George Russell Weller de 86 años atravesó 300 metros de un mercado atestado de gente en Santa Mónica, California. La tragedia, uno de los peores accidentes de tránsito en la historia de los Estados Unidos, dejó diez muertos y 63 heridos de gravedad. El debate sobre el hecho de que personas mayores conduzcan se ha intensificado desde entonces.

A pesar de que son raros los accidentes catastróficos como el de Weller, los registros muestran que las tasas de mortalidad comienzan a incrementarse para conductores mayores de los 65 años. La prevalencia de los accidentes fatales que involucran conductores de entre 75 y 84 años es alrededor de tres por cada 1.6 millones de kilómetros conducidos—muy similar a la estadística para los conductores adolescentes. La tasa de mortalidad vehicular de conductores de más de 85 años es casi cuatro veces más alta que la de los adolescentes; actualmente hay más de dos millones de conductores en esa categoría manejando por nuestras calles. El número de accidentes trágicos aumentará a medida que la población baby-boomer envejece.

Todos los estados han luchado para crear leyes efectivas que mejoren la seguridad de nuestras calles porque hay poco consenso acerca de que edad se considera *demasiado mayor* para conducir. En muchos estados los conductores mayores deben renovar sus licencias de conducir personalmente. Y sólo en cuatro estados (Maryland, Nevada, Nuevo México, y el Distrito de Columbia) se exige algún tipo de evaluación médica. Los exámenes prácticos, que pueden ser indispensables para evaluar la habilidad física y el estado cognitivo, solamente se exigen en Illinois y Nuevo Hampshire. No existen restricciones de ningún tipo en 18 estados.

Un acercamiento más efectivo no se enfocaría tanto en la edad sino en el estado físico. El envejecimiento normal causa problemas físicos que pueden afectar la habilidad de conducir: disminución en la agudeza visual y auditiva, lentitud en los reflejos, y falta de flexibilidad. Sin embargo, todos envejecemos a distintos ritmos, tanto como la demencia afecta a cada persona de manera diferente.

Agregado a la discapacidad física causada por el envejecimiento normal, los pacientes con demencia tienen otras deficiencias en el procesamiento perceptual y visual. Esto incluye la habilidad de prestar atención por períodos largos, responder a múltiples estímulos al mismo tiempo, tomar decisiones correctas (ej., saber qué conductor tiene derecho de avanzar), y reaccionar a tiempo y apropiadamente en una situación de tránsito.

Aunque las personas en las primeras etapas de la demencia pueden ser capaces de conducir rutas familiares en óptimas condiciones, tienen dificultades para responder a circunstancias nuevas o desafiantes, y por lo tanto están a riesgo de perderse mientras conducen. A medida que la demencia avanza hacia las etapas intermedias, la habilidad para conducir de modo seguro disminuye bastante.

Hasta que no implementemos un sistema de evaluación más confiable de la aptitud para conducir, como primer nivel de defensa le corresponde al conductor evaluar su propia habilidad. La mayoría de los conductores mayores a menudo deciden por su cuenta dejar de conducir—más de 600,000 al año, según la revista estadounidense de salud pública, *The American Journal of Public Health*.

Sin embargo, la demencia afecta la capacidad de autoevaluarse, y la mayoría de los conductores con demencia no reconocen que su manera de conducir es insegura. Por consiguiente, los conductores que padecen de demencia suelen seguir manejando mucho después de que deberían dejar de hacerlo o aun después de haber tenido un accidente. Según lo estimado por investigadores de la Universidad de Washington en St. Louis, si se les permite manejar, el 30% de los conductores con discapacidad cognitiva en etapas intermedias tendría un accidente aún conduciendo en circunstancias normales. Un conductor con discapacidad cognitiva es más propenso a causar un accidente sin que lo note, y hasta podría no tener la capacidad de pedir ayuda o proporcionar asistencia a los afectados.

En 2009, Lois Phillips de 84 años iba en camino a su dentista cuando condujo por varios kilómetros en sentido contrario por el carril de velocidad de la ruta interestatal 95 en Florida. Antes de ser detenida por la policía, Lois dejó un rastro de caos, causando cuatro accidentes a medida que otros conductores viraban violentamente para evitar chocarla. El vehículo de la Sra. Phillips había quedado ileso y ella ni siquiera se había dado cuenta de la razón por lo cual la policía la había detenido. Afortunadamente, no hubo incidentes fatales en este caso.

Cuando la autoevaluación falla, el segundo nivel de defensa es la familia del conductor, la cual puede observar las habilidades para conducir, evaluar el estado físico, y de acuerdo con sus conclusiones tomar la difícil—pero necesaria—decisión de quitarle las llaves. Mientras que viajan como pasajeros en el vehículo, los familiares deben estar atentos a las indicaciones de conducción insegura, como conducir muy lentamente o frenar inapropiadamente, dar vuelta desde el carril incorrecto o en frente de otros autos, retroceder o cambiar de carriles sin revisar los espejos o el retrovisor. Los golpes y abolladuras que aparecen en el vehículo son evidencias claras de que conducir ya no es seguro.

El tercer nivel de defensa es el doctor. En muchos estados se les exige por ley a los médicos que informen sobre los conductores que padecen de lapsos de pérdida del conocimiento, tanto como la enfermedad de Alzheimer y otras enfermedades causantes de demencia. A pesar de este requisito legal, muchos médicos no redactan esos informes, dejando la determinación de la seguridad en manos del paciente y la carga de la intervención a su familia.

Las compañías automotrices también se preocupan por la seguridad al conducir a medida que la población envejece. Muchas compañías están realizando investigaciones e implementando nuevas funcionalidades para aumentar la seguridad para los conductores mayores, como cámaras para retroceder el coche y funcionalidades innovadoras para evitar accidentes.

Aunque la gran mayoría de accidentes que involucran conductores ineptos son pequeños golpes, los accidentes fatales también suceden en gran cantidad. La conducción inepta es un asunto de la seguridad pública. Las pólizas efectivas para asegurarse del estado físico de los conductores deben seguir el criterio que se utiliza para los conductores profesionales en California, donde el conductor profesional mayor de 65 años debe aprobar un examen físico anual para poder conservar su licencia.

Pero como aún no se implementan estas pólizas, depende de cada individuo y de su comunidad asegurar una conducción segura. No dude en intervenir si sospecha que su ser querido conduce de manera insegura. La AARP ofrece un Curso de Seguridad para el Conductor por el internet y en varias ciudades del país.

En los Estados Unidos el auto es sinónimo de la independencia personal y es una medida tácita de la autoestima. El dejar de conducir es supuestamente la decisión más difícil que una persona puede tomar, y que afectará su modo de vida por completo. Existen servicios de transporte para personas mayores que ofrecen movilidad y cierta sensación de independencia. Investigue sus recursos locales para localizarlos. Tanto las familias como los amigos deben demostrar su apoyo, ofreciendo modos de traslado alternativos así como también el apoyo emocional para contrarrestar la frustración y depresión que pueda acompañar la pérdida de autonomía.

Y recuerde: el dejar de manejar nunca es demasiado inoportuno cuando se lo compara con lo trágico que es causar un accidente fatal. ¡Primero la seguridad!

Conduciendo con Demencia

A medida que la demencia avanza, los familiares cuidadores suelen ser los que tienen la responsabilidad de verificar que sus seres queridos manejen de forma segura. Los pacientes con Alzheimer pueden conservar bien sus habilidades para conducir hasta la Etapa 4 y a veces hasta la Etapa 5. Aquellos que padecen de otro tipo de demencia pueden perder sus habilidades para conducir en distintas fases de la enfermedad, variando de persona en persona.

De manera sorprendente, algunos investigadores han descubierto que muchos errores por conductores que padecen de demencia suceden cuando manejan por caminos rectos o girando a la izquierda. Otras tendencias muy comunes asociadas a los conductores con discapacidades cognitivas incluyen dificultad con la posición y uso del carril, frenar el vehículo apropiadamente, atención, toma de decisiones, y seguimiento de las reglas del camino.[74]

Al evaluar las habilidades para conducir, tenga en consideración los problemas de salud en general que también podrían afectar la seguridad del conductor:

- Enfermedades, incluso aquellas relacionadas a la demencia
- Debilidad física o problemas de coordinación
- Reflejos

- Alteraciones del estado mental o emocional (ej., alucinaciones, delirios, y paranoia)
- Discapacidades visuales y auditivas
- Confusión o desorientación
- Uso de alcohol o drogas (incluso las medicinas recetadas por un médico tanto como las de venta libre)
- Convulsiones, lagunas mentales, o desmayos
- Dependencia de otros para actividades diarias (ej., cocinar, vestirse, bañarse, llevar cuentas).

Cualquiera de estos malestares puede disminuir la capacidad para conducir. Los pacientes con demencia suelen presentar dos o más

Los Accidentes no se Esperan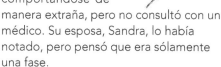

Marco había estado comportándose de manera extraña, pero no consultó con un médico. Su esposa, Sandra, lo había notado, pero pensó que era sólamente una fase.

Eso fue el día antes de que Marco se metió al periférico en sentido contrario, causando un grave accidente múltiple y dejando varias personas heridas. Marco ni siquiera recordaba el accidente.

Después de infinitas demandas y más de $800,000 (U.S.) (sus ahorros de toda la vida) gastados en abogados y reparaciones, Marco fue diagnosticado con la enfermedad de cuerpos de Lewy. Para entonces, ya le habían quitado las llaves, no por Sandra ni por el médico sino por el juez.

de estos factores de riesgo, y los cuidadores son quienes deben observar y de manera objetiva evaluar sus habilidades para manejar. Cuando usted viaja como pasajero en el vehículo de su ser querido, aproveche la oportunidad para observar si conduce de forma segura. Algunos comportamientos específicos que representan riesgo e inseguridad, y a los que usted debe prestarles atención, son:

- No ver o reaccionar a tiempo frente autos, peatones, o señales de tránsito
- Conducir por el lado contrario
- Conducir por el carril incorrecto
- Permitir que su auto se desvía del carril
- Girar desde el carril incorrecto
- Girar en frente de autos que vienen en dirección contraria
- Reaccionar de manera violenta o agresiva al manejar
- Conducir demasiado lento o detenerse sin razón
- Dificultad para conducir, frenar, o controlar el coche
- Confundirse por el tráfico
- Perderse o confundirse por zonas conocidas o cerca de casa
- Retroceder el coche o cambiar de carril sin revisar los espejos o mirar

hacia atrás

- Confundir el freno con el acelerador o usarlos al mismo tiempo
- Reacciones lentas
- Conducir por la acera
- Errores de juicio para manejar, especialmente cuando habla con sus pasajeros
- Quedarse dormido mientras conduce

Si alguno de esos comportamientos se manifiesta, conducir podría ser peligroso.

Cuando su manejo claramente es inseguro, el cuidador debe recordar los peligros y la responsabilidad que acompañan el manejo con discapacidad cognitiva. Existe el peligro de perderse, el cual muchas familias tratan de minimizarlo instalando un rastreador GPS en el vehículo—altamente recomendado. Existe también el peligro de causar un accidente con el riesgo a la propiedad y la vida del conductor y de otros. Y existe una posible contingencia económica en caso de que sucede un accidente. El manejo con demencia no absuelve al conductor de las obligaciones financieras generadas por un accidente. Los ahorros de toda una vida de trabajo podrían perderse en honorarios de abogados e indemnizaciones por las repercusiones de un grave accidente, causando una pesadilla para el cuidador. Y según las estadísticas, los accidentes son altamente probables.

Por más difícil que parezca la decisión, abandonar el volante podría ser para el mejor beneficio del conductor, su pareja, y toda su familia, así como también otros conductores y peatones.

¿Cómo Dejar de Manejar ?

Muchos conductores durante las etapas tempranas de la enfermedad dejan de conducir paulatinamente por decisión propia. Comienzan por negarse a manejar de noche, luego buscan excusas para no usar la autopista, conduciendo únicamente por calles conocidas donde se sienten más seguros. Más adelante, prefieren hacer varios viajes cortos regresando a sus casas después de cada mandado, en vez de hacer un solo viaje largo con varias paradas. También pueden acoger la idea de ser llevados, y con el tiempo dejando de manejar por completo.

Desafortunadamente, no todos los que padecen de demencia dejan de conducir por sí mismos.

Algunos no son conscientes de su discapacidad cognitiva y no reconocen la disminución de su capacidad para conducir. Otros pueden ser conscientes de sus dificultades, pero minimizan su impacto y obstinadamente se niegan a dejar de manejar. Conducir, para algunos, es más que un medio de transporte: es un símbolo de independencia, una medida de autoestima, y un modo de vida.

Lógicamente, los familiares entran en conflicto cuando su ser querido demuestra que sus habilidades para conducir están disminuyendo. Primero, el cuidador puede buscar pretextos para las fallas del conductor: *No maneja tan mal; Solo conduce por nuestra colonia; Nunca maneja por la noche; No lleva pasajeros.* Y aún así, es difícil ignorar los golpes y las abolladuras que aparecen en el vehículo, las excusas para justificar situaciones de riesgo, y la manera insegura de manejar. Cuando llevan pasajeros, los cuidadores están en alerta, obligados a ayudar con la navegación; se sienten inseguros y temen que suceda un grave accidente. Pero al mismo momento, temen por los devastadores efectos emocionales que puedan resultar al quitarles las llaves.

Los efectos resultantes al perder las llaves no se pueden ignorar. Son similares a las cinco etapas de la pena propuestos por Elisabeth Kübler-Ross en su libro *On Death and Dying* de 1969 (Sobre el Morir y la Muerte):

Negación: el conductor niega su incapacidad para manejar de manera segura.

Enojo: enfoca su enojo hacia quienes lo privan de conducir y de su independencia—el médico, su esposa, sus hijos, el Departamento de MotoVehículos (DMV).

Negociar: aún después de perder su licencia, puede prometer manejar únicamente bajo ciertas condiciones o a ciertos lugares.

Depresión: no existe ningún otro medio de transporte que reemplace el sentimiento de la pérdida de su autoestima.

Aceptación: se resigna y está más dispuesto a ser un pasajero.

Los cuidadores deben ser comprensivos y combinar varias estrategias para apoyar a sus seres queridos a atravesar esta difícil transición. Tenga en cuenta que la demencia se trata precisamente de emociones. Prestarle atención a los sentimientos, más que a los hechos, es siempre el mejor acercamiento para comunicarse con la demencia. Recuerde la regla número uno:

No Discuta, Razone, ni Explique

Durante la etapa de negación, no es necesario confrontar al conductor con su incapacidad para conducir. No se obsesione con eso. No le explique por qué lo considera incapaz de manejar, y no resalte sus errores en conducir.

Consuélelo y hágale sentir que usted lo apoya. Cuidadosamente, comience a tomar el asiento del conductor cuando salen, pero no le de tanta importancia. Permítale expresar sus sentimientos acerca del inminente cambio, y asegúrese de que sienta que usted lo apoyará si desea mantener sus privilegios para manejar.

Usted, el cuidador, debe mantenerse del lado del paciente durante esta transición. Lo necesita como un aliado y necesita mantener su confianza. Deje que otros le informen lo inseguro que es su manera de conducir. Se supone que los médicos redactan informes o se les pide que lo hagan, pero si no lo hacen, cualquier persona puede hacerlo. Pídale a un amigo o a otro familiar que redacte el informe. Usted, el cuidador más cercano, debe estar exento de toda culpa a los ojos del conductor.

Cuando la etapa de enojo se pone en marcha, el paciente se enojará con todos menos con usted. En cambio, usted será considerado como el *aliado comprensivo*, aunque indirectamente, esté tomando los pasos necesarios para hacer que el paciente deje de manejar.

Si su licencia queda suspendida, permítale estudiar para un nuevo examen de conducir. Ofrézcale manuales o libros sobre habilidades para conducir; deje que se enfoque en eso. Mantenga el vehículo en la cochera como siempre ha estado, y asegúrele que nadie se lo va a llevar. Se calmará al ver su auto y esto lo hará sentir que todavía tiene el control.

Sin embargo, si insiste en manejarlo, no dude en deshabilitar el vehículo o esconder las llaves. Algunos cuidadores instalan un interruptor de emergencia debajo del tablero que debe estar activado para que funcione el vehículo; otros sustituyen las llaves originales por unas falsas. Sea creativo. Su ser querido es un individuo único, y la solución para algunos no necesariamente funcionará para otros. Consulte con sus familiares y otros cuidadores sobre otras posibles estrategias disuasorias.

Si lo llaman para el examen de conducir, recuerde que las personas con demencia tienen días buenos y malos, y que en un día bueno algunos pueden aprobar el examen. Usted debe tomar medidas extras para asegurarse de que no tenga un día bueno para el día de su examen. Invite a sus amigos a cenar la noche anterior al examen para que esté desvelado.

Mientras tanto, comience a organizar medios alternativos de transporte. Consiga amigos que ofrezcan llevarlo, o inscríbase en el servicio local de traslados. Busque un chofer de taxi que comprenda su experiencia con la demencia y que pueda estar disponible para trasladar a su ser querido. El hecho de tener acceso a otros medios de transporte hará que el proceso sea más fácil para los dos.

El siguiente paso en el proceso de duelo es negociar. Él podría querer manejar su coche para ir al peluquero *solo por esta vez*, o insistir que *no es peligroso conducir solamente hasta la oficina de correo*, tal como lo ha hecho toda su vida. Sea comprensivo pero consistente. Ofrézcale llevarlo. Pídale que espere que se le entregue su nueva licencia de conducir antes de sacar el coche. Manténganse en el presente y dígale que solo por hoy, él no tiene que manejar. Posponga la discusión del tema, dígale que manejará la próxima vez que salen. Llame a algún familiar o amigo para que aparezca en ese mismo momento, ofreciéndole alguna distracción o quizás un paseo. Busque apoyo adicional.

A causa de la demencia, algunos conductores pueden olvidarse de que su licencia ha caducado. Un aviso del médico o del DMV diciendo que no debería conducir se puede apegar a la pizarra blanca como recordatorio. Asegúrese de que no lo culpa a usted, el cuidador, por la pérdida de sus privilegios para manejar.

Su apoyo y atención es lo que lo llevará al próximo paso del duelo de perder sus habilidades para conducir: la depresión. Puede decirle cuentitos. Asegúrele que dentro de un par de meses puede volver a tomar el examen de conducir, pero mientras tanto puede contar con usted para llevarlo donde quiera. Organice actividades, manténgalo ocupado, muéstrele su amor y compañerismo. Ambos están de luto por las pérdidas a este momento.

Después de que pase el duelo, la aceptación se pondrá en marcha. Cuando deje de conducir, su estilo de vida tanto como el de usted cambiará, y dependerá más de usted para realizar sus actividades diarias. Trate de que se rodee de amigos y familia. Su apoyo lo ayudará a mantener su autoestima. Este es un buen momento para inscribirlo en una guardería para adultos, en donde puede participar en programas adecuados para su estado cognitivo e intereses personales. Muchas guarderías ofrecen transporte. Acepte tanta ayuda como necesite y tómese tantos días libres como pueda. Ahora usted conduce por dos.

- **R**eduzca la necesidad de conducir pidiendo entregas de medicamentos, comidas, o provisiones.

Puntos Clave

- Poco a poco asigne la responsabilidad del manejo a otros. Arregle para que familiares o amigos ofrezcan traslados.

- Aproveche de una figura de autoridad para reafirmar las reglas de no conducir. Evite ser quien él culpa por no dejar que conduzca.

- Arregle con un servicio de taxi o sistema de transporte para adultos mayores en su comunidad.

- Exijale a su médico que sea autoritario y le aconseje al paciente que no conduzca, escribiéndole una receta que diga *No Conducir*.

- Sustituya su licencia de conducir por una cédula de identidad con fotografía.

- No asuma que quitarle la licencia desalentará la conducción. Puede ser que no recuerde el vencimiento de su licencia o aún más, que para manejar se exige una licencia.

- Inhabilite el vehículo. Quite la tapa del distribuidor, la batería, o el cable de arranque. Pídale a un mecánico que instale un interruptor de emergencia para evitar que el vehículo arranque sin que el interruptor esté encendido. Ofrézcale un juego de llaves que se parezca al original, pero que no prenda el auto.

- Consulte con su DMV sobre formularios y procedimientos en caso de conducción peligrosa. Los formularios se pueden buscar por internet. Sin embargo, por numerosos casos de informes falsos, aunque confidencial, el informe no puede ser anónimo.

- Existe una gran variedad de rastreadores GPS disponibles en el internet que pueden fijarse discretamente a la batería del vehículo. Los cuidadores pueden usar sus smartphones o computadoras para localizar el vehículo y supervisar los paseos.

— 20 —

Viajando con Demencia

Es bueno tener una meta hacia la que dirigirse;
pero, al final, lo que importa es el viaje
—Ursula K. Le Guin

Las personas que viven con demencia prosperan en ambientes conocidos y en la adherencia a una rutina conocida. Cuanto más consistentes sean el programa, la frecuencia y el tipo de actividades, más cómodo se sentirá el paciente y mejor funcionará. La rutina crea una sensación de seguridad, alentada por la certeza de saber qué es lo que se espera; esto ayuda a evitar confusión. Los familiares de pacientes en etapas tempranas de demencia ya pueden advertir la necesidad emergente de seguir rutinas, como por ejemplo, papá solo quiere ir al mismo restaurante y llegando, siempre pide lo mismo. La rutina es tranquilizadora y reconfortante.

La rutina se interrumpe al viajar; si bien la exploración de nuevos lugares es emocionante para la mayoría de las personas, puede resultar estresante para quienes padecen de problemas cognitivos. ¡Piense en cómo los cambios relacionados con viajar pueden afectar hasta a las personas más saludables! Estar fuera de los entornos familiares, comer y dormir en lugares desconocidos, adaptarse a cambios de horarios, enfrentar trastornos en el sueño, tener que hablar e interactuar con desconocidos (tales como el personal de un aeropuerto u hotel), y tener que seguir indicaciones que pueden ser confusas. Todas estas novedades pueden ser sumamente estresantes para pacientes con demencia.

La confusión causa angustia, lo que puede resultar en una conducta inusual y posiblemente catastrófica.

Las personas con demencia, sin embargo, pueden viajar y de hecho lo hacen. Algunos viajan por necesidad, otros por diversión. Con preparación apropiada para prevenir dificultades, los viajes con una persona con demencia pueden ser seguros y placenteros.

Al considerar un viaje lo primero a tener en cuenta es **que ninguna persona con demencia jamás debería viajar sola**; hay muchas decisiones que tomar, indicaciones que seguir, y entornos desconocidos que recorrer. Para una persona con demencia esto resultaría abrumador y podría impedir el éxito del viaje.

Ese fue el caso de Victoria Kong de 83 años. El 3 de mayo de 2013 ella viajaba sola. Su familia había solicitado una silla de ruedas y un servicio de acompañante al aterrizar en la terminal del Aeropuerto Internacional Reagan. Aunque un acompañante la estaba esperando con la silla de ruedas y un cartel digital, la Sra. Kong, una paciente con Alzheimer, bajó del avión con los otros pasajeros, siguiendo a los demás pasó justo en frente de su insospechado acompañante, y se dirigió hacia la puerta del aeropuerto, donde salió. Sus familiares, quienes la esperaban en la zona de equipaje, no anticiparon que la Sra. Kong podría ignorar al acompañante. Trágicamente, tres días después encontraron su cuerpo en un bosque cercano al aeropuerto, donde aparentemente había muerto por exposición a temperaturas extremas.

El hecho de tener un acompañante que asista a la persona con demencia durante el viaje puede evitar tales incidentes. Otra consideración importante es la etapa de demencia en la que se encuentra la persona. Como regla general, los pacientes en las Etapas 6 y 7 están muy avanzados y vulnerables y, por lo tanto, no deberían viajar. Si tuviese alguna duda sobre la etapa en que se encuentra su ser querido para determinar si viajar es apropiado, solicite una evaluación y recomendación de su médico.

La aptitud para viajar, incluso cuando es cuidadosamente considerada, no debe darse por sentada. La interrupción en las rutinas regulares, la diferencia en actividades diarias, la novedad de nuevos entornos, y la interacción con gente desconocida pueden en conjunto producir ansiedad, lo cual a su vez puede provocar que una persona en la

Depresión en Altamar

Durante un crucero por el Pacífico en 2012, la tripulación encontró que una señora en etapas avanzadas de demencia sufría de un ataque de pánico. Sin conocimientos de el cuidado de la demencia, ella fue sujetada y mantenida inmóvil durante dos días. Llegando a Hawaii, ella y su marido fueron obligados a abandonar el viaje.

Enfoque

Etapa 5 presente síntomas problemáticos avanzados, más típicos de la Etapa 6. Recuerde, lo que muchos viajantes consideran emocionante resulta bastante perturbador para aquellos con demencia.

Se puede reducir el riesgo de confusión y ansiedad con una planificación y preparación cuidadosa para el viaje. Aquí van algunas precauciones esenciales para un viaje seguro y cómodo con una persona con demencia:

- Consulte con su médico antes del viaje y solicite medicación contra la ansiedad en caso de que se necesite. También solicite una nota que indique el diagnóstico y llévela con sus otros documentos de viaje.

- Anote su itinerario, incluyendo detalles sobre cada tramo del viaje. Deje copias de esto con sus parientes en casa.

- Asegúrese de tener los medicamentos, su itinerario de viaje, tarjetas de seguro, nombres y números telefónicos de médicos, así como su identificación y una tarjeta de identificación del paciente con fotografía con su equipaje de mano, no en su equipaje de carga.

- Ponga una tarjeta con la información completa del hotel o de a quienes vayan a visitar dentro de la cartera o el bolsillo de su ser querido.

- Tenga a mano un bolso con elementos indispensables todo el tiempo; lleve un cambio de ropa cómoda, agua, tentempiés, y actividades para entretenerlo.

- Evite viajes complejos con múltiples conexiones justas de tiempo. Mantenga su plan de viaje sencillo sin muchas escalas.

- Apéguese a lo conocido, lugares que ya eran conocidos antes del comienzo de la demencia. Viajen a destinos que impliquen la menor cantidad de cambios en la rutina diaria.

- La mayoría de las aerolíneas pueden satisfacer necesidades especiales. Informe de estas a la aerolínea y a los servicios médicos del aeropuerto de antemano para asegurarse que pueden ayudarles.

- De ser apropiado, notifique a los empleados del aeropuerto, agentes de seguridad, y a los miembros de la tripulación que viaja con alguien que padece de demencia. Sin embargo, tenga en cuenta que no son expertos en demencia y puede ser que no saben precisamente como ayudarle.

- Aun cuando la movilidad no represente una dificultad, considere pedir el uso de una silla de ruedas para que un empleado del aeropuerto les sea asignado para pasar por seguridad y en el traslado de una sala a otra.

- Si se aloja en un hotel, informe al personal sobre sus necesidades especiales para que estén preparados en ofrecer asistencia.

- Viaje durante el día, ya que es más cómodo para la persona con demencia.

Con la información apropiada y una planificación cuidadosa, viajar será placentero y divertido para los dos. *Bon voyage!*

- Si siente que ya no es posible viajar con su ser querida, considere dejarla en un asilo mientras viaja usted. Muchos asilos ofrecen este tipo de cuidado a corto plazo.

- Si piensa mudarse y anticipa que el viaje sería difícil para su ser querido, considere contratar un servicio de transporte médico. Numerosas organizaciones brindan traslados terrestres y/o aéreos de larga distancia para personas con condiciones médicas, incluso la demencia. Muchas de ellas permiten que un acompañante o cuidador viaje con el paciente, y algunas permiten también llevar consigo una mascota pequeña.

- Cambios de su entorno pueden provocar deambulación. Incluso para alguien en las etapas de demencia tempranas, los medio ambientes nuevos pueden ser más difíciles de recorrer. Registre a la persona con demencia en el servicio Medic Alert + Alzheimer's Association Safe Return; si ya está registrada, notifique a Safe Return sobre sus planes de viaje. Asegúrese de que siempre use la pulsera de identificación. La persona con demencia puede llevar un localizador GPS, lo cual es altamente conveniente.

Puntos Clave

— **21** —

Minimizar el Riesgo de Caída

Camino lentamente, pero nunca hacia atrás.
—Abraham Lincoln

Damos por sentado el hecho de caminar, pero la realidad es que no nacemos con esa habilidad, y caminar es una actividad que requiere mucha práctica. Piénselo: toma bastante tiempo para que un niño logre caminar con confianza. Caminar requiere la coordinación precisa de los músculos. También requiere que el cerebro coordine las señales entrantes con mensajes salientes dirigidos a los músculos correspondientes. Cualquier falla en este proceso puede causar que una persona pierda el equilibrio y se caiga.

Los cambios en nuestro cuerpo relacionados con la edad aumentan el riesgo de caídas.

A medida que envejecemos, nuestros ojos no se ajustan tan fácilmente al pasar de la luz a la oscuridad—o viceversa—lo cual aumenta el riesgo de tropezarse con objetos cuando nos levantamos por la noche en busca de algún tentempié o para ir al baño. Nuestros ojos también se vuelven más sensibles al resplandor. Nuestro campo visual se reduce y nuestra percepción cambia. Por ejemplo, uno podría confundir el diseño de un piso con una obstrucción que hay que evitar, lo que puede resultar en un tropiezo o una caída.

Nuestros reflejos—o nuestra capacidad para movernos y reaccionar—son más lentos a medida que envejecemos. Si a una persona joven y ágil se le atasca el pie bajando por las escaleras, es probable que pueda agarrarse y balancear, evitando caerse. En cambio, una persona mayor no podría responder tan rápido y probablemente se caiga.

La fuerza de los músculos disminuye a medida que envejecemos, lo cual también puede provocar caídas. Muchos otros cambios que se dan en nuestros cuerpos hacen difícil la tarea de caminar cuando envejecemos. La artritis o los dolores en las articulaciones afectan la manera en que nos movemos y caminamos. Cuanto más difícil sea caminar, más fácil es caerse.

Muchas personas que sufren caídas, incluso aquellas que no se lesionan, desarrollan un miedo a caerse. Este miedo puede llevarlos a limitar sus actividades, lo que lleva a una reducción en la movilidad y, de manera irónica, un aumento en el riesgo de caída. ¡Aquellos que se caen tienen el doble de probabilidad de caerse de nuevo!

Tomando en cuenta la manera en que caminamos y lo que provoca las caídas, no es sorpresa que las personas con problemas cognitivos estén expuestas a un riesgo mayor de caída. Un cerebro afectado por la demencia también tendrá dificultad en dirigir los movimientos de su cuerpo así como también percibir o recorrer las características de su medio ambiente. A la vez el cuerpo está envejeciendo, por lo cual una persona con demencia se enfrenta a los mismos cambios físicos que provocan caídas frequentes para las personas mayores.

Las personas con demencia no solo poseen una desventaja mayor, sino que están ante un riesgo creciente de caerse a medida que avanza la enfermedad. Las caídas tienden a suceder al levan-

Las Caídas son Graves y Costosas

- Una de cada cinco caídas resulta en una lesión grave, tal como fractura de hueso o traumatismo de cráneo[75], [76]

- Cada año 2.5 millones de pacientes mayores son tratados en salas de emergencia por lesiones de caída[77]

- Más de 700,000 pacientes al año son hospitalizados a causa de una lesión por caída, mayormente por traumatismo de cráneo o fractura de cadera[78]

- Cada año al menos 250,000 mayores son hospitalizados por fracturas de cadera[79]

- Más del 95% de las fracturas de cadera son ocasionadas por caídas,[80] generalmente por caídas hacia los costados[81]

- Las caídas son las causas más comunes de traumatismo craneoencefálico[82]

- El costo médico directo de lesiones por caídas, ajustado a la inflación, es de $34 mil millones (U.S.) anuales; los costos hospitalarios representan dos tercios de ese total

Enfoque

Fuente: *Center for Disease Control*

tarse de la cama, al trasladarse entre cama y silla, o simplemente al caminar. El Cuadro 21.1 detalla algunos de los mayores riesgos que contribuyen a la caída.

No hay una forma segura de prevenir las caídas, pero debemos tomar todas las medidas razonables para disminuir el riesgo de caída de nuestros seres queridos

Cuadro 21.1. Causas de Caídas.

Riesgos comunes de caída	• Enfermedad que resulta en debilidad muscular • Medicación nueva • Problemas de visión • Desorden • Antecedentes de caídas anteriores
Condiciones que aumentan el riesgo de caída	• Baja de presión sanguínea repentina con cambio en la posición (ej., de sentado a parado) • Usando prendas o zapatos que no ajustan correctamente • Deambulación • Mal equilibrio, dificultades para levantarse de una silla o en caminar • Uso de cierta medicación o interacción entre medicamentos múltiples
Factores del ambiente que aumentan el riesgo de caída	• Falta de muebles o barandas estables para sujetarse • Barandas de la cama inadecuadas o mal instaladas • Pisos o pasillos desnivelados, resbaladizos, o resplandecientes • Clima que provoca superficies resbaladizas, dificultades en la percepción, o golpes de calor • Baños y duchas mal equipadas • Alfombras pequeñas o alfombrado flojo • Tapetes • Desorden en los pasillos • Zapatos que no ajustan correctamente • Cables sueltos • Iluminación inadecuada • Mesas bajas que se vuelven un peligro de tropiezo
Factores de riesgo de caída por la noche	• Desorientación (uno no puede encontrar el baño) • Falta de iluminación • Urgencia de llegar rápido al baño • Caminar descalzo o utilizar calcetines sueltos • Falta de usar los anteojos o audífonos • Falta de usar bastón u otros artefactos de asistencia

con demencia. La caída es una de las principales causas de hospitalización de pacientes con demencia, incluidos aquellos que viven en asilos especializados en el cuidado de la demencia.[83] Cada hospitalización aumenta el riesgo de deterioro cognitivo acelerado.

Las consecuencias de caerse pueden ser devastadoras. Según investigaciones, después de una estadía de hospital de cualquier duración, el deterioro cognitivo general avanza el doble que antes o si se compara con aquellos que evitaron la hospitalización.[84] Las caídas también ocasionan una mayor necesidad de cuidado especializado, el cual no siempre puede ser provisto en casa. En muchos casos de recuperación de caída se recomienda una estadía en un centro de rehabilitación y cuidado o en un asilo que proporcione enfermería especializada, lo cual puede acelerar el deterioro cognitivo.

Las caídas, por lo general, resultan de una combinación de factores. El medio ambiente, los cambios en las capacidades físicas, y cambios en el pensamiento (incluidas las capacidades perceptivas) son los culpables principales.

Hay algunas cosas que uno puede cambiar, como por ejemplo el entorno del paciente; y hay algunas otras que no se pueden cambiar, como las capacidades cognitivas de la persona. Con respeto a las capacidades físicas de las personas, en algunos casos se pueden mejorar, mientras que en otros no.

Hay muchas cosas que se pueden hacer para promover la seguridad y reducir el riesgo de caídas accidentales:

- Mantenga a su ser querido con demencia lo más activo posible; las personas que se mantienen en movimiento son menos propensas a lesionarse en una caída
- Mantenga las vías de paso libres de desorden e incentive el movimiento
- Quite alfombras pequeñas o utilice cinta adhesiva con doble cara para impedir que las alfombras se deslicen
- Mantenga al alcance aquellos elementos necesarios o deseados (ej., anteojos, control remoto, teléfono)
- Guarde aquellos elementos que usa frecuentemente en muebles que sean de fácil alcance, sin la necesidad de un taburete o escalera
- Utilice sillas cómodas que permitan sentarse y pararse con facilidad
- Ajuste la altura de los muebles como sea necesario
- Equipe los baños con bandas anti-deslizantes y barras de sujeción en la ducha
- Coloque un taburete en la ducha en caso de problema de equilibrio al ducharse

- Es peligroso utilizar los estantes para toallas para mantener el equilibrio; considere reemplazarlos por barras de sujeción
- Asegúrese de que no haya nada que pueda causar tropiezos
- No atraviese cables eléctricos en las vías de paso
- Mueva aquellos elementos tales como lámparas de piso y mesitas para crear zonas seguras para caminar
- Las mascotas y sus elementos se pueden convertir en un peligro de tropiezo y causar caídas; considere el adiestramiento para perros y la contención de mascotas en determinadas áreas del hogar, especialmente por la noche
- Proporcione una buena iluminación: instale barandas y luces en todas las escaleras; utilice luces nocturnas en su recámara, baño, pasillos, y escaleras
- Identifique los cuartos con letreros e imágenes para ayudar a la orientación, en particular el baño
- Coloque sillas o bancos en pasillos y otras áreas, los cuales se puedan utilizar como paradas de descanso o estabilizadores al caminar
- Utilice productos de limpieza que no produzcan resplandor en el piso
- Utilice zapatos tanto dentro como fuera del hogar; evite caminar descalzo o con pantuflas
- Haga reparar las aceras y vías de paso de modo que las superficies estén allanadas y parejas

Las caídas suceden y, a medida que la gente envejece, éstas suceden con mayor frecuencia y con consecuencias más devastadoras en el largo plazo. Las personas con demencia tienen un mayor riesgo de caída debido a los cambios adicionales en sus capacidades cognitivas y perceptivas. Tomando medidas para minimizar la posibilidad de caerse ayudará a evitar hospitalizaciones y dilatar la necesidad de acudir a un asilo de atención especializado para la demencia.

Puntos Clave

- **U**so de bastón o artefacto de asistencia para caminar:

    Los pacientes con demencia avanzada tienen dificultad al aprender a usar un artefacto de asistencia, a menos que previamente se hayan familiarizado con el uso. Previendo los problemas de movilidad, es conveniente incorporar el uso de un bastón en una etapa temprana de la enfermedad, cuando el deterioro cognitivo no es pronunciado al punto de impedir que la persona aprenda cómo usarlo o recuerde cómo hacerlo.

- Uso de barandas laterales en la cama

Aunque la seguridad que brindan las barandas en la cama se ha dudado, hay estudios que muestran que cuando están debidamente instaladas y utilizadas, estas no incrementan el riesgo de caída o de lesión por caída, sino que son efectivas en su prevención.[85] Se han reportado severas lesiones por el uso de barandas laterales en la cama; sin embargo, estas lesiones generalmente son relacionadas al uso de diseños anticuados y montaje incorrecto más que a un problema inherente a las barandas.

— 22 —

Percepción: Ver No Siempre es Creer

Nuestro destino nunca es un lugar,
sino una nueva forma de ver las cosas.
—Henry Miller

La demencia es una pérdida general de capacidades cognitivas que afecta la memoria, el razonamiento, organización, lenguaje, atención, abstracción, y la percepción.

En la mayoría de estas áreas, las deficiencias pueden ser fácilmente identificadas por el cuidador. Todos entendemos la dificultad que uno puede tener para encontrar las palabras correctas o para completar una tarea de múltiples pasos, tal como planificar las comidas de la semana.

Sin embargo, parece ser que a los cuidadores les resulta complicado comprender dificultades en la percepción y, en particular, la percepción visual.

La percepción visual es una actividad cerebral importante que muchos de nosotros ni siquiera nos damos cuenta que realizamos. Contamos con que nuestros ojos capturen imágenes del mundo en el que vivimos, y confiamos en que esas imágenes sean representaciones correctas de nuestro ambiente. El hecho de ver parece ser instantáneo y natural.

Nuestros cerebros, sin embargo, están constantemente procesando estas imágenes, reconociéndolas y relacionándolas frente a conocimientos adquiridos. El cerebro analiza inconscientemente la posición de cada imagen, su movimiento, tamaño, color, y forma, y finalmente reconstruye esas piezas de acuerdo con nuestro propio concepto del mundo.

Básicamente, lo que vemos representa lo que nuestros cerebros interpretan de las imágenes visuales captadas por nuestros ojos. Esa es la percepción visual, y es una experiencia única para cada uno de nosotros.

La percepción visual se ve afectada a medida que la demencia avanza. Aunque el cerebro continúe trabajando arduamente para darle sentido a la información visual, este comienza a malinterpretar lo que los ojos ven.

Este tipo de malinterpretación puede causarle desafíos imprevistos a los cuidadores, quienes no notan las dificultades perceptivas ya que el hecho de percibir es algo que todos hacemos sin siquiera darnos cuenta; lo damos por hecho.

El entorno del hogar se debe modificar para adaptarlo mejor a los cambios en la percepción visual y para evitar confusión. La iluminación, los contrastes visuales entre pisos y paredes, y el uso de colores pueden ayudar a una persona con demencia a recorrer mejor su entorno. Por ejemplo, durante las comidas, una iluminación apropiada y el contraste entre el color de la comida y el plato en que se sirve puede ayudar a una persona a concentrarse en la comida con menor distracción.

Se debe tener cuidado con los pisos con diseños tridimensionales que puedan causar que una persona se sienta insegura al caminar y a lo largo se tropiece. Los colores oscuros en alfombras pueden malinterpretarse como hoyos en el suelo y volverse barreras insuperables. Los espejos también pueden ser problemáticos; estos reflejan imágenes que las personas con problemas cognitivos pueden no reconocer como sus propias y las pueden interpretar como *una persona extraña está en la recámara mirándome*. Este tipo de experiencia puede provocar miedo y un humor negativo por el resto del día.

Es importante asegurar la comodidad y a la vez aclarar el medio ambiente lo más posible. Evalúe el hogar buscando elementos que puedan contribuir a la confusión y potencialmente resultar en conductas no deseadas. Ligeras modificaciones para contemplar déficits perceptivos pueden mejorar enormemente la sensación de bienestar y seguridad de una persona con demencia.

Muchas agencias proveen servicios de evaluación de hogares para asesorar a los cuidadores sobre las adaptaciones que pueden hacerse para contemplar necesidades que surgen de la demencia. También se deben considerar modificaciones estructurales que fomenten la seguridad: colocar barras de sujeción en las duchas, nivelar escalones inaccesibles, reemplazar pisos desnivelados, etc. Hay un número creciente de contratistas que se especializan en construir medidas de seguridad para las personas mayores y aquellas con problemas de memoria. Contacte a su agencia local de la Asociación del Alzheimer para obtener un listado de dichas agencias y para obtener mayor información sobre la mejor forma de adaptar su casa a la demencia para mejorar la comodidad, la seguridad, y la conveniencia de su ser querido.

- Cierre con llave u oculte objetos o áreas peligrosas; guarde químicos y sustancias peligrosas de forma segura y fuera de su alcance

- Instale cerraduras de puertas fuera de su vista

- Utilice dispositivos de seguridad tales como cerraduras y picaportes a prueba de niños

- Agregue iluminación adicional en entradas, zonas entre las habitaciones, escaleras, y baños

- Difunda la luz brillante removiendo espejos y los vidrios que cubren las superficies de los muebles

- Evite las alfombras; estas deben reducirse al mínimo debido a que pueden provocar confusión y representar un riesgo de tropiezo

- Evite los diseños recargados; simplifique los entornos

- Utilice vajilla colorida: la marca Fiestaware es muy buena ya que sus colores son brillantes y sólidos, sin diseños que puedan distraer

- Instale duchas a ras del suelo, barras de sujeción, y pegatinas antideslizantes en superficies resbaladizas.

Puntos Clave

Enfoque ## Una Maceta es una Maceta

Graciela estaba desconcertada cuando su marido comenzó a confundir algunas de sus macetas con un inodoro, y se negaba a usar el verdadero inodoro. Cuando se le preguntó a Graciela sobre el color de las paredes y mobiliario del baño, ella respondió que era todo blanco.

El cerebro que sufre un problema de percepción relacionado con la demencia puede tener dificultad en reconocer un objeto blanco contra un fondo completamente blanco. La sencilla solución fue instalar una funda para asiento de inodoro colorida para crear un contraste más distintivo.

— 23 —

Deambulación

No todos los que deambulan están perdidos.
—J. R. R. Tolkien

E l *Diccionario de Inglés de Oxford* define la deambulación como *caminar o moverse en forma lenta, tranquila, y sin rumbo.* Los pacientes con demencia deambulan, pero no siempre de manera tranquila y sin rumbo como sugiere esta definición.

Con respecto a los pacientes con demencia, la deambulación indica *el deseo de estar en algún otro lugar.* Algunos de hecho deambulan de forma tranquila, principalmente porque no pueden pensar en otra cosa que hacer—sencillamente el movimiento les agrada.

No todos los deambuladores se manejan sin rumbo; algunos lo hacen con determinación, para huir de un lugar que no sienten como su hogar o cuando hay algo o alguien que los molesta. Algunos deambulan para llegar a un determinado lugar, el cual puede ser real tanto como imaginario (quizás producto de una alucinación o algún recuerdo equivocado del pasado). Los deambuladores son ingeniosos cuando se trata de medios de transporte: ellos utilizan cualquier medio disponible para transportarse, ya sea caminar, conducir, utilizar transporte público, o incluso pedir aventón (autostop). No se moleste en decirle que no deambule; el no reconoce que deambula. Lo único que sabe es que *tiene que salir.*

La deambulación puede ser peligrosa; de acuerdo con los datos de la Asociación del Alzheimer, seis de cada diez pacientes con demencia deambularan en algún momento. La deambulación puede provocar que una persona quede expuesta a las intemperies, sin comida o agua durante horas o incluso días, con un serio riesgo de sufrir algún daño. Se estima que el 60% de los pacientes con demencia que deambulan sin ser localizados dentro de las primeras 24 horas no logran sobrevivir; algunos de ellos nunca se encuentran.

En 2015, el Sr. Rollando Towe se escapó de una excursión en San Bernardino, California. Lo que supuestamente iba a ser una linda salida de fin de semana con la familia se convirtió en una pesadilla cuando este señor de 86 años no regresó de su caminata. La familia contactó al sheriff, quien emprendió una extensa operación de búsqueda y rescate. Cerca de tres días después fue encontrado tendido en la arena en el Desierto Mojave sin poder recordar cómo había sobrevivido las temperaturas drásticas y a la hostilidad del desierto. El Sr. Towe padecía de la enfermedad de Alzheimer; estaba débil y deshidratado pero, a pesar de eso, asombrosamente bien.

Otros no tienen la misma suerte. Carlos Springer, camionero jubilado y paciente con Alzheimer, tenía solo 69 años cuando salió caminando de su casa y nunca más se lo volvió a ver. Su madre mantuvo la esperanza de que quizás hubiera sido rescatado por algún camionero amigable y aguardó su regreso por meses, luego años. En 2011, habiendo estado perdido por dos años y medio, los restos del Sr. Springer fueron encontrados por un cazador de venados en un bosque a una distancia de 27 kilómetros de su hogar en Belmont, Maine.

A veces la deambulación de los pacientes con demencia tiene consecuencia trágica para toda su familia. El no saber por dónde anda su ser querido o si está en apuros puede ser devastador.

Enfoque **Previamente Miembro del Jet-Set . . .**

Juan se sorprendió cuando recibió una llamada de un taxista enojado. Su esposa, Rosa, había reservado un taxi para un viaje de 200 kilómetros hasta el Aeropuerto Internacional de Los Ángeles (LAX); ella pensaba viajar a Milán con las seis maletas que llevaba consigo. Rosa, quien por mucho tiempo había sido miembro del jet-set, en ese momento tenía demencia avanzada y ya no podía conducir por su cuenta. Al llegar al aeropuerto de Los Ángeles, Rosa no tenía cómo pagar el viaje. Ella no tenía pasaporte ni ticket aéreo, y tampoco recordaba el número de teléfono de su casa. El taxista exasperado encontró sus datos de contacto en la pulsera médica que ella llevaba puesto. Juan, quien había estado buscando a Rosa por horas, le pidió al chofer que la trajera de vuelta a casa. Aquella fue una tarde muy costosa.

Existen solo dos opciones para el abordaje de la deambulación: búsqueda y rescate (las cuales se desarrollan mejor con la ayuda de profesionales capacitados), o prevención (que le corresponde al cuidador).

Las medidas preventivas para la deambulación se deberían implementar de inmediato. A partir del momento en que una persona comienza a padecer de demencia, el riesgo de deambulación está siempre presente. No hay manera de saber cuándo su ser querido comenzará a deambular. No hay una etapa de la demencia en la cual la deambulación esté limitada; le puede suceder a cualquier paciente en cualquier momento durante el curso de la enfermedad. Los cuidadores que dicen *ah no, no es deambulador* están ignorando ingenuamente el efecto de la demencia en la capacidad de los pacientes para tomar decisiones por su cuenta. La deambulación no es siempre habitual; puede suceder solamente una vez, pero una vez ya es mucho. No podemos predecir cuándo, pero hay una cosa de la que podemos estar seguros: *si el paciente se puede mover ¡puede deambular!*

Prevención

A continuación se describen algunas estrategias para prevenir la deambulación.

Facilite y Prevea una Deambulación Segura

La deambulación es una forma natural para el paciente con demencia de liberar energías negativas, tales como el enojo o la ansiedad. Asegúrese de que su ser querido tenga vías de paso seguras para caminar por la casa y un camino seguro para salir de la casa.

A veces las personas deambulan en busca del baño o un tentempié a medianoche, se distraen, y terminan saliendo de la casa. ¡Prepárese! Ilumine las vías de paso y utilice luces nocturnas para mantenerlos seguros; una iluminación apropiada ayuda a la orientación. Los carteles bien situados, como una imagen de un baño colocado en la puerta del baño o una imagen de comida en la puerta de la cocina, también ayudan a la orientación en el hogar.

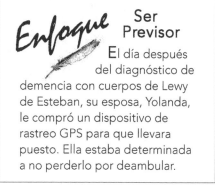

Enfoque **Ser Previsor**
El día después del diagnóstico de demencia con cuerpos de Lewy de Esteban, su esposa, Yolanda, le compró un dispositivo de rastreo GPS para que llevara puesto. Ella estaba determinada a no perderlo por deambular.

Utilice Tecnología

Existen dispositivos GPS que pueden utilizarse para la ubicación precisa en un mapa; los rastreadores GPS pueden llevarse puestos como pulsera o pueden insertarse dentro de un zapato. Algunos rastreadores pueden alertarle si su ser querido ha deambulado más allá de un área determinada (Cuadro 23.1). También existen dispositivos que lo alertan si una puerta se ha abierto en la casa, lo cual puede ser sumamente útil a medianoche.

El servicio Medic-Alert junto con el programa Safe Return de la Asociación del Alzheimer pueden brindar una seguridad adicional. El deambulador puede

Cuadro 23.1. Prevención de la Deambulación y Dispositivos de Monitoreo.

Nombre	Typo de Dispositivo	Indicaciones	Costo
Project Life-Saver	Radiotransmisor de tobillo	Promedio de 30 minutos para encontrar la persona perdida	$$$
GPS Shoe	Dispositivo de rastreo GPS ubicado en el tacón del zapato derecho	La ubicación se actualiza cada 30 minutos	$$$
GPS Smart Sole	Inserción para el zapato provista con tecnología GPS	Configuración de radio para el usuario; alerta el cuidador si la persona transita más lejos	$$$
Safe Link	Localizador pequeño llevado por la persona	Envía coordenadas geográficas a servidores centrales y familiares	$$
Pocket Finder	Cabe en la palma de la mano	El cuidador rastrea a quien lo lleva a través de una aplicación sencilla	$$
Revolutionary Tracker	Dispositivo tipo reloj	Sincroniza directamente con smartphone o computadora	$$
Comfort Zone Check-In	Dispositivo pequeño para cartera o bolsillo; de aplicación con Sprint	Sincroniza directamente con smartphone o computadora	$$
Bluewater Security	Reloj de muñeca con botón de pánico para emergencias	La alarma suena si el reloj se aleja de cierta distancia del cuidador	$$$
Gizmo Pal	Se usa como un reloj	Puede realizar o recibir llamadas telefónicas; tiene localizador conectado al smartphone	$
iTraq	Dispositivo de bolsillo del tamaño de una tarjeta de crédito	Utiliza tecnología Bluetooth y un localizador conectado al teléfono móvil	$

llevar puesto una pulsera que contiene su identificación y será conectada a una base de datos nacional así como también a la delegación de la policía local.

Monitoree las Puertas

Instale de forma discreta un pequeño timbre encima de cada puerta que lo alerte cuando una de estas se abre. De forma alternativa, instale una cerradura hacia el pie de las puertas principales del hogar. Su ser querido no la notará en un lugar tan inusual, especialmente si está pintada del mismo color que la puerta.

Para aquellos en las etapas avanzadas de demencia, se puede colocar un espejo o una señal de stop en la puerta. Esta estrategia se utiliza frecuentemente en entornos de cuidado profesional de la demencia. Una alfombra oscura al frente de la puerta también puede servir para disuadir el paso; el paciente puede pensar que es un agujero y así evitarlo.

Sin embargo, tenga cuidado de nunca dejar encerrada a una persona con demencia dentro de una casa a menos que haya alguien con ella—quien no sufra también de demencia. En caso de emergencia, tal como un incendio, la persona quedará atrapada.

Ofrezca Actividades

Dos cosas pueden provocar deambulación: demasiada actividad o muy poca actividad. Demasiada actividad hará que la persona se sienta abrumada y con ganas de escapar la tarea. Muy poca actividad le causará aburrimiento y se irá en busca de algo para hacer. Encuentre un término medio.

Los pacientes con demencia a menudo carecen de la capacidad de iniciar actividades, por lo que en consecuencia le corresponde al cuidador organizarlas. Mantenga a su ser querido involucrado en actividades adecuadas para sus capacidades cognitivas e intereses, tales como jardinería, clasificar objetos, o doblar ropa. También considere inscribirlo en una guardería para adultos que brinde actividades diarias apropiadas para pacientes con demencia.

Ejercicio

Lleve al paciente a caminar con usted y asegúrese de que haga abundante actividad física de manera regular. La salud física es la mejor munición para combatir la demencia y todos sus síntomas debilitantes. Además representa una canalización segura de emociones perturbadoras, lo cual en sí mismo disminuye la necesidad de deambular.

Búsqueda y Rescate

Si una persona con demencia se pierde llame inmediatamente al 911 (en los Estados Unidos) e inicie una operación de búsqueda y rescate. La delegación de policía tiene contacto con equipos de profesionales y voluntarios calificados para localizar y comunicarse con pacientes con demencia.

Para apoyar la búsqueda, asegúrese de que los rescatistas tengan su foto, nombre preferido, lista de lugares que conoce, una descripción de lo que puede llevar puesto, y cualquier otra información esencial para una búsqueda exitosa. Cada pequeño detalle puede ayudar.

La mayoría de los deambuladores tienden a quedarse dentro de las inmediaciones, y 94% de ellos se encuentra dentro de 2.5 kilómetros del lugar de donde desaparecieron. Comience la búsqueda con una rigurosa inspección de los alrededores cercanos. Llame en voz alta a la persona por su nombre preferido. No suponga que porque la persona no responde a su llamado no se encuentra allí; cuando una persona con demencia se encuentra frente a un obstáculo o se atasca mientras deambula, es probable que se siente y se quede en el mismo sitio. Puede estar escondido detrás de una pared o dentro de un edificio.

No suponga que lo ayudará a encontrarlo de algún modo, incluso si usted se encuentra a solamente pocos metros de su escondite.

Siga la ruta más frecuentemente transitada por la persona. Busque en lugares conocidos o que sean de alguna importancia para ella, incluso en sus comercios principales, su antiguo lugar de trabajo, la escuela a la que solía llevar a sus hijos, o algún parque atractivo. Cualquier lugar significativo para la persona (del pasado o del presente) podría ser el destino donde se dirigió.

El radio de búsqueda para un deambulador que conduce un auto se debe ampliar e incluir los pueblos cercanos y los autopistas, nuevamente dando prioridad a lugares conocidos. La po-

Enfoque — Perdido entre los Conductos

Un equipo de búsqueda y rescate en California fue desplegado para encontrar a un paciente con demencia que llevaba un dispositivo localizador. Este claramente indicaba que la persona estaba dentro de un edificio específico, pero el equipo buscó por todo el edificio durante dos horas sin resultados. Estaban a punto de abandonar su causa cuando un rescatista voluntario escuchó una risa nerviosa. El paciente se había arrastrado por la tubería de ventilación en el techo, y se había escondido allí silenciosamente, observando cómo se desenvolvía todo el operativo de rescate.

licía puede emitir una alerta BOLO (del inglés *be on the lookout*), permitiendo de esa manera que otras agencias policiales asistan en la campaña de búsqueda.

Cuando un camino probable que la persona pudo haber tomado llega a una bifurcación de izquierda o derecha, opte por seguir el lado de su mano dominante; los pacientes diestros tienden a dar vuelta a la derecha, y viceversa.

También asegúrese de buscar en cualquier lago, río, o fuente de agua cercano, ya que los pacientes con demencia tienden a verse atraídos por éstas.

Al encontrar a su ser querido, tenga cuidado en acercarse; no reaccione de forma exagerada, sorprendiendo o confrontando; puede ser que no está consciente de haberse perdido. Incluso puede estar en plena alucinación y piense que usted es amenazador. Manténgase tranquilo.

Acérquese lentamente por el frente y asegúrese de que no se sorprenda. Diríjase a la persona por su nombre preferido y entable una conversación despreocupada. Háblele despacio y con calma; luego, cuidadosamente guíelo de vuelta a casa.

Cuando alguien con demencia desaparece:

Puntos Clave

Inicie la campaña de búsqueda y rescate inmediatamente. Las estadísticas muestran que el 94% de las personas que deambulan se encuentran dentro de 2.5 kilometros de donde desaparecieron.

Ponga en marcha un plan hoy mismo—antes de que algo pase—de manera que sepa que hacer en caso de una emergencia. La Asociación del Alzheimer brinda algunas recomendaciones:

- Llame al 911 y presente una Denuncia de Persona Desaparecida a la policía, reportando que ha desaparecido una persona con demencia. Esta denuncia es necesaria antes de que la policía pueda iniciar la búsqueda del individuo.

- Conserve una lista de personas a quienes llamar para pedir ayuda. Tenga a mano sus números de teléfono.

- Pida a sus vecinos, amistades, y familiares que lo llamen si ven a la persona sola.

- Tenga a mano una buena fotografía reciente de su ser querido y su información médica actualizada, para dar apoyo a la policía.

- Conozca su vecindario. Identifique zonas peligrosas cercanas a su domicilio, tales como ríos o lagos, escaleras abiertas, vegetación densa, túneles, paradas de autobuses, y caminos con tráfico intenso. También señale zonas atractivas en su vecindario que puedan atraer la atención de la persona por diversión, tales como parques, patios de recreo escolares, zonas comerciales, paradas de autobuses.

- Observe si la persona es diestra o zurda. La deambulación generalmente sigue la dirección de la mano dominante.

- Conserve una lista de lugares en donde la persona podría deambular. Estos pueden incluir trabajos o viviendas anteriores, templos religiosos, o algun restaurant.

- Considere la posibilidad de que la persona lleve puesto un dispositivo electrónico de rastreo GPS.

- Si vive en los Estados Unidos, registre a su ser querido en el servicio Medic Alert + Alzheimer's Association Safe Return al 1.800.625.3780. Equipos de rescate están autorizados para utilizar este recurso para localizar a una persona con demencia desaparecida.

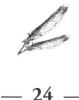

— 24 —

La Luz Detrás de la Sombra

Mi esposo me está dejando. Sin dramas, sin portazos—
bueno, esta bien, con algunos portazos—y sin maleta junto a la puerta,
pero se trata de otra mujer. Su nombre es Demencia.
—Laurie Graham

Raquel está casi abatida. Guillermo, su marido de hace 45 años, siempre ha sido un hombre fuerte e independiente. Ahora la sigue de cerca donde quiera que vaya, como una sombra. Él siempre está justo allí detrás de ella o a su lado, buscando su atención, haciéndole preguntas repetitivas, interponiéndose en sus actividades. Ella ni siquiera tiene un momento para sí misma, ni un momento de privacidad. Si el la pierde de vista, se pone ansioso, agitado, y confundido. En su demencia, Guillermo es incapaz de comprender su necesidad de estar a solas; Raquel se siente atrapada.

La conducta de Guillermo se conoce como *sombreando*, un tema que se plantea con frecuencia en conversaciones entre cuidadores a nivel nacional. Por un lado los cuidadores entienden que el sombreado es una conducta común de la demencia y hacen lo mejor para atenderla. Pero la realidad del seguimiento constante noche y día, exigiendo su atención, puede ser disruptivo e irritante. Y esta conducta puede darse durante meses, incluso años . . .

¿Por Qué lo Hacen?

Las personas afectadas por la demencia se vuelven cada vez más desorientadas en tanto que la enfermedad subyacente avanza. Los indicadores comunes que utilizamos para orientarnos se vuelven ineficaces; la memoria ya no proporciona información sobre lo que ocurre en el momento y qué es lo que va a pasar. Se sienten perdidos. Los calendarios son abrumadoramente complejos y por consecuencia, difíciles de manejar; las notas que antes se utilizaban como recordatorios pierden significado o simplemente desaparecen. Los pacientes con demencia viven en un mundo de incertidumbre y confusión ¡y ese es un mundo terrorífico en que vivir!

Haciendo un esfuerzo para calmar el miedo causado por la confusión, los pacientes buscan una manera de sentirse más seguros. Sombreando a un cuidador de confianza es una forma de sentirse seguro; el cuidador se convierte en un sostén que proporciona la confianza y tranquilidad necesaria para recorrer un mundo inmerso en la demencia. Teniendo al cuidador a la vista, el paciente se siente seguro; él no sabe cómo fomentar su propia seguridad de otra forma. Esta estrategia sería efectiva si no fuese agotadora para el cuidador. De forma irónica, los mismos factores que motivan el seguimiento constante impiden que la persona con demencia se dé cuenta de la necesidad de privacidad del cuidador.

¿Se Puede Prevenir el Seguimiento Constante?

Cada paciente con demencia es un individuo único con fortalezas, desafíos, y habilidades únicas para resolver problemas. Aunque no podemos prever quién va o no va a ejercer esta conducta, puede esperarse que en algún momento la confusión causada por la demencia motive el sombreado. Dada la oportunidad, la mayoría de los pacientes realizará esta conducta.

Los cuidadores pueden adoptar medidas preventivas en las etapas más tempranas de la enfermedad, antes de que el impulso del seguimiento se desarrolle como una conducta rutinaria. Brindando medios alternativos de orientación lo suficientemente simples y controlables para que se mantengan efectivos a lo largo de las etapas moderadas y tardías de la enfermedad, puede reducir o al menos aliviar la intensidad del sombreado.

El establecimiento de una rutina diaria es una de esas medidas. Los pacientes se sienten más seguros cuando observan actividades de rutina regulares: comidas servidas a la misma hora, rituales matutinos y nocturnos, acostarse y despertarse en horarios regulares, etc. Aunque puede ser que la variedad en la vida nos agrada, la rutina es un bálsamo para personas que padecen de demencia.

Por lo mismo, todo debe simplificarse dentro de la casa. Evite mover las cosas o cambiarlas de lugar. ¡La demencia y la remodelación no se llevan bien!

Es mejor que no tapice esa silla vieja o que no cambie la marca de los cereales o del champú ¡y de ninguna manera guarde la ropa interior en otro cajón!

Una simple pizarra blanca fijada a la pared puede reemplazar todas las notas y calendarios a medida que se vuelven ineficaces. Úsela para escribir información sobre el horario como la fecha del día o dónde estará usted: *Estaré en el club hasta las 2 de la tarde.* Aunque los pacientes no siempre recordarán que pueden informarse en leer la pizarra, si lo hacen, se sentirán tranquilos al saber que la información que buscan siempre está a la mano. Mientras que esto no es una solución infalible, es un alivio para el cuidador transmitir información solamente una vez a través de la pizarra.

La colaboración de amistades y familiares en brindar compañía de manera regular es también una forma efectiva de prevenir el seguimiento. Si el paciente tiene otros amigos con quienes interactuar y con quienes se siente seguro, será menos probable que se pegue solamente a su cuidador.

Si le hacen falta acompañantes en casa, considere inscribirlo en una guardería para adultos en donde pueda disfrutar de un entorno social, o contrate un cuidador profesional que pase tiempo estimulante con ella aunque aún no requiera servicio de cuidado tradicional (tal como la asistencia en la vestimenta o manejo de la medicación). La compañía adicional ayudará a desvanecer el sentimiento de inseguridad y la necesidad de sombrearlo. El hecho de acostumbrar al paciente a una relación con un compañero durante las etapas tempranas de la demencia lo hará menos propenso a rechazar la compañía más adelante, cuando claramente se vuelve una necesidad.

Mi Ser Querido me Sigue Constantemente ¿Qué Puedo Hacer?

Una vez que comienzan los comportamientos de sombreado, las medidas preventivas serán útiles, aunque su implementación será más difícil.

Otras maneras de reducir el sombreado incluyen involucrar al paciente en actividades a las que esté acostumbrado. Estas no tienen que ser actividades estructuradas en un entorno social, sino más bien pueden hacerse en la casa como parte de una rutina diaria, dándole al paciente un sentido de propósito. Puede doblar la ropa o las toallas diariamente, recoger las hojas con un rastrillo, o armar un rompecabezas. No olvide elogiar a su ser querido al concluir la actividad.

Se pueden usar los tentempiés (como cereales o frutas) para mantener ocupado al paciente y distraerlo del seguimiento. También puede darle auriculares con grabaciones de sus selecciones musicales favoritas. La música es muy terapéutica para pacientes con demencia siendo que las melodías y canciones familiares pueden ser calmantes y tranquilizantes. Algunos cuidadores graban su propia voz, dejando mensajes alentadoras para sus seres queridos.

Recuerde, al abordar el seguimiento constante usted debe comprender y dirigirse a la ansiedad motivante, no la conducta en sí. Dado que no hay dos demencias iguales, lo que funciona para una persona puede no funcionar para otra. Por lo tanto ¡sea creativo! Piense en las fortalezas de su ser querido, así como lo que le gusta y lo que no le gusta, para formular estrategias que lo alivien y le propicien sentimientos de seguridad.

Finalmente, busque y participe en un grupo de apoyo para cuidadores. Los grupos de apoyo son un gran recurso para compartir frustraciones y también adquirir conocimientos sobre cómo tratar con los múltiples desafíos que enfrentan los cuidadores de personas con demencia.

- Dele seguridad a su ser querido usando palabras tranquilizantes, como un mantra: *Aquí estás seguro. Todo está bien. Que bueno que estás aquí. Te quiero.* Lo que diga debe ser frecuente y debe ser sencillo, corto, y siempre igual.

- Grabe su voz o alguna otra voz conocida que sea tranquilizante. La grabación puede ser un compilado de historias cortas y significativas del pasado de la persona.

- De la misma manera, puede crear un video que se puede utilizar cuando la memoria de su ser querido le falla. Tocando el audio o el video una y otra vez puede ser reconfortante. Películas o música conocidas son otras opciones para que se conecte con lo familiar.

- Puede instalar un seguro a prueba de niños en la puerta del baño para preservar su propia privacidad, o puede utilizar un temporizador para calmar a la persona diciéndole *volveré en cuanto suene el timbre.*

Puntos Clave

- Acuda a una guardería para adultos de manera que su ser querido tenga más actividades y oportunidades sociales.

— 25 —

El Poder del Helado

Mi amor por el helado surgió cuando era pequeña—¡y nunca se ha ido!
—Ginger Rogers

Todos tenemos *días buenos* y *malos*. Todos hemos pasado momentos de estrés y frustración, cuando nuestra paciencia y juicio parecen llegar a su límite. Y también hemos desarrollado nuestras propias técnicas para lidiar con estas situaciones, atenuando el estrés y disipando la frustración.

Algunos nos alejamos de la situación y nos tomamos un tiempo para nosotros mismos; algunos dan un paso adelante y toman el control de la situación; otros rezan o meditan; otros usan ejercicio físico y actividades sociales para desahogarse. La mayoría de la gente combina las técnicas dependiendo del tipo y de la duración de lo que le provocó el estrés. Tenemos la capacidad de elegir nuestras propias estrategias para lidiar con los problemas. Nosotros tenemos ese poder.

Pero esto cambia en la demencia.

El cerebro afectado por la demencia tiene disminuidas las capacidades para procesar información. Las personas con demencia tienden a sentirse abrumadas por las actividades diarias que pudieron haber sido placenteras antes del inicio de la enfermedad: cenar con amigos o familiares, cambiar el tanque de gas de la barbacoa, hornear un pastel de chocolate alemán, empacar para una excursión de fin de semana, o ir de compras al supermercado con una lista. Todos tipos de actividades, aun aquellas consideradas rutina o placenteras antes de la demencia, pueden ser estresantes y frustrantes después de su comienzo. Imagine cómo se siente usted después de pasar toda la noche despierta, y aumente esos sentimientos exponencialmente.

La demencia no solo provoca que las actividades diarias sean agotadoras, sino que reduce en gran escala la capacidad de uno de mantenerse despierto y alerta hasta la hora de dormir. El cerebro afectado por la demencia se cansa con más rapidez, y el intento de procesar información le resulta más desafiante a medida que el día avanza, lo que lleva a un final del día difícil y complicado. Como resultado de una extrema fatiga cerebral, muchas personas muestran indicaciones de ansiedad a últimas horas del día, un estado conocido como *síndrome vespertino* (vea Capítulo 28). Por lo tanto, la demencia causa mayor frustración con todo tipo de actividades y eventos. Sería grandioso si aquellos afectados puedan advertir la acumulación de frustración y adoptar comportamientos autorelajantes, como la mayoría de nosotros haría (ej., tomarse un descanso, meditar, o tomar el control) en lugar de permitir que la frustración se acumule. Una persona con discapacidad cognitiva, sin embargo, simplemente no tiene consciencia de dichos sentimientos o de las habilidades para lidiar con ellos. La demencia ha erosionado esas habilidades.

Nunca escuchará a una persona con demencia decir, *Estoy frustrado, así que voy a caminar un poco por el parque para despejarme.* Esto no sucede. En cambio, cuando se frustran, las personas con demencia pueden enojarse, agitarse, inquietarse, llorar, quizás inquietamente caminar por la casa y hurgar en cajones y armarios. Usted, como cuidador, puede desconocer el motivo de la frustración, pero notará los efectos de lo que causó ese comportamiento. Los pacientes con demencia no pueden manejar sus reacciones frente a la frustración, entonces se portarán mal de alguna manera—probablemente a través de un comportamiento que no pueden controlar con sus habilidades cognitivas.

En este momento los cuidadores deben proyectar sus propios mecanismos de resolución de conflictos para ayudar a su ser querido a disipar la frustración. El paciente no tiene la iniciativa ni el conocimiento para hacerlo solo; depende del cuidador para reducir y aliviar el estrés. Necesita su ayuda para mitigar la frustración y guiarlo hacia un ánimo más calmado, alegre, y tranquilo.

En momentos como este, es bueno mantener su calma y seguir algunos pasos básicos: **Primero, intente identificar y neutralizar las posibles fuentes del estrés.** Identifique cuál es el problema y tome el control. Convierta el ambiente en un lugar seguro, apague el televisor, mande a los nietos a otra habitación, ajuste la luz y la temperatura del cuarto, y no insista en que haga algo que quizás no quiera hacer. A veces, un simple ajuste puede generar un gran alivio para quienes padecen de demencia. Aunque quieran, ellos mismos no pueden hacer esos ajustes solos.

La causa de la frustración también puede ser por un escenario ilusorio creado por la mente de la persona que sufre demencia y está lejos de la realidad. **No intente traer a su ser querido devuelta a la realidad.** Actúe como si las ilusiones y alucinaciones fueran reales, y reaccione conforme a ellas. Si el paciente ve *bichos en la recámara*, usted debe *matar* los bichos. Pero no cuente en que le pueda decir cuál es el problema: a menudo no lo sabe y depende de usted descubrirlo.

Y no se sorprenda si no ocurre nada, real o imaginario, que pueda desencadenar la frustración. La demencia en sí puede ser la causa.

Luego, debe consolarlo; hágale saber que todo está bien. Utilice palabras reconfortantes de manera sincera, como *todo está bien, estoy aquí contigo, te ayudaré, te quiero*. Sonría y acarícielo. El acto de tomarse de la mano, abrazarse, o simplemente sentarse uno al lado del otro puede reconfortarlo. El consuelo que proviene de un ser querido es un bálsamo poderoso para el paciente con demencia. Es un respiro muy necesario para uno que vive en la soledad, la incertidumbre, y la confusión del mundo de la demencia. Su amor y consuelo mejorará todo. Aunque las personas con demencia quizás no puedan procesar lógicamente lo que está sucediendo, pueden intuitivamente apreciar palabras, comportamientos, y sentimientos reconfortantes.

Y finalmente ¡Helado! Sí, el helado nos quita todas nuestras preocupaciones. Es reconfortante y delicioso y ¡hay un sabor especial para cada gusto! El helado transporta instantáneamente a las personas con demencia a tiempos más felices, cuando lo compartían con amigos y seres queridos en ocasiones especiales y alegres. Con la primera cucharada y con cada nuevo mordisco, el helado estimula los receptores de placer alocados en el cerebro y tiene el poder de provocar sentimientos reconfortantes, borrando todos los sentimientos negativos relacionados con la frustración. Y ¡la mejor parte!—la demencia les permite disfrutar del premio sin ninguna preocupación por las calorías, el aumento de peso, o las necesidades alimentarias. ¡No genera culpa! Para las personas con demencia, el helado es mucho más efectivo y seguro que Prozac o cualquier otra medicación.

- **S**i usted está cuidando de un ser querido con demencia, identifique cuál es su helado preferido, el cual nunca debe acabarse.

Puntos Clave

- Si tiene alguna preocupación alimentaria, compre las marcas de helado que cumplen con sus exigencias alimentarias. Existen muchas marcas de helado aptos para diabéticos. El helado también se puede encontrar bajo en grasas, bajo en calorías, sin azúcar, y libres de lactosa. Cualquiera sea el tipo o gusto de helado que prefiera, siempre tengalo en cantidad. Siempre.

- Así como una navaja suiza es invaluable en varias ocasiones, el helado es un elemento esencial de su kit para el cuidado de la demencia.

— **26** —

Lidiando con la Resistencia al Cuidado

Todo en el universo tiene ritmo, todo baila.
—Maya Angelou

Los pacientes con demencia pueden tener una noción general de que sus niveles cognitivos han disminuido, pero suelen ser inconscientes de cómo la demencia afecta su capacidad para vivir de manera independiente. Se dice que carecen de perspicacia. Aunque adviertan que se les va dificultando controlar sus facturas mensuales, no se darán cuenta cuando envían cheques en blanco por correo. Pueden darse cuenta de que los eventos sociales les resultan incómodos, pero quizás no se dan cuenta que suelen presentarse a la misma persona repetidas veces. Aún más, quizás estén convencidos de que pueden cuidarse a sí mismos y manejar su casa, pero no se fijan que hay comida podrida en el refrigerador o un montón de ropa sucia que se tiene que lavar.

Los cuidadores sin experiencia quizás señalan estas deficiencias a sus seres queridos, pero pronto aprenderán que hacerlo no solo no resuelve el problema sino que lo agrava, produciendo sentimientos de vergüenza y humillación, y reacciones de negación, mentiras, o simplemente obstinación. Después todos se molestan, y la irritabilidad se pone en marcha. Y por supuesto, las facturas siguen sin pagarse y la ropa sucia sigue amontonada.

La falta de perspicacia genera una resistencia al cuidado. Cuando no se reconoce la necesidad de ayuda es muy natural rechazar la asistencia. La mayoría de los cuidadores de personas con discapacidad cognitiva se encontrará con el problema de la resistencia al cuidado en algún momento, normalmente en las etapas tempranas e intermedias de la enfermedad.

Resistencia en Etapas Tempranas

En las etapas tempranas de la demencia, la resistencia al cuidado probablemente esté más relacionada con el deseo de mantener el control. Es aterrador pensar en renunciar al control de sus finanzas, a conducir, a participar en reuniones sociales, y tener que confiar en algún cuidador para organizar su calendario y completar las tareas del hogar. A esta altura, algunos pacientes harán todo lo posible por mantener su independencia y tomar sus propias decisiones. Y sus decisiones no son siempre las más coherentes.

Si ellos no tienen un cuidador que los ayude y verifique que sus actividades sean seguras y efectivas, quizás ni siquiera se den cuenta de los problemas que han comenzado. Una póliza de seguro de cuidado médico a largo plazo puede cancelarse por falta de pago. La mascota puede enfermarse por la falta de una dieta apropiada. O el motor del coche puede fallar por falta de cambio de aceite.

Resistencia en Etapas Intermedias

En las etapas intermedias de la demencia la resistencia al cuidado se vuelve más personal. Habiendo ya renunciado al control sobre las decisiones más importantes, los pacientes se aferran al control que pueden ejercer sobre elecciones diarias, las que incluyen qué vestir, qué y cuándo beber o comer, cuándo bañarse, dónde ir, y qué hacer con su tiempo libre. Cuanto más discapacitados cognitivamente son, peores decisiones personales tomarán. Y de nuevo, si no tienen la ayuda de un cuidador, los problemas comienzan a surgir muy rápidamente. Quizás deambulen y se pierdan; quizás dejen de beber agua y desarrollen infecciones en el tracto urinario o se deshidraten; quizás se encierren en una habitación de la casa y se nieguen a salir, aislándose.

Los pacientes con demencia necesitan ayuda. Sea que lo reconozcan o no, esta es su nueva realidad. Necesitan ayuda. Pero ¿cómo se puede ayudar a una persona que obstinadamente se niega a recibir ayuda, es decir, se niega al cuidado?

Los cuidadores, en general, deben desarrollar una comprensión sólida de la demencia, tanto como desarrollar nuevas habilidades comunicativas. En particular, cuando uno se encuentra con un paciente que se resiste al cuidado, es necesario desarrollar estrategias que ofrezcan el cuidado sin confrontar, ofender, o abrumar al paciente. Aquí tiene algunas estrategias que pueden ser útiles:

No Discuta, Razone, ni Explique

- **Considere sus puntos de vista.** Esto no se trata de tener razón; se trata de ayudar a una persona con una grave discapacidad. La persona con demencia no podrá seguir un razonamiento lógico, así que no trate de convencerlo o explicarle las razones por las que debe aceptar su ayuda.

- **Haga una evaluación completa** de las condiciones que rodean el rechazo al cuidado. ¿El rechazo se basa en viejos hábitos o situaciones que sucedieron durante su juventud? Tenemos el dicho que *los viejos hábitos mueren lentamente*, pero en la demencia uno podría decir que *los viejos hábitos resurgen*. Para explorar los motivos de la resistencia, debe conocer bien quién es la persona y cuales son sus antecedentes personales.

- **Considere la posibilidad de limitaciones físicas.** ¿Tiene dolores artríticos o deficiencia auditiva o visual? Recuerde que en casos de demencia puede ser que la persona no sabe cómo identificar su molestia.

- **Escoja sus batallas.** ¿Es una cuestión de seguridad o más bien preferencia personal? ¿Es realmente necesario bañarse todos los días? ¿O puede ser que un baño con esponja entre baños es suficiente? ¿Se puede adaptar la actividad para que sea más disfrutable? No insista tener la razón solo por tenerla. Haga lo que es realmente lo mejor para la persona, tomando en cuenta sus limitaciones.

- **Escoja el momento adecuado.** Para lograr alguna tarea o algún cuidado, sugiera la actividad cuando su ser querido esté lo más tranquilo. En general, los cerebros afectados por la demencia funcionan mejor por la mañana justo después de un par de horas de sueño profundo, y no por la tarde después de los esfuerzos que ha hecho durante el día por darle sentido a todo. No sugiera una actividad cuando sea probable que se sienta demasiado cansado.

- **Ofrézcale opciones.** Hágale sentir a su ser querido que participa en la toma de decisiones. Quizás no pueda escoger qué ropa vestir, pero puede responder a preguntas como *¿Quieres la camisa roja o la azul?*

- **Use frases visuales y no verbales.** Una nota del médico que diga *No maneje* puede ser mucho más efectiva que usted diciéndole que no conduzca.

- **Sea sutil y delicado.** El paciente no tiene que saber cuánto le ayuda usted. La ropa puede lavarse cuando el paciente salga a almorzar, el cuidador puede revisar el correo antes de entregárselo a él, puede contratar a un cuidador profesional con el pretexto de *ayudar con la limpieza*, y los medicamentos recetados pueden llamarse *vitaminas*.

- **Puede usar cuentitos** o inventar una historia sencilla para darle tranquilidad. Si el paciente no quiere ir al médico, puede decirle que algunos cambios en el seguro médico ahora lo requieren. Si quiere manejar dígale que el coche está descompuesto y sería mejor esperar hasta que los repuestos se hayan instalado.

- **Aprovéchese de la ayuda de profesionales.** El consejo de un abogado, doctor, o de un agente oficial tendrá más peso que el suyo.

- **Ponga en práctica los sistemas para ayudarlo a lidiar** con la pérdida de la independencia. Coordine servicios de traslados; use sistemas de localización GPS; pídale a amigos o familiares que ayuden mantener a su ser querido activo en sus relaciones sociales. Póngase en contacto con la oficina local de la Asociación del Alzheimer para conocer mejor los recursos que existen en su comunidad y desarrollar sus estrategias para el éxito del cuidado que brinda.

- **No se rinda.** Siempre puede volver a intentarlo más tarde u otro día.

Recuerde que con el tiempo la resistencia al cuidado mejora, ya que se vuelve inusual en las etapas avanzadas de la demencia, cuando es más probable que el cuidador ajuste su estrategia y sus expectativas del paciente.

Sobre todo, asegúrese de descansar y participar en actividades agradables y divertidas. Cuidar de un ser querido con demencia es un proceso largo y arduo, con muchos altibajos. Debe usted cuidarse bien primero y luego ser el cuidador. No quiere agotarse; tómeselo como una carrera de larga distancia, no de velocidad.

Puntos Clave

Para casos extremos en los que existe una continua resistencia al cuidado, consulte con su neurólogo. Existen medicamentos seguros y efectivos que pueden aliviar la ansiedad causada por la demencia y reducir la irritabilidad relacionada con el rechazo al cuidado.

— 27 —

La Batalla del Baño

El aseo y la religión van de la mano.
—P. J. O'Rourke

La hora del baño de su ser querido. Con solo pensarlo, el cuidador siente escalofríos. La discusión, el llanto, y la lucha inevitable, los resultados catastróficos . . . los cuales pueden llevar los días más felices a un fin amargo.

El aseo personal es importante. Los cuidadores saben que bañarlos es un aspecto muy importante del cuidado, y que no bañarlos aumenta el riesgo de sarpullidos, enfermedades de la piel, infecciones del tracto urinario, y otros estados dolorosos y poco placenteros—incluso el mal olor. Los cuidadores comprenden la necesidad, sienten la urgencia, y son firmes: *se deben bañar.*

Los pacientes con demencia, sin embargo, pueden ver las cosas de distinta manera. Al comienzo de la Etapa 5 de la demencia, la logística de bañarse—con sus rituales arduos, horarios, secuencias, artefactos, y procedimientos—se vuelve demasiado complejo. Lo que solía ser tiempo placentero dedicado al aseo y cuidado personal lentamente se convierte en una tarea molesta, y las personas con discapacidad cognitiva empiezan a descuidarlo. En la Etapa 6 el baño no solo es difícil, pero la razón para bañarse se vuelve completamente elusiva. *¿Por qué debería bañarme? Me siento bien.*

Más allá de la incapacidad de comprender la necesidad de bañarse, los pacientes con demencia pueden considerarlo incómodo y hasta aterrador: el baño está frío, el sonido del agua es demasiado fuerte y lo lastima, desnudarse lo avergüenza, jabón en los ojos lo ciega, el equilibrio le falla y tiene la sensación de caerse. Además, algunos pacientes tienen dificultad en diferenciar temperaturas frías y calientes, mientras que otros sienten que el contacto con el agua es desagradable. Por consecuencia, bañarse se puede considerar como una forma de tortura sin sentido.

Y por lo tanto, la lucha comienza: el cuidador permanece determinado y el paciente inflexible:

Cuidador, decidido: *Es hora de tomar un baño.*

Paciente, inmóvil: *Ya me bañé.*

Cuidador, frustrado: *No, no lo has hecho. Llevas dos días sin bañarte.*

Paciente, inmóvil: *Estoy bien. No tengo que bañarme.*

Cuidador, exasperado: *Sí, lo necesitas. Hueles mal.*

Paciente, inmóvil, ofendido, y enojado: *Tú hueles mal. Déjame en paz.*

Discusiones como estas suceden a diario. La diligente determinación del cuidador en ocuparse del aseo del paciente, chocando contra la firme decisión del paciente de no involucrarse en un proceso incómodo y aparentemente innecesario.

No Discuta, Razone, ni Explique

Los cuidadores deben recordar la primera regla del cuidado de la demencia: *no razone.* No porque su ser querido no quiera comprender sus motivos, sino porque la demencia misma hace que el razonamiento sea imposible. Esto es parte de su discapacidad. ¿Le pediría a alguien en silla de ruedas que se *levante y camine*?

En lugar de intentar convencerlo de la necesidad de bañarse, el cuidador debe primero analizar las posibles razones de por qué bañarse se ha vuelto tan objetable. ¿Bañarse es difícil, complicado, aterrador, incómodo, vergonzoso, o desagradable? ¿Qué se puede hacer para que sea menos desagradable y más tolerable, manteniendo la seguridad tanto para el paciente como para el cuidador?

Medidas de Seguridad en el Baño

Muchos accidentes y caídas que suelen suceder en el baño pueden evitarse con las precauciones correspondientes. Asegúrese de que el baño es accesible para una persona que demuestra cambios en su movilidad y percepción, ambos relacionados con la demencia, así como también al proceso normal de envejecimiento. Elimine todos los obstáculos para ingresar y salir de la tina o la ducha. Si se necesita remodelar, llame a un contratista para que le instale una ducha sin borde o una bañera al ras. Incluya pisos antideslizantes así como también accesibilidad al lavabo e inodoro en su plan de remodelación. Instale barras de seguridad y una regadera de mano en la ducha, y utilice una silla acolchonada para que se pueda sentar. Quite la cerradura de la puerta del baño para que su ser querido no se encierre accidentalmente (o intencionalmente) y lo deje a usted afuera. Asegúrese de que los secadores y rasuradoras eléctricos están fuera del alcance. Use únicamente alfombras de baño antideslizantes junto a la tina o la ducha; quite cualquier alfombra pequeña que puede causar un resbalón. Acomode el desorden.

Recuerde que entrar y salir de una tina resbalosa será sumamente difícil para la persona con poca movilidad y equilibrio, e incapacidad para razonar. Asegúrese de ayudar tanto como se necesite.

Comodidad y Ambientación del Baño

Ahora prepare el baño. Asegúrese de que el lugar esté bien iluminado y cálido. Si a la persona con demencia le preocupa *la persona extraña* en la habitación, quite los espejos y reemplácelos con una decoración alegre.

Organice el jabón, el paño, la toalla, y la ropa limpia en el orden en que se deben utilizar. Considere utilizar un calentador de toalla. Si el paciente puede sentarse en la tina, use menos agua y ajuste la temperatura del agua de acuerdo con su gusto. Si no puede sentarse en la tina, use una silla para baño. Use cortinas y batas para mejorar la privacidad. Toque música relajante de fondo. Persuádalo: *Te prepararé tu desayuno preferido después del baño.* Haga todo lo posible para que el proceso sea atractivo, manejable, y tentador.

El baño está listo, ahora es el momento de invitarla.

El Baño

¿Cuál es el mejor momento del día para bañarse? Considere sus hábitos previos y el momento del día en que el paciente se encuentra más relajado. Intente no frustrarse demasiado si el paciente se niega a tomar un baño, su ansiedad puede que se contagie. Espere e intente más tarde. Puede escribir las instrucciones para bañarse en una receta médica, o empoderelo ofreciéndole opciones sencillas: *¿Quieres un baño o una ducha?* Simplifique la tarea cuanto sea posible. Tómese el tiempo, no se apure. Guíelo poco a poco en cada paso. Use señales simples y términos respetuosos. Deje que sienta la temperatura del agua antes de entrar. Dele una toallita para que la sostenga durante el baño. Motívelo diciendo cosas como *que rico se siente el agua* o *¡que agradable es esto!* Asegúrese de que está cubierto y calientito al secarse; ofrézcale un premio o un paseo en coche. Haláguelo y felicítelo por lo guapo que se ve y lo aromático que está después de bañarse. Si usted muestra una buena actitud, probablemente lo contagiará.

Si bañarse continúa siendo difícil, no lo bañe todos los días. Lo puede bañar parcialmente con una esponja de vez en cuando. Separe la tarea de lavarse el cabello y bañarse. Se puede lavar el cabello con una ducha de mano, en el lavabo o en un salón de belleza o, de vez en cuando con champú seco. También puede fijar un horario para bañarse. Anótelo en la pizarra o en un calendario. Permita que lo tache de la lista para que sienta orgullo por haber completado la tarea.

Algunas agencias de atención domiciliaria pueden proporcionar cuidadores profesionales para ayudar con el baño. Puede ser que su ser querido sea menos resistente a bañarse con un profesional.

Si se niega rotundamente a bañarse y el costo del aseo es intolerable, consulte con un médico. Como último recurso, hay medicamentos que pueden ayudar con la resistencia al cuidado.

El aseo personal es un asunto personal. A pesar de que una persona con demencia claramente necesita ayuda, la intromisión del cuidador en decirle al paciente qué hacer o que lo acompañe en el baño puede ser molesto. Sea sensible a sus sentimientos y facilite un ambiente tranquilo, motivador, y respetuoso. Bañarse no debe ser una lucha, pero requiere su comprensión, paciencia, respeto, y perseverancia.

Puntos Clave

- Recuerde que una ducha al ras es más accesible que una regular para una persona cuyo equilibrio, movilidad, y percepción están fallando.

- Si usa una tina, es indispensable tener una silla para baño que sea cómoda. Siempre ayude al paciente a entrar y salir de la tina, o a ponerse de pie y sentarse.

- Ofrézcale opciones básicas. Pregúntele: *¿Quieres tomar un baño o una ducha? ¿Prefieres bañarte ahora o después de tu té?*

- Tenga en cuenta que puede considerar bañarse como angustioso. Distráigalo para prevenir que se ponga ansioso. Por ejemplo, toque música relajante o canten juntos mientras él se baña. Si se resiste a bañarse, distráigalo un rato e inténtelo de nuevo más tarde.

- Llene la tina con 9 o 10 centímetros de agua. Luego evalúe su reacción al meterse. Puede ser mejor llenar la tina una vez que se haya sentado.

- Siempre proteja su dignidad y privacidad. Intente ayudarle a sentirse menos vulnerable cubriéndole con una toalla mientras se desviste.

- Si es posible, consiga alguien conocido del mismo sexo para que lo ayude. Cubra o quite los espejos si el reflejo le lleva a pensar que hay una persona extraña en la habitación.

- Sea flexible. Si es necesario, permítale entrar a la tina o la ducha con la ropa puesta. Quizás quiera desvestirse una vez que su ropa está mojada.

- Tenga en cuenta que cambiarse de ropa con o sin el baño puede ser un problema también. Los pacientes con demencia suelen insistir en usar la misma ropa día tras día. Puede vestir la misma camisa por varios días, sin importar las manchas que tenga; los pantalones, ropa interior, calcetines, y chaquetas pueden permanecer sin cambiarse durante semanas; y por supuesto, uno se preocupa por la higiene tanto como por el mal olor. Prepárese para sacar la ropa sucia del baño mientras se baña o se pone su pijama, cambiandola por ropa limpia.

- No discuta. Si el paciente quiere usar los mismos pantalones todos los días, compre un segundo par del mismo estilo y color y reemplace los pantalones usados con unos idénticos mientras se baña. Los clósets de pacientes con demencia suelen estar llenos de varias versiones de ropa idéntica.

— 28 —

Un Nuevo Vistazo al Síndrome Vespertino

Hay una calidad especial en la soledad del atardecer,
una melancolía más melancólica que incluso aquella de la noche.
—Ed Gorman

Después de todo un día de trabajo, Licha regresó a casa y encontró a Georgina, su madre, inconsolable. Llorando y caminando frenéticamente por toda la casa, media desorientada y buscando algo que sencillamente no existía. Georgina no podía explicar qué era lo que la molestaba, simplemente lloraba y repetía lo mismo: *No tengo con qué alimentarlos*, lo que para Licha no tenía sentido. Licha no podía hacer que su madre entrara en razón y no se le ocurría la manera de aliviar la angustia de su madre. Se sentía completamente inútil.

Georgina tiene demencia de Alzheimer y estaba en pleno *síndrome vespertino*.

El síndrome vespertino se manifiesta en ciclos de aumento de confusión, ansiedad, agitación, necesidad de caminar de un lado a otro, paranoia, y desorientación, y afecta a las personas en etapas intermedias a avanzadas de la demencia. Aunque mayormente ocurre al final del día o al anochecer (de ahí viene el nombre *síndrome vespertino*), parece no estar relacionado a la puesta del sol, como se creía anteriormente. Algunos pacientes con demencia pueden experimentar el síndrome vespertino a partir de la 1 de la tarde o incluso a las 11 de la noche. Algunos estudios indican que el número de personas con la enfermedad de Alzheimer que sufren el síndrome vespertino puede llegar a dos de cada tres personas.

Las causas del síndrome vespertino no se comprenden del todo. La demencia altera el ritmo circadiano—el reloj interno—el cual puede estar asociado al síndrome vespertino. Sin embargo, algunos estudios han concluido que el síndrome vespertino no se relaciona con los trastornos del sueño. Los testimonios de algunos familiares cuidadores tanto como cuidadores profesionales muestran que el síndrome se relaciona más con el agotamiento mental.

Un cerebro agotado por la demencia se esfuerza constantemente para navegar por su medio ambiente y mantener sus niveles de funcionamiento a lo largo del día. Los cuidadores notan que los pacientes están en su mejor momento por la mañana después de haber dormido, cuando el cerebro está más descansado. A medida que el día avanza hay un decaimiento significativo en la tolerancia a los estímulos, con el cerebro luchando por lidiar con el estrés de las actividades diarias. Llega un momento en que el cerebro simplemente ya no puede lidiar más y parece tener una falla. Cuando eso sucede, hay una pérdida dramática en la capacidad de diferenciar la realidad del sueño o de algún recuerdo del pasado, y puede resultar en agitación y ataques emocionales incontrolables, ya sean leves a severos. Se expresa como una corriente de pensamientos desconectados, ansiosos, e irracionales.

Muchos factores pueden contribuir a la gravedad de los síntomas del síndrome vespertino, entre ellos, la ausencia de una rutina fija, falta de sueño, cansancio físico, cambios en la dieta o en la ingesta de líquidos, o la influencia negativa de un cuidador estresado. El síndrome vespertino puede ocurrir con mayor frecuencia cuando el paciente está fuera de sus entornos conocidos, por ejemplo, durante un viaje de vacaciones o durante una permanencia en el hospital. Los pacientes que tienen antecedentes de abuso de alcohol y sustancias se los conoce por tener casos más graves del síndrome.

Estos síntomas se pueden mitigar y controlar mediante la incorporación de ciertas rutinas y estrategias:

- **Programe siestas regulares a primeras horas de la tarde.** Una bonita siesta diaria después del almuerzo puede ser suficiente para recargar el cerebro para que funcione mejor por el resto del día.

- **Mantenga un horario de rutina.** Motive a la persona con demencia a seguir rutinas regulares tanto como sea posible, que incluyan comidas, levantarse, y acostarse de noche. Esto permitirá un mejor descanso durante la noche.

- **Planifique días más activos.** Una persona que descansa la mayor parte del día es probable que no pueda dormir de noche. Planifique actividades más desafiantes por la mañana—como citas con el médico, salidas placenteras, ejercicios, o su aseo personal. Promueva el ejercicio diario bastante antes de la hora de dormir (al menos cuatro horas).

- **Evite estimulantes y cenas pesadas.** Evite la cafeína, la nicotina, y el alcohol. Almuerce bien pero cene comida sencilla.

- **Mantenga la casa bien iluminada durante la noche.** La iluminación adecuada puede reducir la agitación que ocurre cuando los alrededores se ven oscuros o desconocidos. Encienda o programe temporizadores para encender las luces mucho tiempo antes de que realmente oscurezca.

- **Utilice terapias relajantes.** Las terapias que utilizan música, aromas, mascotas, masajes, y arte pueden ser muy relajantes y reducen el estrés.

- **Reduzca los estímulos.** Limite las distracciones del ambiente especialmente durante la tarde, como el televisor, la llegada de niños, cortadoras de pasto, tareas del hogar, música a todo volumen, etcétera.

- **Sea consciente de su propio agotamiento mental y físico.** Si usted se está estresando llegando el atardecer, el paciente puede sentir y reflejar su estrés. Procure dormir bien cada noche o descansar cuando el paciente toma su siesta para conservar su propia energía.

- **Permita que pasee.** Si el paciente tiene el impulso de pasearse por la casa nerviosamente, permítalo bajo su supervisión. Intente redirigir sus pasos hacia un destino determinado, quizás la cocina o la sala para romper el ciclo. Salga a caminar si el clima se lo permite—esto puede reducir el insomnio.

- **Mantenga un diario.** Intente registrar todo lo que sucede durante sus momentos vespertinos. ¿A qué hora fue? ¿Quién estaba presente? ¿Qué había sucedido antes del incidente emocional? Normalmente, surge un patrón que puede ayudar al médico a identificar los desencadenantes del síndrome y controlar mejor la situación.

- **Consulte con su médico** acerca de los mejores momentos del día para tomar la medicación. Cuando las intervenciones en su comportamiento y los cambios ambientales no funcionan, algunos pacientes con demencia necesitan medicamentos (que incluyen antipsicóticos y antidepresivos) para liberarlos de la agitación. La medicación debe ser administrada bajo supervisión directa de un médico y deben tomarse en cuenta los síntomas del síndrome vespertino cuando se intenta determinar el tiempo ideal para ingerirlos.

- **Ofrézcale helado.** El helado suele evocar buenos recuerdos y produce una sensación de bienestar. Puede ser una herramienta poderosa para relajar el cerebro inquieto y para establecer la tranquilidad. De esta manera el cuidador puede desviar la atención negativa de su ser querido hacia una dirección más positiva. ¡Nunca se quede sin helado! (Vea Capítulo 25)

Y finalmente, aunque el paciente tiende a agitarse durante el anochecer no debe automáticamente asumir que tiene el síndrome vespertino. El síndrome suele seguir un patrón y se repite en el mismo momento del día. Si el comportamiento es nuevo y apareció repentinamente, llame a un médico para que verifique si hay posibles infecciones (especialmente infecciones del tracto urinario) o deshidratación. Muchos pacientes no pueden informar si sienten dolor, por lo que su cuidador debe verificar que no exista dolor por artritis, constipación, acidez, o que pase mucho tiempo sentado en una posición incómoda. Los delirios causados por arrebatos de enfermedades crónicas como la diabetes o enfermedades cardíacas, hepáticas, o renales también pueden causar inquietud y agitación. Además, el doctor debe revisar si existe alguna interacción entre medicamentos que puedan causar la agitación.

- Acérquese al paciente de manera calma; un enfoque suave, comprensivo, y simple es siempre más efectivo que órdenes o razonamientos
- Evite explicaciones
- Evite discutir
- Consuélelo diciendo que *todo está bien*
- No use restricciones físicas; si la persona quiere pasear, permítale hacerlo bajo su supervisión
- Asegúrese de que la persona está protegida de herirse a sí mismo; quite utensilios o herramientas filosas y otros objetos peligrosos
- Recuerde que música, masajes, y lecturas relajantes pueden ser calmantes
- Sutilmente cambie de una habitación a otra para interrumpir y distraerlo de la ansiedad

Puntos Clave

- Ofrézcale su premio favorito; ¡Recuerde el poder de la terapia del helado!

— 29 —

Las Mejores Prácticas para Enfrentarse a las Alucinaciones

Una alucinación es un hecho, no un error;
erróneo es el juicio que emitimos.
—Bertrand Russell

Insectos que se arrastran debajo de la cama y suben por sus piernas; fragmentos de vidrio que flotan dentro de su vaso de agua; teléfonos que suenan pero no hay respuesta al contestar; personas que entran y gritan en su recamara a medianoche . . . ¡Las alucinaciones pueden ser bastante perturbadoras!

Lamentablemente, las alucinaciones son un síntoma común de la demencia. Aproximadamente 50% de los pacientes que padecen de Alzheimer tendrán alucinaciones, con mayor frecuencia durante las etapas intermedias y avanzadas de la enfermedad (Etapas 5 y 6). Aquellos pacientes que padecen de síntomas vespertinos tienen una mayor incidencia de sufrir de alucinaciones. Las alucinaciones son a menudo el primer síntoma claro en la enfermedad de demencia de cuerpos de Lewy; es un síntoma que afecta a dos de cada tres pacientes. En otras afecciones relacionadas con la demencia, como la demencia vascular, las alucinaciones pueden o no estar presentes en cualquier etapa.

A diferencia de los delirios (que son un conjunto de creencias falsas inquebrantables), las alucinaciones son sensaciones que parecen reales pero que en realidad se crean en el cerebro. Las alucinaciones a menudo son visuales y auditivas, pero también se han documentado alucinaciones olfativas y táctiles. Algunas alucinaciones son inofensivas y parecen no ser amenazantes; algunos pacientes incluso se divierten con ellas. Sin embargo, también pueden ser atemorizantes y amenazantes, desencadenando comportamientos defensivos que pueden ser perjudiciales para el paciente y otros. ¡No es raro que un paciente salga corriendo de su casa a medianoche para *escapar de intrusos*, o que rechaze su bebida o comida porque hay *insectos en el plato!* Las experiencias alucinatorias pueden incluir la detección de la presencia de personas o animales, así como la sensación de estar flotando o cayendo. Los pacientes que sufren alucinaciones tienen un mayor riesgo de ansiedad, ataques de pánico, agitación, y problemas de comportamiento.

Al igual que en los sueños, las alucinaciones a menudo mezclan fragmentos de experiencias reales pasadas (los propios recuerdos) con acontecimientos que se ven en las noticias o en los programas de televisión. Estos fragmentos se unen por fuertes sentimientos como el amor, el miedo, o el odio. Una mujer de California insistía en esconderse debajo de su cama porque escuchaba *cómo explotaban las bombas*; en realidad ella había vivido en Londres durante los ataques aéreos alemanes de la Segunda Guerra Mundial. Aunque el bombardeo fue una alucinación, el miedo relacionado con él provino de un recuerdo muy real.

Ver a un ser querido sufrir de alucinaciones es sumamente angustiante para el cuidador. Su primer instinto es explicarle al paciente que su experiencia no es real. Esto, sin embargo, a menudo solo aumentará el sentido de urgencia y agitación del paciente. Para él, en ese momento, la alucinación es real. ¡*Caen bombas!* ¡*Hay insectos!* ¡*Hay intrusos!* El cuidador se sentirá impotente para combatir a un enemigo imaginario mientras lidia con su consecuente miedo y ansiedad.

Cuando se encuentre con alguien que sufre una alucinación aterradora, primero **manténgase en calma**. Intente comprender la naturaleza de la alucinación y los sentimientos asociados con ella. No intente desmitificar o explicar la alucinación. La validación es clave. Intente involucrarse en la alucinación, hágala real también para usted, de modo que pueda actuar como un aliado de su ser querido frente a la amenaza percibida. Él apreciará su calma y compañerismo y aceptará cualquier medio creativo que emplee para neutralizar la amenaza. Involúcrese en la alucinación, luego guíelo.

Si *hay intrusos*, puede esconderse con su ser querido en un lugar seguro y, de manera convincente, asegúrele que *llamará a la policía*. Si *los insectos se arrastran* a su alrededor, *atáquelos con una botella de spray* (llena de agua) y, con la ayuda de su ser querido, los puede *exterminar*. Si *caen bombas*, probablemente deberían refugiarse en el sótano o debajo de la cama y ofrecerle un casco protector que podría usarse incluso *cuando el bombardeo se ralentice y cese.*

Cada alucinación es única. Sea creativo. Encuentre su propia forma de neutralizar la amenaza y bríndale apoyo y tranquilidad. Y tan pronto como se sienta más seguro, haláguelo. En esta situación, un cono de helado puede ser más efectivo que cualquier medicamento.

Aunque a veces son benignas, las alucinaciones pueden tener consecuencias graves y reales. Por lo tanto, los pacientes deben ser evaluados por un especialista para un tratamiento. Las alucinaciones generalmente se tratan con medicamentos antipsicóticos. Dadas las complejidades de la demencia y la gran cantidad de enfermedades relacionadas con la demencia, asegúrese de que el médico que receta los medicamentos sea un especialista con amplia experiencia en la atención de la demencia, preferentemente un neurólogo.

No demore en buscar tratamiento médico. Cuanto antes se implemente una estrategia de tratamiento, mayor será la probabilidad de obtener un resultado positivo. No espere que llegue una crisis para buscar ayuda; la mayoría de los tratamientos requieren titulación de las dosis (comenzando con dosis mínimas y aumentando en pequeñas proporciones hasta alcanzar la dosis óptima); esto no se puede acelerar en plena situación de emergencia. Debido a que los cambios relacionados con la demencia son progresivos, lo que podría afectar la idoneidad y eficacia del tratamiento, los medicamentos también deben ser reevaluados cuidadosamente de manera regular.

Algunas familias son reticentes a usar medicamentos para aliviar los síntomas psicológicos de la demencia.

Si bien es cierto que no existen medicamentos aprobados por la Administración de Medicamentos y Alimentos (FDA, según sus siglas en inglés) para este propósito específico, los expertos han identificado varios medicamentos que son seguros y efectivos **cuando se usan adecuadamente**. La dosis y la combinación correcta puede calmar a una mente afectada por alucinaciones y mejorar su bienestar general.

Sobre todo, no subestime el problema.

Con el apoyo de su neurólogo y manejando la situación con calma, el cuidador puede mantener las alucinaciones bajo control y asegurar y relajar a su ser querido.

Mayores errores en el manejo de las alucinaciones:

Puntos Clave

- Intentar convencer al paciente de que la alucinación no es real
- La falta de reconocer la alucinación y de participar en ella para validar la experiencia
- Ignorar la situación
- No dar un consuelo reconfortante
- Demorar demasiado en buscar asistencia médica
- Seguir el consejo de profesionales médicos insuficientemente calificados
- No ajustar las expectativas
- No realizar la titulación de dosis
- Falta de seguimiento adecuado con reevaluaciones médicas a medida que progresa la demencia.

Cuando consulte al médico, lleve notas que incluyan:

- El tipo y la naturaleza de las alucinaciones
- La hora del día y su contexto (siesta, comida, ejercicio) para identificar posibles patrones o desencadenantes
- Cuánto tiempo duró
- Cómo reaccionó la persona (angustia, miedo, euforia, diálogo con una persona imaginaria, etc.) y las palabras con que describió lo que sucedía
- Medicamentos y dosis actuales, incluyendo suplementos y medicamentos sin receta
- Historial médico, incluyendo las afecciones auditivas o de visión anteriores y problemas de salud mental
- Uso de alcohol u otras drogas recreativas.

— 30 —

Su Tercer Desafío: Tratamiento de los Síntomas Psicológicos y Conductuales

*La memoria tiene tantos estados de ánimo como tiene el temperamento,
y cambia su escenario como un diorama.*
—George Eliot

La demencia afecta todos los niveles de funcionamiento cerebral. Cambia los patrones de pensamiento, la memoria, la capacidad para comunicarse y usar el lenguaje, la percepción, el juicio, y la capacidad de razonamiento. También altera el comportamiento y causa trastornos psicológicos. Los síntomas psicológicos y conductuales de la demencia (SPCD) se definen como evidencias y síntomas de alteraciones de percepción, pensamiento, estado de ánimo, o comportamiento que ocurren con frecuencia en pacientes con demencia.[86]

Cuatro de cada cinco pacientes que tienen demencia[87] presentarán alguna forma de SPCD.

Muchos de estos síntomas se pueden observar incluso antes del diagnóstico de la demencia. De hecho, su observación de SPCD puede haber sido la causa de buscar atención médica. Los síntomas de SPCD más comunes en la demencia prematura son la depresión, el aislamiento social, la ansiedad, y los trastornos del sueño. Los síntomas conductuales y psicológicos pueden aumentar en número y gravedad a medida que progresa la demencia y pueden incluir agitación, irritabilidad, alucinaciones, delirios, paranoia, y agresividad (Cuadro 30.1).

Los SPCD pueden ser sumamente angustiantes para los pacientes y sus cuidadores por igual, causando un estrés significativo para el cuidador. Si no se proporciona un tratamiento, los SPCD producen una disminución de los niveles

Cuadro 30.1. Posibles Síntomas Relacionados con SPCD.

Categoría	Síntoma	Descripción
Apatía	Exclusión social	Falta de interés en actividades sociales que antes eran placenteras
	Falta de motivación	Falta de iniciativa, sin motivación para participar en cualquier actividad
Depresión	Tristeza	Profunda tristeza con o sin una razón aparente
	Episodios de llanto	Llanto prolongado que no se puede calmar
	Desesperación	Sensación de que todo está mal y que nunca se puede solucionar
	Ansiedad	Sentimientos molestos y de temor por eventos anticipados (reales o no), a menudo acompañados por pánico y nerviosidad
	Baja autoestima	Repetidas declaraciones de baja autoestima, (*soy un estúpido*, o *no soy lo suficientemente bueno*); sentimientos de culpa
	Pensamientos rumiantes	Enfoque compulsivo sobre los síntomas de las propias aflicciones y en sus posibles causas y consecuencias, sin ningún interés en solucionarlas
	Pensamientos suicidas	Repetidas manifestaciones del deseo de acabar con su vida
Agitación	El deambular o caminar sin rumbo	Deambular dentro o fuera del hogar, sin propósito particular o destino
	Deambulación errática	Trazando sus pasos sobre el mismo camino repetidas veces
	Inquietud	Sensaciones de malestar y cambios com-compulsivos de sus actividades (posiblemente relacionadas con el Síndrome de Piernas Inquietas)
	Seguimiento	Seguir al cuidador incansablemente
	Acciones o comportamientos repetitivos	Perseverancia: preguntas repetitivas, retorciendo las manos, vocalizaciones, empaque/desempaque, vestirse/desvestirse, hurgar
	Acaparamiento (Síndrome de Acumulación)	Acumulación compulsiva y dificultad para descartar posesiones innecesarias, causando angustia significativa y creando desorden más allá de lo normal
	Gritos	Vocalizaciones fuertes sin razón aparente; los episodios pueden durar solo unos minutos o durante horas

Categoría	Síntoma	Descripción
	Insomnio	Dificultad para dormir, deambulación, agitación durante la noche
	Comportamiento sexual inapropiado	Comportamientos sexuales explícitos en público (ej., exponerse, manoseos, hacer comentarios y avances sexuales inapropiados a otros, incluidos los familiares y cuidadores; masturbación en público)
	Manía	Momentos de gran excitación y euforia, incluyendo ideas grandilocuentes, lenguaje acelerado, pensamientos desconectados y acelerados, aumento del deseo sexual, desinhibición, aumento de la energía, hiperactividad, falta de criterio, y comportamiento social inapropiado
Agresión	Resistencia agresiva al cuidado	Actitud belicosa e irritable; agresión verbal o física hacia los cuidadores al dar atención (principalmente durante los cuidados personales como ducharse e ir al baño)
	Hostilidad acusatoria	Repetidos reproches acusatorios al cuidador de asuntos insignificantes (como su apariencia o comportamiento); hacer acusaciones que pueden ser reales o imaginarias
	Agresión verbal y agresión física	Maldiciones, lenguaje ofensivo, comentarios hirientes; golpear, abofetear, pegar, pellizcar, escupir, patear, morder; puede utilizar objetos disponibles, como armas. **Tenga cuidado con las armas; retire cuchillos, tijeras y pistolas del hogar**
Psicosis	Alucinaciones	Falsas percepciones sensoriales, como ver cosas que no están allí o escuchar sonidos que no existen
	Ilusiones	Fuertes presunciones falsas (ej., de *personas robando; este no es mi hogar; mi familia me ha abandonado; o mi cónyuge me es infiel)*
	Paranoia	Sentimientos intensos y pensamientos de desconfianza o sospecha, a menudo relacionados con persecución, amenaza, o conspiración
	Identificaciónes erróneas	Percepciones erróneas: la interpretación equivocada de su propio reflejo en el espejo, la identificación incorrecta de los demás, la creencia de que el cónyuge es un impostor (Síndrome de Capgras), errores de percibir eventos ficticios como reales, sentir la presencia de personas que no existen (Síndrome del Huésped Fantasma)

de funcionamiento, una disminución de la calidad de vida tanto para el cuidador como para el paciente, un mayor costo de la atención necesaria, y una institucionalización prematura.[88] La paranoia y la conducta agresiva se encuentran entre las principales causas de la internación en un asilo de cuidado especializado para los pacientes con demencia.

Muchas de las estrategias de atención que hemos examinado en los capítulos anteriores de este libro se reconocen como terapéuticas y necesarias para el bienestar del paciente. Como grupo, estas estrategias de atención tienen un objetivo específico: reducir el riesgo del SPCD.

Las estrategias no farmacológicas son necesarias y deben usarse para reducir la incidencia y la intensidad del SPCD. Esto incluye observar una rutina establecida, mantener el ambiente hogareño tranquilo y sin obstáculos, evitar la confusión, hacer ejercicio con regularidad, promover interacciones sociales, participar en actividades relacionadas con el arte y la música, utilizar enfoques de comunicación que aborden los sentimientos en lugar de la razón, hacer cambios nutricionales, y fomentar buenos hábitos de sueño. Cuanto más cumpla el cuidador con estas recomendaciones, lo menos probable es que el paciente sufra las complicaciones del SPCD.

SPCD puede manifestarse en cualquier etapa de la demencia, independientemente de la enfermedad subyacente. Es probable que los pacientes de Alzheimer padezcan de apatía y depresión en las etapas iniciales, y de agitación y psicosis en las etapas avanzadas. Es notable que en la Etapa 6 los pacientes de Alzheimer se ven más afectados por delirios, alucinaciones, y paranoia, mientras que raramente muestran un comportamiento agresivo.

A menudo, los pacientes con cuerpos de Lewy muestran síntomas de alucinaciones en etapas tempranas de la enfermedad, generalmente acompañados por trastornos del sueño.

Los pacientes con demencia vascular pueden mostrar cualquiera de las características distintivas del SPCD en cualquier punto de la enfermedad, a menudo saltando de un síntoma a otro sin desencadenantes aparentes o explicaciones lógicas.

Los pacientes con demencia frontotemporal (particularmente aquellos con cambios de comportamiento) a menudo muestran agitación y agresión, aumentando en intensidad a medida que la enfermedad avanza. **Ocuparse de la seguridad en el hogar es de suma importancia en estos casos.** El comportamiento de un paciente con demencia frontotemporal (en particular, el variante conductual) puede ser impredecible y tornarse violento de un segundo a otro. Retire todas las armas de fuego de la casa, tanto como los cuchillos, tijeras, y cualquier objeto que se pueda utilizar como arma. También planifique con anticipación una ruta de escape. No dude en llamar al 911 para pedir ayuda si el paciente se vuelve violento.

Las alteraciones conductuales y psicológicas experimentadas por pacientes con demencia son un resultado normal del daño cerebral general causado por la enfermedad subyacente. El tratamiento farmacológico para SPCD está disponible, pero antes de iniciarlo su doctor debe verificar si los síntomas son causados por la demencia o si son el resultado de alguna enfermedad completamente diferente.

Otras afecciones médicas concurrentes también pueden causar síntomas similares a los de SPCD. Las infecciones, las enfermedades crónicas, el dolor, y otras causas de malestar, ya sean comunicadas por el paciente o no, pueden causar tales síntomas. Notablemente, las infecciones del tracto urinario (comunes en pacientes con demencia) pueden eludir detección por días y pueden dar lugar a síntomas similares a los de SPCD. Las interacciones entre medicamentos, incluso los que se adquieren sin receta, también pueden causar estos síntomas. Los médicos deben realizar un examen completo del paciente antes de asumir que los síntomas están relacionados con el SPCD.

Hay casos en que el comportamiento es el resultado de circunstancias externas en lugar de un efecto secundario de la demencia en sí. Los síntomas similares a los de SPCD pueden ser la reacción de un paciente a un ambiente confuso. Los ámbitos donde el paciente reside y pasa sus días pueden influir mucho en su comportamiento. Crear un ambiente tranquilo, libre de desorden y confusión, tal como sugieren muchas de las estrategias presentadas en este libro, ayudará al paciente a sentirse seguro y cómodo, y podrá reducir en gran medida la probabilidad de inducir conductas reactivas y desagradables. Además, un cuidador estresado (que puede carecer de la paciencia o las habilidades para comunicarse con la demencia) también puede desencadenar involuntariamente comportamientos similares a los de SPCD.

Si un examen médico determina que los síntomas no corresponden a causas ambientales o físicas, no están relacionados con los efectos de otros medicamentos, y no han respondido a intervenciones no farmacológicas, el médico aún debe considerar si el síntoma problemático o el comportamiento serán receptivos al tratamiento farmacológico.

No todas las manifestaciones del SPCD responden a la medicación. Las acciones compulsivas, la desinhibición, el acaparamiento, las identificaciones erróneas, y los tirones de los vendajes o las correas no necesariamente mejoran por el uso de medicación.

Sin embargo, los síntomas que pueden mejorar con medicación son:

• Apatía
• Ansiedad
• Depresión
• Trastornos del sueño
• Manía
• Delirios
• Alucinaciones
• Paranoia
• Agresión
• Comportamiento sexual inapropiado
• Pensamientos rumiantes
• Síndrome de piernas inquietas

Aunque el uso de medicamentos ha resultado exitoso durante décadas para tratar estos síntomas, es importante tener en cuenta que la FDA aún no ha aprobado ni un solo medicamento para el tratamiento de los síntomas conductuales y psicológicos de pacientes. Todos los medicamentos disponibles para que los médicos traten los SPCD se usan de forma extraoficial, es decir, han sido creados y aprobados originalmente para tratar otras afecciones. Basadas solo en este hecho, y tal vez influenciadas por una desconfianza inherente a la comunidad médica, algunas familias optan por no proporcionar ningún tratamiento para un paciente que padece de SPCD.

Sin embargo, es importante tener en cuenta que los SPCD son causados por la demencia, y sus efectos pueden ser duraderos e insoportablemente tortuosos para el paciente. **La falta de brindar el alivio que puede proporcionar una medicación apropiada y permitir que el paciente no sufra las torturas provocadas por los SPCD graves es inhumano.** El objetivo del tratamiento farmacológico no es sedar al paciente. Muchos cuidadores temen producir un efecto zombi, que no es la intención. Por el contrario, el objetivo es reducir la gravedad de la afección, proporcionar alivio al paciente, y aliviar el dolor de un síntoma agonizante e incesante.

Cuando se administran correctamente, los tratamientos farmacológicos promueven la comodidad y pueden devolverle algo de alegría al paciente afectado.

Debido a esto, muchos cuidadores se refieren al tratamiento farmacológico como *píldoras de la felicidad*. Aunque la mayoría de los tratamientos requieren varias semanas para que sean efectivos por completo, cuando es efectivo y se usa apropiadamente, el tratamiento farmacológico puede aliviar los síntomas en cuestión de días o en algunas horas.

Al considerar el tratamiento de los SPCD, asegúrese de consultar con un médico capacitado y experimentado. Como no existen pautas aprobadas para el uso de medicamentos, los médicos confían en su experiencia personal y en su discreción para determinar el mejor régimen farmacológico para cada paciente. Este es el momento en que el paciente dependerá más de la experiencia de su médico; una evaluación cuidadosa y el monitoreo de los síntomas pueden marcar una diferencia enorme para el paciente. Los cuidadores deben registrar e informar con precisión todos los síntomas al médico. Un tratamiento bien seleccionado y administrado cuidadosamente puede proporcionar un gran alivio y mejorar significativamente la calidad de vida. Cuando se administran de manera negligente, los medicamentos destinados a tratar los SPCD pueden ser dañinos y potencialmente peligrosos. Evite poner en riesgo al paciente buscando consejos de un médico no especializado en la atención de la demencia. Insista en consultar con un especialista en demencia, preferentemente un neurólogo. La vida de su ser querido puede depender de ello. Es sumamente importante.

Los médicos crearán un plan de tratamiento seleccionando los medicamentos disponibles según el diagnóstico, los síntomas, y el estado de salud general del paciente. Cada paciente con demencia es único, por lo que no se debe utilizar automáticamente el mismo tratamiento farmacológico para dos pacientes distintos. Lo que funciona para un paciente puede no funcionar para otro y, como se mencionó anteriormente, podría ser peligroso.

En particular, los pacientes con la enfermedad del cuerpos de Lewy son sumamente sensibles a los medicamentos. Los médicos deben tener precaución al tratar los SPCD en casos de DCL ya que los medicamentos pueden provocar el síndrome neuroléptico maligno, una disfunción autonómica potencialmente mortal (una inestabilidad repentina en la presión arterial, frecuencia cardíaca, temperatura corporal, y digestión).

Según los expertos, el estándar actual de cuidado requiere titulación de dosis. Una vez que se identifica el fármaco más adecuado para un paciente y sus síntomas particulares, la ingesta de los medicamentos debe comenzar con una dosis mínima, que debe aumentarse gradualmente durante las siguientes semanas hasta que se logre determinar la dosis terapéutica más efectiva.

La dosis más efectiva es la que alivia al paciente de la agonía de los SPCD y levanta su estado de ánimo pero no lo seda, lo que le permite desenvolverse de la mejor manera posible. Aunque su efectividad sea única para cada paciente, los medicamentos tienen rangos de seguridad que los médicos deben contemplar al recetar. Es común combinar algunos de los medicamentos enumerados en el Cuadro 30.2 para tratar los SPCD. Una vez más, asegúrese de contar con un médico experimentado y capacitado que controle cuidadosamente el progreso del paciente que sufre de SPCD.

Después de iniciar el tratamiento farmacológico, los médicos requieren el apoyo del cuidador para documentar y monitorear los síntomas y los cambios. Mantenga un registro de las fechas, dosis, y cualquier diferencia que observe en el estado de ánimo y el comportamiento del paciente. Sus detallados informes serán invaluables para realizar una adecuada evaluación de la efectividad del tratamiento farmacológico. ¡No confíe en el paciente para un informe preciso!

Además, espere cambios en la dosificación. Incluso el tratamiento farmacológico más perfecto y efectivo se tendrá que ajustar para contrarrestar los cambios cerebrales progresivos causados por la demencia. El régimen que funciona hoy puede no funcionar en seis meses. Un buen médico estudiará continuamente al paciente para monitorear dichos cambios y para ajustar el tratamiento de manera apropiada. A medida que progresa la demencia, es posible que el paciente ya no necesite los tratamientos para el SPCD y que el régimen se suspenda. El médico también debe decidir si la interrupción de la medicación debe ser gradual o si debe suspenderse de manera inmediata.

Los SPCD son una parte de la demencia, y por lo tanto, el tratamiento farmacológico está disponible. Considere el uso de medicamentos cuando esté indicado, siempre cuando se acompañe con un control riguroso por parte de un doctor experimentado.

Su ser querido depende de usted para tomar las decisiones correctas a lo largo de este viaje, y particularmente con respecto a los SPCD. Sea cauteloso, siga los consejos de expertos, y evite que padezca de la tortura que generan los SPCD. Es probable que no pueda agradecerle, pero cuando su temperamento y comportamiento mejore, notará que está haciendo lo correcto para ambos.

Cuadro 30.2. Agentes Psicotrópicos Utilizados para el Tratamiento de Síntomas Neuropsiquiátricos y Trastornos del Comportamiento en Pacientes con Demencia.

Síntoma objetivo	Tipo	Medicamento	Marca	Dosis Inicial	Rango, Dosis Final
Psicosis, agitación y agresividad	Antipsicótico	Risperidona	Risperdal	0.5 mg al día	0.5–2 mg diario
		Olanzapina	Zyprexa	2.5 mg al día	5–10 mg diario
		Quetiapina	Seroquel	25 mg al día	50–150 mg 2 veces/día
		Ziprasidona	Geodon	20 mg al día	20–80 mg 2 veces/día
		Aripiprazol	Abilify	10 mg al día	10–30 mg diario
	Neuroléptico	Haloperidol	Haldol	0.25 mg al día	1–3 mg diario
Depresión, ansiedad, psicosis, y agitación	Inhibidor selectivo de la recaptación de serotonina	Citalopram	Celexa	10 mg al día	20–40 mg diario
		Escitalopram	Lexapro	5 mg al día	10–20 mg diario
		Paroxetina	Paxil	10 mg al día	10–40 mg diario
		Sertralina	Zoloft	25 mg al día	75–100 mg diario
		Fluoxetina	Prozac	5 mg al día	10–40 mg diario
	Inhibidor de la recaptación de serotonina y noradrenérgico	Venlafaxina	Effexor	25 mg 2 veces por día	100–150 mg 2 veces/día
Agitación	Estabilizador de ánimo	Divalproato sódico	Depakote	125 mg al día	250–500 mg 2 veces/día
		Carbamazepina	Tegretol	200 mg al día	200–500 mg 2 veces/día

Síntoma objetivo	Tipo	Medicamento	Marca	Dosis Inicial	Rango, Dosis Final
Depresión	Antidepresivo tricíclico	Nortriptilina	Pamelor	10 mg al día	25–100 mg diario
		Desipramina	Norpramin	10 mg al día	50–200 mg diario
	Antidepresivo serotoninérgico noradrenérgico	Mirtazapina específico	Remeron	7.7 mg al día	15–30 mg diario
Ansiedad, trastornos del sueño	Benzodiazepina	Oxazepam	Serax	10 mg al día	20–60 mg diario
		Lorazepam	Ativan	1 mg al día	2–6 mg diario
		Buspirona	Buspar	5 mg al día	15–45 mg diario
		Propranolol	Inderal	40 mg al día	80–240 mg diario

Nota: *Las dosis indicadas en este cuadro se basan en lineamientos generales observados por especialistas en demencia. Se proporcionan aquí únicamente como referencia, y no deben considerarse como una recomendación médica. Consulte a su médico para obtener una receta personalizada para su caso.*

- **S**i el paciente padece de los SPCD, revise la implementación de las estrategias terapéuticas no farmacológicas. **Estas incluyen:** mantener el ambiente hogareño tranquilo y sin complicaciones, evitar confusiones, hacer ejercicio con regularidad, promover interacciones sociales, realizar actividades que involucren arte y música, utilizar comunicación que aborda los sentimientos en lugar de la razón, hacer cambios nutricionales, y promover buenos hábitos de sueño. Todas estas estrategias deben usarse para disminuir las complicaciones asociadas a los SPCD.

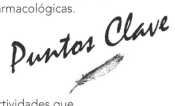

- Analice sus propias estrategias de comunicación y la de otros cuidadores en contacto con el paciente para buscar posibles desencadenantes de los SPCD. Los pacientes con demencia son expertos en detectar el estrés en los comportamientos de los demás y pueden reflejar esas señales en sus propios comportamientos. Un cuidador impaciente o estresado que apure al paciente, que dé demasiadas instrucciones a la vez, o muestre desaprobación verbal o en sus expresiones faciales, puede provocar que el paciente reaccione con síntomas similares a los SPCD (vea Capítulo 11).

- Precisamente porque están afectados con los SPCD, muchos pacientes se negarán a tomar medicamentos. **No discuta, razone, ni explique.** Puede usted triturar las pastillas y servirlas a su ser querido mezcladas con su comida o bebida favorita. La crema de cacahuate es uno de los productos más utilizados para ocultar la medicación: cubre el sabor y disimula la textura de las píldoras. Pero igual se pueden usar otros alimentos. Probablemente tendrá que usar este recurso en los primeros días del nuevo régimen, y a medida que el medicamento surta efecto y los síntomas se alivien, es posible que el paciente se vuelva menos resistente a tomarlo.

- Hay una variedad de cajitas de dispensación de medicinas con sistemas automáticos que pueden asegurar que se tome la medicación de manera correcta. Algunos sistemas incluso pueden alertarlo si se ha olvidado de una dosis.

- Es de suma importancia garantizar la seguridad del paciente y del cuidador en casos de pacientes deprimidos, agresivos, paranoicos, o que padezcan de alucinaciones. **Retire todas las armas y armas de fuego de la casa** y planifique con anticipación una vía de escape. **No dude en llamar al 911 para pedir ayuda si el paciente demuestra una tendencia violenta.**

— 31 —

Contratando Cuidadores Domésticos: Usted, el Empleador

Nunca contrate a alguien que sepa menos que usted
sobre aquello para lo que lo contrata.
—Malcolm Forbes

La mayoría de nosotros deseamos permanecer en nuestro propio hogar a medida que envejecemos y, con nuestra población que envejece rápidamente, existe una creciente necesidad de cuidadores domésticos.

Los familiares dispuestos a asumir algunas responsabilidades de cuidado tienen dificultades para lidiar con las exhaustivas necesidades de sus otras obligaciones, como por ejemplo, su propio trabajo, criar a sus hijos, su matrimonio, e incluso, cuidarse a sí mismos. El cuidado de cualquiera persona siempre es exigente. Sin embargo, es aún más desafiante el cuidado de pacientes con demencia que de aquellos que padecen de otras enfermedades. En algún momento entre las Etapas 5 y 6 de la demencia, llega el punto en que el paciente requerirá de supervisión o asistencia las 24 horas del día, los 7 días de la semana, por lo que es casi imposible que un familiar cuidador lo pueda realizar solo.

Muchas familias optan por el apoyo de atención profesional en el hogar. Al aumentar la seguridad en casa y al brindarles a los miembros de la familia el respiro que tanto necesitan, la asistencia de un profesional calificado puede prolongar el tiempo que el paciente con demencia puede permanecer en su propio hogar.

En cuanto se presente la necesidad de buscar el cuidado adicional, considere contratar una agencia de cuidadores profesionales que dan servicio en el hogar.

Estas agencias de asistencia domiciliaria pueden prestar servicios personales y domésticos en su hogar de acuerdo con las necesidades del paciente: asistencia en el aseo y la higiene personal, asistencia para vestir, administración de la medicación, supervisión general, compañerismo, preparación de comidas, tareas do-mésticas sencillas, lavandería, o transporte.

Algunas agencias cuentan con equipos de profesionales especializados en diversas áreas de cuidado, que van desde la atención básica de acompañantes hasta servicios más calificados: enfermería, servicios fiduciarios, y administración completa de los cuidados. Tales agencias les permiten a los clientes la flexibilidad de ajustar los niveles de atención a medida que aumentan las necesidades. Buscar y contratar una agencia con anticipación puede evitar la frustración que crea la repentina necesidad de ayuda calificada en plena emergencia, en caso de que ocurra. El personal tanto como las agencias están asegurados y son licenciados. Además, las agencias asumen las responsabilidades y obligaciones para la capacitación de los trabajadores (ej., el empleo, los impuestos de nómina, y la administración).

Las agencias de atención en el hogar pueden brindar atención de calidad para el paciente y tranquilidad para los familiares cuidadores. Investigue con anticipo las agencias disponibles en su área.

Póngase en contacto con varias de ellas, pregunte sobre los servicios específicos que brindan, y compare los servicios y precios. No espere a que surja una emergencia para comenzar la búsqueda de la agencia apropiada. Si no está satisfecho con un cuidador particular, solicite otro de la agencia hasta que encuentre uno que sea adecuado para el paciente. No es raro que un paciente rechace a un cuidador; puede ser que sea más compatible con otro.

En lugar de contratar los servicios que brinda una agencia de asistencia domiciliaria, algunas familias prefieren contratar a sus cuidadores de manera directa, así mismo asumiendo las responsabilidades de un empleador, incluso las obligaciones fiscales relacionadas con el empleo. Si bien el hecho de contratar a una persona en vez de a una agencia puede disminuir el gasto económico, tome en cuenta que las obligaciones de los empleadores incluyen a los empleados domésticos, y el incumplimiento de estos puede dar lugar a multas y sanciones.

Estos son algunos aspectos que todos los empleadores domésticos en los Estados Unidos deberían considerar al contratar a un cuidador de manera independiente:

- **La seguridad personal**

  ¡Evalúe a sus candidatos cuidadosamente! Verifique sus referencias, averigüe sus antecedentes, y solicite revisar sus certificados. Aunque hay muchos cuidadores confiables y competentes que trabajan de forma independiente, las personas mayores son los principales objetivos de abuso. Debe tomar todas las precauciones para asegurarse de que su ayudante sea honesto y actúe de buena fe.

  Se recomienda guardar bajo llave y proteger todos los objetos valiosos (dinero en efectivo, joyas, obras de arte).

- **Logística**

  Escriba una descripción clara del trabajo con los horarios generales, las responsabilidades, y lo que se espera de cada cuidador. El cuidador contratado debe

firmar esto en conocimiento de las responsabilidades que conlleva el trabajo.

Asegúrese de dejar información, listas, e instrucciones claras para que todos los cuidadores las sigan a diario o semanalmente.

- **Estado migratorio del empleado**

  Todos los empleadores deben asegurarse que el empleado sea elegible para trabajar en los Estados Unidos. También deben presentar un formulario I-9, que contiene instrucciones sobre cómo verificar si el candidato cumple con los requisitos.

- **Número de identificación del empleador** (EIN, por sus siglas en inglés)

  Los empleadores domésticos no requieren una licencia comercial, pero sí necesitan un EIN, que no es lo mismo que su número de seguro social. Se puede obtener un EIN solicitándolo por internet en el sitio web del Internal Revenue Service (IRS) de los Estados Unidos. Los EIN son gratuitos y se utilizarán en los formularios de impuestos que presente para su empleado.

- **Impuestos de Seguro Social y Medicare**

  Si le paga a un empleado doméstico los salarios en efectivo durante un período de tiempo determinado en un año calendario, generalmente debe retener el 6.2% del Seguro Social y el 1.45% de los impuestos de Medicare de todos los salarios que le pague a ese empleado. A menos que prefiera pagar la parte que le corresponde a sus empleados de impuestos de Seguro Social y Medicare de sus propios fondos, debe retener el 7.65% por cada pago de salario en efectivo. Los montos y porcentajes precisos pueden variar de un año a otro, así que verifique estas tarifas.

- **Retención del Impuesto Federal sobre los Ingresos**

  No está obligado a retener el impuesto federal sobre el sueldo que le paga a un empleado doméstico. Sin embargo, si su empleado le pide que retenga este impuesto federal y usted lo acepta, debe completar el Formulario W-4 para su empleado, el Certificado de Exención de la Retención del Empleado

- **Formulario W-2, Declaración de Sueldo e Impuestos**

  Tendrá que completar el Formulario W-2, Declaración de Sueldo e Impuestos para cada empleado. También necesitará completar el Formulario W-3, Transmisión de Comprobantes de Sueldos e Impuestos. Además, en cada mes de abril, deberá presentar el Anexo H, el formulario de impuestos sobre el empleo de empleados domésticos, junto con su propia declaración de impuestos federales.

- **Ley Federal de Impuestos de Contribución para el Desempleo** (FUTA, según sus siglas en inglés)

  Si paga un sueldo de más de $1,000 en cualquier trimestre del calendario durante el año en curso o el año anterior, generalmente debe pagar el Impuesto Federal de Contribución para el Desempleo (FUTA) sobre los primeros $7,000 de sueldos pagados a cada empleado del hogar (Montos según el Código Fiscal Federal de 2015). Generalmente, puede adquirir un crédito contra su obligación tributaria FUTA por los montos que pagó a los fondos estatales de desempleo. Un Estado que no ha reembolsado el dinero que tomó prestado del gobierno federal para pagar los beneficios por desempleo es un Estado con reducción en el crédito. Si pagó sueldos que están sujetos a las leyes de compensación por desempleo de un Estado con reducción de crédito, su crédito fiscal FUTA puede verse reducido.

- **Impuestos Estatales sobre la Nómina**

  Además de los impuestos federales, los empleadores también deben pagar y/o retener los impuestos estatales sobre la nómina. Estos pueden incluir el Impuesto de Capacitación Laboral, el Seguro Estatal de Incapacidad, el Impuesto sobre los Ingresos, y los Impuestos de Desempleo.

  Algunos estados requieren que los empleadores tengan Seguro de

Indemnización para Trabajadores, incluso si tienen un solo empleado. Visite el sitio web de su estado para obtener más información sobre las obligaciones tributarias estatales sobre los sueldos.

- **Mantenimiento de Registros**

  Guarde copias de cada planilla de asistencia, talón de pago, formulario que presente, y comprobante de todos los pagos de su banco. El Internal Revenue Service (IRS) recomienda guardar los registros durante al menos cuatro años después de la fecha de vencimiento de su declaración de impuestos o la fecha en que realmente pagó los impuestos. Debe exigir un recibo firmado por el empleado que confirma el recibo de cada pago, especialmente si el pago fue en efectivo.

Teniendo en cuenta todo lo que podría ser problemático por no cumplir con las obligaciones de los empleados domésticos, considere contratar una agencia que preste servicios de pago de salarios, como PayChex, NannyChex, o Home-Work Solutions. Pueden asegurarse de que se cumplan todas las deducciones y lo mantendrán al tanto de cualquier cambio en leyes fiscales.

También puede usar un programa para hacerlo usted mismo, como el que ofrece NannyPay.com.

Si bien existen opciones para contratar excelente cuidado para su ser querido en casa, ya sea contratando una agencia de atención doméstica o contratando trabajadores de manera independiente, hay ventajas y desventajas en ambas opciones. Aunque el costo del servicio por hora es un factor importante, no es el único que debe considerar. Al contratar asistencia de cuidados domésticos, repase este capítulo cuidadosamente.

Asegúrese de dejar información, listas, e instrucciones claras para todos los cuidadores que incluyan:

- Rutina diaria
- Nombres y números de los doctores
- Nombres y números de familiares o amigos más cercanos
- Discapacidades físicas, especialmente si se relacionan con el equilibrio y dificultan la movilidad
- Preocupaciones con respecto al comportamiento conductual
- Actividades que disfruta su ser querido
- Cosas que molestan a su ser querido
- Menús de comidas y refrigerios— qué y cuándo
- Medicamentos tomados—cuáles y cuándo.

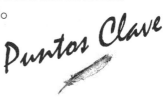

Puntos Clave

— 32 —

Utilizando los Teléfonos Inteligentes con Inteligencia

Nuestro mejor esfuerzo no siempre es lo suficiente;
a veces hay que hacer lo que se requiere
—Winston S. Churchill

Cuando la madre de Beto, Saraí, fue diagnosticada con la enfermedad de Alzheimer, Beto comenzó a preocuparse por su seguridad en casa.

Saraí siempre había sido la matriarca de su familia, una mujer sumamente independiente, muy encariñada de su hogar. De chica, ella y sus dos hermanos fueron separados de sus padres en Corea del Norte y enviados a Seúl como refugiados durante una sangrienta guerra civil. En Seúl, crió a sus hermanos, los ayudó en la escuela (apoyando los estudios universitarios de su hermano, incluso su doctorado), y a lo largo, ella misma tuvo mucho éxito en su carrera como negociante. En 1975 emigró a los Estados Unidos con su familia.

A la edad de 83 años, Saraí ya estaba débil y se había caído varias veces en su casa. Beto quería honrar la increíble vida de su madre y respetar sus deseos, asegurándose de que ella pudiera mantener su independencia, viviendo en su hogar. Sin embargo, Beto sabía que necesitaría ayuda para realizarlo. Aunque había contratado a un cuidador, sintió que necesitaba un par de ojos más que cuidaran a su madre. Al ser hijo único, no tenía a nadie más con quien compartir las responsabilidades del cuidado. Fue entonces cuando recurrió a la tecnología para aumentar la seguridad de su madre.

Los sistemas de monitoreo electrónico se han utilizado durante muchos años y son una importante herramienta de seguridad, no solo para las empresas, sino también para los hogares. Recientemente, el Internet ha provocado un auge en las tecnologías disponibles. Ahora existen numerosos sistemas de monitoreo disponibles en el mercado, con precios que varían desde algunos miles de dólares hasta menos de $100. Algunos sistemas requieren de una instalación compleja y un plan de suscripción continuo. Sin embargo, hay otros sistemas independientes y simples que pueden funcionar con una conexión inalámbrica y pueden transmitir imágenes a un teléfono inteligente sin ningún gasto adicional.

Después de investigar el mercado cuidadosamente, Beto escogió una cámara conectada al Internet llamada *Mole*, y fácilmente instaló una cámara en la sala de Saraí y una segunda en su recámara. El Mole transmitió imágenes continuas a través de un canal del Internet seguro al que Beto podía acceder desde cualquier computadora o dispositivo móvil.

El Mole se convirtió en el segundo par de ojos de Beto. Le permitió observar a Saraí en cualquier momento del día y desde cualquier lugar del mundo. Incluso tenía un sistema de audio que le permitía hablar con ella mientras la vigilaba a distancia.

Este dispositivo me brinda tranquilidad, expresó Beto. *A mi madre le da la seguridad de que siempre estoy con ella, cuidando de ella.*

Algunas cámaras también tienen otras valiosas funciones como la detección de movimiento y visión nocturna, lo que permite ver en completa oscuridad. De forma remota, los usuarios pueden mover la cámara de manera vertical y horizontal desde cualquier navegador web o iPhone. Además, los usuarios pueden invitar la participación de otros miembros de la familia que pueden turnarse en la tarea de supervisar.

Saraí también usó la tecnología para conectarse con sus parientes en Corea. Beto configuró la cámara con Skype, que se puede usar con una simple computadora portátil o Ipad. *Deberías haber visto cómo se iluminó su cara cuando habló con su sobrino en Corea*, dijo Beto.

Ahora muchas familias dependen de los avances en la tecnología como suplemento a el cuidado de su ser querido. Si bien el monitoreo y la comunicación electrónica nunca reemplazarán el contacto personal, estas tecnologías permiten que las familias permanezcan en contacto cuando no se puede hacerlo físicamente. Y como usted sabe, los cuidadores necesitan todas las herramientas que puedan obtener para asegurarse de que sus seres queridos estén seguros y cómodos.

Antes de invertir en un sistema en particular, investigue bien sus opciones, lea las reseñas, y hable con otras familias que hayan utilizado el mismo sistema. Consulte con la Asociación de Alzheimer, ya que recibe numerosas preguntas acerca de los sistemas de monitoreo y seguimiento, y puede brindarle información actualizada sobre los sistemas más populares y confiables. Las opciones son numerosas, y siempre hay sistemas nuevos disponibles.

Puntos Clave

- **S**kype ofrece llamadas con video en línea gratuitas a todos los países del mundo. Con un plan de suscripción, también puede disfrutar de una videoconferencia, lo que le permite llevar a cabo una conversación con varios miembros de la familia al mismo tiempo.

- Los dispositivos GPS pueden ayudar a realizar un seguimiento de su ser querido mientras usted no se encuentre con él. Existen numerosos relojes de seguimiento en el mercado que se pueden usar como un reloj normal.

- Los dispositivos de localización GPS se pueden colocar fácilmente en vehículos para rastrear su ubicación. También tienen la ventaja de que pueden esconderse, por lo que su ser querido seguramente no lo sacará.

- Google ofrece una aplicación gratuita, *Latitude*, que permite a las personas seleccionadas ver su ubicación actual en un mapa. Puede ser útil si su ser querido lleva un teléfono celular. Esta aplicación también puede ayudar a localizar un teléfono extraviado, incluso si la aplicación no está encendida.

- Las cámaras se pueden instalar en varias ubicaciones de toda la casa, incluso en la recámara. En lugares donde hay cuidadores profesionales, el uso de cámaras también es un elemento eficaz preventivo contra el abuso físico de ancianos.

— 33 —

El Precio de la Incontinencia

Cada vida merece una cierta cantidad de dignidad,
no importa cuán pobre o dañada sea la cáscara que la porta.
—Rick Bragg

Los pacientes con demencia progresiva padecen de incontinencia con mayor frecuencia durante las últimas etapas de la enfermedad, cuando los cuidadores ya han brindado años de cuidados para sus seres queridos. Llegando a estas etapas, los cuidadores ya han aprendido duras lecciones respecto a sus seres queridos: la fatalidad del diagnóstico, los cambios en sus relaciones, el desmoronamiento de sus sueños y proyectos de vida, y las acumuladas pérdidas cognitivas. Están desgastados emocionalmente.

Los cuidadores también han hecho cambios en sus vidas para dedicar in-contables horas de apoyo, compañía y supervisión, haciendo recordatorios y organizando todo lo que sea necesario para mantener a sus seres queridos seguros, cómodos, y contentos. Están agotados físicamente. Muchos cuidadores dirían que no tienen vida fuera del cuidado que brindan. Pasan sus días en constantes cuidados y sus noches en sueño interrumpido; se sienten frustrados, solitarios, y sin apoyo. Y a pesar de todos sus esfuerzos y dedicación, han visto a sus seres queridos empeorar. ¡Los cuidadores han dado tanto y ganado tan poco! Ahora pueden estar en su punto límite.

Y en ese momento, la incontinencia se presenta; urinaria al principio, luego intestinal—insidiosa como la propia demencia. Esto requiere de un nivel de cuidado aún mayor, mucho más personal e incómodo de lo que nos imaginamos.

En el momento en que el cuidador siente que ha aguantado todo el dolor y sufrimiento posible, la incontinencia presenta un agravio más que se agrega a las ya existentes lesiones. Ahora, además de todos los deberes habituales y agotadores de cuidado, se le suma la necesidad de controlar los horarios de uso del baño, mantener y reemplazar los suministros para la incontinencia, cambiar las sábanas sucias a medianoche, limpiar los pisos y paredes de los baños después de accidentes, y limpiar e higienizar las partes privadas ajenas. Además, muchas veces estas tareas se llevan a cabo bajo fuertes protestas de la persona con demencia.

El comienzo de la incontinencia genera un cambio de paradigma para el cuidador, un cambio verdaderamente dramático en la naturaleza de la atención de la demencia, y constituye la principal razón por lo cual los cuidadores buscan internar a sus seres queridos en un asilo que brinda atención completa. Si la incontinencia hubiera comenzado en las primeras etapas de la enfermedad, tal vez no resultara tan intolerable: el cuidador no hubiera estado demasiado agotado para brindar asistencia; la persona con demencia no hubiera estado tan indefensa y dependiente. Sin embargo, llama la atención que en etapas avanzadas la incontinencia encuentra a los cuidadores agotados física y emocionalmente, mientras que a los pacientes los irrumpe cuando ya no son capaces para desenvolverse por sí mismos o participar en su propio cuidado. Además, el paciente puede crear aún más obstáculos por falta de comprender la naturaleza exacta de su situación y por lo mismo puede resistir el cuidado. La mayoría de los cuidadores realmente no están preparados para lo que viene a continuación.

Tratamiento de la Incontinencia

Prevea que la incontinencia ocurrirá. Su incidencia entre los estadounidenses mayores de 65 años supera el 50%. Se estima que aproximadamente el 90% de personas que padecen de demencia sufrirán en algún momento de incontinencia, tanto urinaria como intestinal. El control de la continencia requiere de motivación, cognición, movilidad, y control muscular, características que escasean en pacientes con demencia avanzada. La mayoría de los pacientes con demencia frontotemporal y por cuerpos de Lewy padecen de incontinencia en las últimas etapas de la enfermedad. En pacientes con Alzheimer, por lo general, la incontinencia intestinal indica la transición de la Etapa 6 a la 7, la última etapa de la enfermedad. Los pacientes con demencia vascular pueden experimentar incontinencia en cualquier etapa de la enfermedad.

Prevea la incontinencia pero no la dé por sentado. Existen distintos tipos de incontinencia con sus diferentes causas. Si bien es cierto que la demencia en sí misma puede causar incontinencia, tenga en cuenta que algunos tipos son prevenibles o tratables, y se recomienda realizar una evaluación médica completa en su inicio. Los estadounidenses tienden a ignorar este hecho y esperan un promedio de cinco años entre que el paciente comienza a demostrar problemas de control de la vejiga y que consulta a un profesional de la salud. No se debe esperar que los pacientes con demencia avanzada aguarden tanto tiempo para recibir una evaluación médica.

Posibles Causas de la Incontinencia

Por lo general, la incontinencia relacionada con la demencia comienza con accidentes urinarios aislados. El cerebro puede estar afectado hasta el punto en que ya no pueda recibir o reconocer señales con el impulso de orinar y por consiguiente, la persona orina sin siquiera intentar llegar al baño. Este tipo de incontinencia se conoce como pasiva. Los accidentes pueden suceder en cualquier momento del día o, en primera instancia, con mayor frecuencia a medianoche. Asimismo, se vuelven más frecuentes y con tiempo llegan a incluir la incontinencia intestinal.

Al tener dificultades cognitivas, es posible que una persona con demencia no pueda usar el inodoro adecuadamente, a pesar de que aún reconozca el impulso de orinar o defecar. Esto da como resultado una forma de incontinencia activa que sucede cuando hay derrames fecales o urinarios en intentos dificultosos o frustrados de ir al baño. Además, las pérdidas relacionadas con la demencia en las capacidades visoespaciales y en la memoria procedimental pueden interferir con la capacidad de:

- reconocer la necesidad de usar el inodoro
- retener hasta que sea el momento apropiado
- encontrar el baño
- reconocer el inodoro
- bajar la ropa interior y usar el inodoro adecuadamente.

Es posible que los pacientes con demencia avanzada no recuerden qué hacer una vez que estén en el baño y necesiten ayuda para desvestirse, sentarse en el inodoro, limpiarse, o levantarse del inodoro. La necesidad de desvestirse parcialmente frente a un cuidador puede ser muy vergonzosa y puede provocar que el paciente falle en su intento de usar el inodoro. La tarea puede ser demasiado compleja para su nivel cognitivo; puede ser que necesite instrucciones de un cuidador, claras y simples, dadas de a una a la vez. Si se apresura, el paciente puede volverse temeroso o ansioso, interrumpiendo aún más su intento de ir al baño. Cualquiera (o todos) de estos factores puede contribuir al desarrollo de la incontinencia.

Más allá de las dificultades para ir al baño relacionadas con los déficits cognitivos, existen otros factores médicos o físicos que pueden causar incontinencia:

- Infecciones del tracto urinario, uretritis, o vaginitis
- Retención de orina relacionada con problemas de próstata en hombres
- Estreñimiento o retención fecal que bloquea la vejiga de la mujer y obstruye el flujo de orina
- Debilidad en los músculos pélvicos que causa incontinencia o pérdida de orina al reír, toser, o estornudar, especialmente en mujeres mayores
- Medicamentos, en particular los tranquilizantes, sedantes, y antidepresivos, que afectan la función del músculo de la vejiga y reducen la sensibilidad a las señales del cuerpo
- Deshidratación, lo que irrita la vejiga y disminuye la señal para orinar
- Consumo de bebidas diuréticas que afectan el control de la orina (es decir, café, té, cacao, cerveza, refrescos)
- Movilidad limitada y dolor crónico que dificultan la llegada al baño
- Visión limitada que entorpece la búsqueda del baño y el reconocimiento del inodoro.

Enfoque **¡Vamos, Alicia, a Ganar!**

Después de una serie de infecciones del tracto urinario, se descubrió que la causa era que Alicia no se secaba de adelante hacia atrás después de usar el inodoro. La demencia avanzada le impidió recordar este simple procedimiento.

Como era una ávida fanática de los deportes, sus familiares crearon un canto para alentarla, que coreaban en la puerta del baño cuando Alicia se dirigía hacia allí: *De adelante hacia atrás, de adelante hacia atrás; ¡vamos, Alicia, a ganar!*

Como se muestra en la Cuadro 33.1, al evaluar la incontinencia urinaria, los médicos deben considerar todos los factores que puedan contribuir a la condición. Lo mismo se requiere para la evaluación de la incontinencia intestinal.

En los casos donde se identifique una afección médica subyacente, el médico puede recomendar algún tratamiento médico o alguna otra estrategia, incluso la intervención quirúrgica y el uso de catéteres.

Cuadro 33.1. Evaluación de la Incontinencia Urinaria en la Demencia.

Tipo de incontinencia	Pasiva	Mojar/ensuciar la silla o la cama sin intento de ir al lugar adecuado para ello
	Activa	Mojarse/ensuciarse al intentar ir al baño, seguido de intentos fallidos o de usos del recipiente inadecuado o lugar incorrecto
Excluir causas reversibles		• Hábitos inapropiados para tomar sus bebidas (ej., beber demasiado, demasiado tarde, muy poco, o consumir demasiada cafeína) • Incontinencia por rebosamiento (pérdida involuntaria de orina de una vejiga llena) • Delirio • Infección (ej., infección del tracto urinario) • Atrofia vaginal (inflamación de la vagina y el tracto urinario externo debido al adelgazamiento y encogimiento de los tejidos) • Causas psicológicas (ej., depresión) • Productos farmacéuticos (ej., diuréticos, sedantes, opioides) • Causas endocrinas (ej., diabetes) • Poca movilidad • Impactación fecal/constipación
Analizar los factores contribuyentes	Déficits cognitivos	• Desorientación espacial • Incapacidad para reconocer o interpretar sensaciones (ej., la urgencia de orinar) • Incapacidad para expresarse (ej., *tengo que ir al baño*) • Déficit visoespacial
	Problemas de conducta	• Desinhibición • Inquietud • Ansiedad • Apatía • Depresión • Dependencia de indicaciones del cuidador
	Movilidad/ trastornos motores	• Afectación de la movilidad • Afectación visual • Incapacidad para controlar movimientos (apraxia)
Evaluar las causas identificadas		• Urgencia por incontinencia o vejiga hiperactiva (ej., necesidad urgente de orinar o pérdidas de orina antes de llegar al baño) • Incontinencia por estrés (pérdida involuntaria de orina cuando aumenta la presión abdominal) • Incontinencia por ambos motivos, por urgencia y estrés • Dificultades de vaciamiento/vaciamiento incompleto o vejiga neurogénica (disfunción de la vejiga por daño neurológico) o obstrucción uretral (ej., agrandamiento de la próstata) • Deterioro funcional del músculo de la vejiga (detrusor)

Fuente: Urinary Incontinence in Dementia, Yap P. and Tan D. (Adaptado)

Estrategias para Controlar la Incontinencia

El control de la incontinencia requiere de estrategias para tratar las posibles causas físicas tanto como las causas cognitivas.

Las causas físicas deben tratarse siguiendo los consejos y la terapia que recomienda su médico. Tenga en cuenta que los medicamentos que se usan para tratar la incontinencia pueden tener efectos secundarios (ej., pueden provocar sequedad de boca, falta de apetito, y problemas en los ojos) y deben supervisarse cuidadosamente. Si se usa un diurético, considere los momentos del día en que se administra y evite provocar incontinencia nocturna.

Coordine con un médico meticuloso y si es necesario, solicite la asistencia de profesionales especializados en atención domiciliaria o enfermeros visitantes.

Las causas cognitivas pueden tratarse con modificaciones del entorno, manteniendo un horario regular de uso del baño, mediante el uso de suministros adecuados para la incontinencia, así como también una comunicación efectiva entre el cuidador y el paciente para simplificar la rutina de forma que el paciente se sienta apoyado pero no avergonzado al recibir asistencia.

Enfoque **Continencia en Tiempos de Donepezil**

Leila temía que su esposo hubiera llegado a la última etapa de su batalla contra la enfermedad de Alzheimer. Aunque todavía estaba muy activo y ocupado en sus actividades diarias, Felipe demostraba lo que ella suponía era incontinencia fecal. Ella le comentaba a un asistente social cómo últimamente el cuido de él se había vuelto mucho más difícil. Ahora tenía que limpiar los pisos después de sus frecuentes intentos fallidos de llegar al baño a tiempo para defecar. Preocupado, el asistente social le aconsejó consultar con el médico sobre el uso de donepezil, que se sabe que causa diarrea. Siguiendo el consejo, Leila pudo suspender el donepezil y la incontinencia cesó.

Adaptación del Cuarto de Baño

El ambiente puede adaptarse fácilmente para mejorarlo en cuanto a la seguridad del paciente y para disminuir la confusión que puede resultar por la pérdida de la cognición y las capacidades visoespaciales con relación a la demencia.

Algunos métodos efectivos incluyen:

- Colocar un letrero llamativo en la puerta del baño que indique: *baño*
- Si ya no puede leer, intente colgar una imagen de un inodoro
- Colocar un inodoro portátil en el dormitorio cerca de la cama, especialmente si tiene problemas para trasladarse de una habitación a otra

- Instalar luces de noche en el dormitorio, el baño, y los pasillos
- Eliminar cualquier desorden que pueda obstruir el camino al baño. Esto también puede prevenir caídas, que frecuentemente ocurren por las noches cuando el paciente se dirige al baño
- Instalar un asiento de inodoro elevado con barras de seguridad. De esta manera, será más seguro subir y bajar del inodoro
- Verificar que el asiento del inodoro esté estable y que no resbale cuando se siente sobre él
- Instalar asientos de inodoro cómodos y acolchados para aumentar su comodidad en caso de que se use durante un tiempo prolongado
- Instalar un asiento de inodoro de un color que haga contraste con el resto del inodoro para así facilitar la detección visual del mismo
- Instalar barras de seguridad de manera conveniente para ayudar a subir y bajar del inodoro, contrarrestar los déficits en el equilibrio, y reducir el riesgo de caídas
- Poner a disposición una simple campana junto a la cama o su sillón para que pueda pedir ayuda tanto de día como de noche
- Considerar el uso de intercomunicadores o sistemas de monitoreo de bebés
- Si es inestable un hombre, anímelo a que se siente para orinar o esté preparado para sostenerlo por la espalda mientras se pone de pie.

Horarios para ir al Baño

La implementación de horarios de uso del baño puede reducir la frecuencia de los accidentes. Una planificación exitosa debe tener en cuenta su tendencia habitual de uso del baño, anticipando sus necesidades durante el día y la noche. Los momentos para ir al baño deben programarse justo antes de la hora normalmente esperada, cuando se pueda pedir que vaya al

---

Consideraciones para planificar los horarios de uso del baño incluyen:

- Programar los momentos para ir al baño antes y después de las comidas, e inmediatamente antes de acostarse.
- Verificar que realmente haya orinado antes de salir del baño.
- Ser regular con el horario de comidas (importante para favorecer la regularidad).
- Asegurar de que beba suficiente líquido durante todo el día. Los pacientes con demencia a menudo se olvidan de beber agua y es posible que ya no reconozcan la sensación de sed.
- Eliminar o evitar la cafeína; puede estimular la vejiga y promover la incontinencia.
- Controlar y mantener un registro de sus evacuaciones intestinales; el paciente puede olvidar cuándo ha ido al baño, por lo que preguntarle no es una buena forma de averiguarlo.
- Mantener una rutina diaria de ejercicios que promuevan la continencia.

baño, incluso si no ha surgido la necesidad de hacerlo. Estos momentos programados normalmente se establecen en intervalos de dos a cuatro horas.

Productos para la Incontinencia

Existe una amplia variedad de productos para la incontinencia, diseñados tanto para la contención personal masculina como femenina y también para la protección de la ropa de cama y de los muebles. Las prendas para la incontinencia varían de ropa interior acolchada que es discreta, lavable, y reutilizable (que ofrece protección ligera para accidentes leves ocasionales) hasta pañales y calzones con forro impermeable acolchados (necesarios para la incontinencia persistente). Asegúrese de seleccionar la prenda que ofrezca la protección adecuada para el nivel de incontinencia de su ser querido.

Tenga en cuenta que el *uso de pañales* es un gran golpe para su autoestima y él puede negarse rotundamente. Para vencer su resistencia de forma prudente comience con simples almohadillas o prendas protectoras que se asemejen a una prenda de ropa interior normal.

Intente reemplazar gradualmente la ropa interior normal en sus cajones con ropa interior acolchada, hasta que cada prenda en el cajón sea acolchada.

Para que la adaptación al uso de productos para la incontinencia sea exitosa, se deben tener en cuenta las siguientes consideraciones y estrategias:

- **El talle justo es fundamental.** Los diseños de los calzoncillos desechables y la ropa interior son diferentes para hombres y mujeres, y las tallas se miden según el tamaño de cadera y cintura. Los diseños desechables y reutilizables están disponibles ambos en pull-ups y con capa exterior de plástico. Asegúrese de que la ropa interior que seleccione no deje marcas profundas en la piel, el que puede causar una gran incomodidad e interferir con la circulación sanguínea normal. Igualmente, verifique que esté lo suficientemente ajustada como para evitar fugas.

- **Compare precios.** Verá que hay bastante diferencia en los estilos y precios de una tienda a otra. Pruebe diferentes tipos de ropa interior y almohadillas para encontrar las que funcionen mejor para el paciente, y prevea cambios de los productos que utiliza a medida que progresa la incontinencia. Si bien hay una gran oferta de estos productos en Internet y en tiendas de suministros médicos, las tiendas no necesariamente tienen una gran variedad de opciones. La industria de productos para la incontinencia es multimillonaria, de hecho los gastos superan U.S. $4,000 al año por paciente. Sin embargo, ninguno de sus productos está cubierto por Medicare, excepto para aquellos pacientes que se encuentran internados en hospitales o en centros de enfermería especializada.

- **Sea delicado.** La mayoría de las personas se mortifica al pensar que los contornos de la ropa interior acolchada es visible por el exterior de su ropa. Téngalo en cuenta cuando lo ayude a elegir su ropa, y busque prendas que oculten discretamente los calzoncillos para la incontinencia. Depende de usted para preservar su dignidad en la incontinencia.

- **Simplifique la vestimenta.** Para evitar complicaciones y demoras al llegar al baño, trate de vestir a su ser querido con prendas que tengan velcro en lugar de cierres o botones, elástico en la cintura de los pantalones, o con faldas envolventes.

- **Cambie la ropa interior** tan pronto como esté húmeda. El contacto prolongado con prendas sucias puede generar bacterias y aumentar el riesgo de infecciones en la piel y el tracto urinario.

- **Existen urinarios y bacinicas tanto para hombres como para mujeres.** Para hombres, considere un bacinica a prueba de derrames que pueda usarse en la cama.

- **Hay distintas almohadillas** (pads) para uso nocturno: puede escoger entre reutilizables o desechables que también se pueden usar para proteger ropa de cama, asientos de automóvil, y muebles. Asegúrese de que las almohadillas para la cama estén lisas sin arrugas para evitar el riesgo de desarrollar úlceras por presión (escaras). Cambie y lávelas con frecuencia para evitar olores y una mala condición higiénica.

- **Sucederán accidentes.** Considere usar una sábana común doblada por la mitad, colocando una almohadilla de plástico entre sus pliegues, y estirándola sobre la cama donde quedaría su cadera. De esta manera en caso de accidente, solo necesitará cambiar la sabana en lugar de reemplazar la ropa de cama completa, que a medianoche puede ahorrarle valiosos momentos de sueño.

La Comunicación

La forma en que se comunica con su ser querido mientras lo ayuda a controlar la incontinencia puede influir en el éxito o el fracaso de la tarea. Cualquier muestra de falta de paciencia o de asco la percibirá y producirá un fuerte rechazo en su capacidad para tolerar su asistencia. Debe simplificar las instrucciones que se requieren para ir al baño, dando un paso a la vez, sin apresurarlo o haciéndolo sentir incómodo o avergonzado por su presencia.

Este es un momento muy delicado para ambos. Tenga en cuenta su propio lenguaje corporal y sus gestos, tono de voz, y sus niveles de cansancio. Él captará cada señal y reaccionará de forma consecuente. Siga las siguientes recomendaciones:

- **No esté encima de él.** Aunque tenga las mejores intenciones, el hecho de que alguien esté controlando mientras el paciente usa el baño, puede percibirse como invasivo. Si es necesario permanecer en el baño, busque un lugar para sentarse y estar a la altura de sus ojos.

- **Aliente su independencia.** Permita que se baje sus pantalones por sí mismo si lo puede. No lo subestime ni suponga su necesidad de asistencia. Manténgase a disposición en caso de que no pueda con la tarea él mismo.

- **Orientación.** No lo haga retroceder para sentarse en el inodoro. Esto puede desorientarlo y provocar que se sienta amenazado. En lugar, ayúdelo a colocar su mano en la barra de seguridad junto al inodoro, asegúrese de que haya visto e identificado el inodoro, luego déjelo darse la vuelta y sentarse.

- **Use palabras cortas e instrucciones simples**, como *gire ahora* o *siéntese*.

- **Evite hablarle como a un bebé.** Es un adulto, se encuentra en un acto muy privado y en una situación incómoda. Use palabras que le resulten familiares de una manera respetuosa e indíquele a todos los ayudantes domésticos que hagan lo mismo.

- **Los pacientes con demencia a menudo no pueden verbalizar** la necesidad de usar el baño. Esté atento a las indicaciones no verbales que comunican su necesidad de ir al baño, como estar inquieto o molesto, tomarse la entrepierna, abrir el cierre, o quitarse la ropa.

- **Si tiene problemas para orinar**, intente dejar correr el agua en el lavamanos. El sonido de agua goteando puede estimular la micción. Frotar la zona lumbar o acariciar la parte inferior del abdomen sobre la vejiga también puede ayudar.

- **Tocando música relajante de fondo** puede crear un ambiente tranquilo y ayudarlo a relajarse y evitar la retención urinaria o fecal.

- **Indíquele que haga contracciones musculares abdominales** para que pueda ayudarse a sí mismo a provocar la evacuación. Puede imitar el sonido de alguien provocando una evacuación intestinal como un ejemplo que copie.

- **Evite el estreñimiento.** La dieta y el ejercicio pueden ayudar a mover los intestinos, pero puede consultar con un médico sobre el uso de laxantes, ablandadores de heces, estimulantes, y suplementos de fibra. Algunos casos de estreñimiento requieren la extracción manual de las heces. Esta es un técnica especializada que debe llevarse a cabo por un profesional capacitado para garantizar la seguridad del paciente y evitar daños en los tejidos anales. Busque un cuidador profesional o una enfermera visitadora para obtener ayuda.

Las dificultades que acompañan el cuidado de la incontinencia de un paciente con demencia no solo aumentan las exigencias físicas, pero pueden producir profundos sentimientos de frustración para el cuidador.

Si su ser querido está empezando a desarrollar incontinencia, no espere a que el cuidado se vuelva demasiado exigente e insoportable para buscar ayuda. Llegar al límite de su capacidad puede ser sumamente estresante y puede provocar comportamientos poco saludables. Nadie se beneficia del martirio que produce esta situación. Busque ayuda, contrate asistencia, y planifique una posible internación. No permita que el enorme esfuerzo que requiere la atención de la incontinencia en la demencia los deprima a usted y a su ser querido. Busque apoyo antes de que la frustración lo derrote como cuidador.

Y cuando se sienta enojado, frustrado, o abrumado, recuerde que, por más difícil que le parezca, es un millón de veces peor para su ser querido.

La incontinencia es la condición más humillante para un adulto: lo despoja de su humanidad, su independencia, y su dignidad. A pesar de la magnitud de su demencia, sigue siendo una persona, su humanidad todavía está presente. Encontrarse sucio, débil, y manejado por otros en asuntos tan íntimos puede parecer una invasión insoportable. Y precisamente por su demencia, es posible que no comprenda la necesidad de tolerar ese cuidado y protestará. Luchará por su dignidad, luchará por su privacidad, luchará por su humanidad. Y en esta lucha puede verlo a usted, el cuidador, como su enemigo.

Algunas personas pueden comparar el cuidado de un paciente con demencia incontinente con el cuidado de un bebé. Pero esto no podría alejarse más de la realidad. A pesar del uso comparable de pañales, toallitas, y otros productos para la incontinencia, usted está ayudando a un adulto completamente de-sarrollado, maduro, y plenamente realizado, no a un bebé. Los bebés no registran la diferencia: no les importa que sus partes íntimas sean expuestas, limpiadas, tocadas, e inspeccionadas por otros. Ensuciar sus pañales no tiene sentido para ellos. Pero para un adulto, incluso para uno que padece de demencia, la necesidad de atención para la incontinencia resulta insultante y es un recordatorio hu-millante de toda la humanidad que ha perdido.

Mantenga eso en mente mientras lo ayuda en el baño y con su aseo. Considere su sensibilidad, diríjase a él con respeto, y enseñe a sus cuidadores profesionales a hacer lo mismo. No le hable como a un bebé; es un adulto. Mantenga la calma. Ofrezca ayuda, sugiera, pero no de órdenes. Está asustado, humillado, y vulnerable. Depende de usted para restaurar su dignidad en la medida que se pueda; solo el apoyo y su consuelo puede calmar su angustia. Demuestre que es importante para usted, prometiéndole que pronto todo estará bien o diciéndole que no se preocupe, todo estará bien. Felicítelo delicadamente cuando tiene éxito en el uso del baño y nunca lo regañe por haber tenido un accidente. No tiene control sobre eso.

Comprenda que **su propia conducta** y dominio de sí mismo son de suma importancia en este momento en el que la resistencia del paciente lo desafía hasta el límite. La frustración y el agotamiento son comunes en tales casos. Busque ayuda profesional de las organizaciones locales para obtener suministros y asistencia. Allí podrán proporcionarle técnicas, soluciones, suministros, y ayudantes capacitados en la atención de la incontinencia.

Y recuerde, esta fase también pasará.

Puntos Clave

- Es normal que los miembros de la familia se sientan tristes y avergonzados cuando dan asistencia para ir al baño. La atención de la incontinencia cambia rotundamente la naturaleza de las relaciones matrimoniales y parentales, cuando el cuidado toma un papel principal, lo que hace que todas las pérdidas causadas por la demencia sean claramente innegables. Pueden surgir sentimientos del duelo, causando reacciones aún más emocionales y estresantes para los cuidadores. No descuide de sus propios sentimientos durante esta etapa de la enfermedad; es un tiempo difícil. Busque ayuda psicológica o un grupo de apoyo para cuidadores de personas con demencia.

- Asistir en la incontinencia a un padre del sexo opuesto puede ser bastante vergonzoso e incómodo. Estos son sentimientos normales. Puede serle útil expresarse en su grupo de apoyo donde pueda compartir estos sentimientos con otras personas que se encuentren en la misma situación. Recuerde que la asistencia profesional siempre está disponible y no se supone que haga todo solo.

- La mayoría de los familiares cuidadores no están entrenados para brindar este tipo de atención. Esté atento a sus sentimientos, intente mantener la calma tanto como la de su ser querido. Busque asistencia de recursos locales, ya sea enfermeras visitantes o cuidadores profesionales.

- Algunas personas consideran que limpiar a alguien después de ir al baño es repulsivo y pueden sentir náuseas involuntariamente. Use guantes, asegúrese que haya una ventilación adecuada, y haga lo que pueda dentro de sus propios niveles de comodidad. Un aromatizador de ambientes puede ayudarlo con el olor.

- Este puede ser el momento de contratar un cuidador profesional para ayudarlo en su hogar.

— 34 —

Planificación para el Cuidado en Residencias Especializadas

Los médicos diagnostican, los enfermeros curan,
y los cuidadores le dan sentido a todo.
—Brett H. Lewis

P asar por alto o ignorar la opción de planificar a futuro el cuidado de la demencia de un ser querido en una residencia especializada es un error
desafortunado, pero común.

Algunos familiares cuidadores tienen una opinión negativa sobre las residencias especializadas y sienten que esta opción no satisface sus expectativas
para lo que consideran una atención de calidad. Algunos creen que el cuidado
personal es una obligación familiar, y que ellos mismos deben proporcionar
todos los cuidados. Pueden pensar que el internar a su ser querido en un asilo
representa un tipo de abandono y pueden tener fuertes sentimientos de culpa.
Algunos incluso le han hecho promesas a sus seres queridos como: *Nunca te*
internaré en un asilo de ancianos.

Sin embargo, es importante mantener la mente abierta respecto a este tema,
analizando detenidamente todos los factores y sus posibles consecuencias. Tenga
en cuenta que las personas con demencia progresiva pueden llegar a un punto
de la enfermedad en que requieran una atención exhaustiva las 24 horas, los 7
días de la semana. La atención de la demencia avanzada implica el uso de
medicación compleja y control de la dieta, control de la incontinencia y ayuda
para bañarse y vestirse, actividades de apoyo cognitivo y ambulatorio, prevención
de la aspiración, precaución para evitar caídas, fisioterapia, y asistencia en el

traslado del paciente en un entorno que amerita los cuidados pertinentes. Las necesidades que se agregan en la última etapa de la atención pueden ser abrumadoras para los familiares, quienes quizás ya hayan brindado atención directa durante varios años con gran esfuerzo. El estrés acumulado que genera la atención en las últimas etapas puede provocar graves riesgos de seguridad y salud tanto para el paciente como para el cuidador.

Recurrir a la ayuda de profesionales, especialmente cuando se deben atender necesidades altamente exigentes y especializadas, no constituye un hecho de abandono. El paciente sufre de un trastorno cerebral debilitante; requiere atención especializada que se debe proporcionar por especialistas capacitados y preparados para proporcionar este tipo de cuidado de una manera apropiada y digna en un entorno seguro.

Nadie le negaría atención médica especializada a un paciente con una pierna fracturada. De igual modo, el cuidador tiene la responsabilidad de asegurarse que el paciente con demencia reciba atención especializada, especialmente en pacientes que se encuentren en una etapa avanzada en la cual la atención en un asilo es recomendable.

Desde luego, las familias pueden prolongar su permanencia en su propio hogar al contratar cuidadores profesionales. Las agencias especializadas en el cuidado y la gestión de la demencia pueden mejorar en gran medida la calidad en la atención que se da en el hogar y, a la vez, dar un descanso muy necesario a los familiares (consulte el Capítulo 31). Estos servicios pueden contratarse según la necesidad y pueden variar de unas pocas horas de compañía por semana a cuidados intensivos las 24 horas los 7 días de la semana. A medida que progresa la demencia, el nivel de atención que se requiere aumenta, tanto como las horas de cuidado necesario y el costo de la atención profesional.

Prepararse para el día en que ya no sea seguro ni económicamente factible brindar el cuidado en el hogar es un aspecto importante en la planificación de las necesidades futuras. Sabiendo de antemano dónde ir, a quién contactar, y cuánto puede costar el nuevo tipo de cuidado garantizará la seguridad del paciente, brindará tranquilidad, y posiblemente le ahorrará a la familia una buena cantidad de dinero.

La Demencia lo Cambia Todo

Con los avances médicos y tecnológicos, la expectativa de vida en la actualidad es de 30 años más que a principios del siglo XX. El cuidado de ancianos ha cambiado mucho en las últimas cuatro décadas, y hace tiempo que abandonamos el viejo concepto de internación. Hoy en día, los adultos mayores buscan comunidades para retirados como opciones tras su jubilación.

Sin embargo, al momento de abordar las necesidades especiales de un paciente con demencia avanzada, la mayoría de las residencias son inapropiadas.

La demencia progresiva, como en la enfermedad de Alzheimer, requiere de un tratamiento y manejo especializado. En los Estados Unidos, una gestión adecuada de la atención se puede ofrecer mejor en Centros de Atención Residenciales para Ancianos (*Residential Care Facilities for the Elderly*, RCFEs, según sus siglas en inglés), que están equipadas de manera única para el cuido de pacientes con demencia.

A diferencia de los asilos de ancianos, los RCFE no brindan servicios médicos ni atención de enfermería especializada, pero proporcionan alojamiento, comidas, servicio de limpieza, supervisión, administración de los medicamentos, y asistencia en cuidados personales básicos (ej., la higiene personal, vestirse, comer, bañarse, y trasladarse) a residentes mayores de 60 años. Debido a que sus servicios regulares no fueron originalmente pensados para pacientes con demencia, los RCFE que ofrecen atención de la demencia deben cumplir con requisitos de licencia adicionales.

Señales Confusas

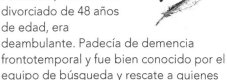

Armando, un hombre divorciado de 48 años de edad, era deambulante. Padecía de demencia frontotemporal y fue bien conocido por el equipo de búsqueda y rescate a quienes sus padres solían llamar para que los ayuden a localizarlo.

Sus padres intentaban mantenerlo sano y salvo en casa el tiempo que fuera posible. Instalaron en su tobillo un dispositivo de seguimiento de radio conectado a la jefatura de policía para encontrarlo rápidamente cuando desapareciera.

En una ocasión cuando se llamó al equipo de búsqueda, la señal de radio era desconcertante. Aparecía y desaparecía, se encendía y apagaba, lo que dificultaba la misión de ubicarlo.

Finalmente, el equipo de rescate encontró a Armando en la playa; las olas habían sumergido el dispositivo mientras él se echaba en el agua, por lo tanto la señal era intermitente.

En ese momento, los padres de Armando comprendieron que ya no era seguro mantenerlo en casa. Pasó sus últimos cuatro años de vida en un RCFE, donde un largo camino circular le permitió caminar diariamente por horas.

Esto les permitió a los padres mantenerlo a salvo, y a Armando la posibilidad de deambular quanto quisiera, libremente.

Los RCFE para la atención de la demencia están diseñados para brindar un ambiente relajante y seguro, donde los residentes estén controlados las 24 horas del día, y aún así se sientan como en su hogar. El personal está capacitado para ser amable, afectuoso, y para identificar e informar sobre cualquier indicación de incomodidad o angustia que se presente. Las actividades que organizan toman en cuenta las necesidades y fortalezas individuales de cada paciente, promoviendo la preservación de sus habilidades básicas de independencia y aumentando su bienestar. Los RCFE no están obligados a contratar personal médico, pero a menudo pueden tener un equipo médico disponible para asistir a los residentes.

Estas residencias especializadas también fomentan las visitas y participación de los familiares por lo que los residentes siguen sintiéndose incluidos y apreciados.

El diseño de estas instalaciones también toma en cuenta la sencillez, lo que ayuda a los residentes a mantener la calma y evitar confusiones. Aunque la sencillez puede parecer poco atractiva y aburrida para la mayoría de las personas sanas, para quienes padecen de demencia es el ambiente ideal para prosperar dentro de un RCFE. También proporcionan estimulación, actividades, y oportunidades para fomentar interacciones sociales que probablemente no fueron posibles en su hogar. Con la atención adecuada y los cuidados especializados, poco después de la internación los residentes a menudo se sienten mejor, desarrollan nuevas amistades, y manifiestan estar satisfechos con su entorno y actividades diarias.

Las familias que cuidan a un ser querido con demencia deben evaluar cuidadosamente las opciones para internarlo e identificar la instalación residencial adecuada para él. Al tomar estas decisiones con anticipación evitará que surja un evento imprevisto o repentino que precipite la necesidad de una internación inmediata. Algún empeoramiento repentino de la demencia, una nueva afección de salud no relacionada con la demencia, o una emergencia familiar (ej., un problema de salud del cuidador) pueden acelerar la necesidad de internación. Aunque no busca o desea una internación inmediata, infórmese sobre sus opciones e inscríbase en la lista de espera de su RCFE preferida. La información le ayudará a comprender mejor las complejidades de la atención de la demencia y evitará que quede sin opciones en cuanto se presente una situación de crisis. Es decir, **espere lo mejor pero prepárese para lo peor.**

Averigüe las Opciones Disponibles

Estos son algunos pasos que puede seguir para conocer las instituciones locales para el cuidado de la demencia:

- **Comuníquese con la oficina de la Asociación de Alzheimer** local para obtener información sobre los recursos en su comunidad para el cuidado de la demencia.

- **Consulte a un especialista en internación de su zona.** Pueden ser de gran ayuda para identificar las opciones que mejor se adapten a las necesidades de su familia.

- **No todas las instalaciones brindan atención para la demencia.** Asegúrese de que la instalación que está considerando tenga experiencia con la demencia y cumpla con todos los estándares de licencias estatales para brindar la atención especializada.

- **Consulte al Defensor del Pueblo para el cuidado a largo plazo.** En los Estados Unidos, la oficina local de la Defensoría del Pueblo (*ombudsman*) tiene registros de todas las inspecciones que las agencias que adjudican licencias llevan a cabo en los RCFEs, por lo que las familias pueden revisar los informes de las instalaciones que están considerando. Además, para evaluar un RCFE, solicite una lista de control que especifique los estándares que usted debe verificar al recorrer una instalación.

- **Visite varias residencias y hable con sus administradores.** El administrador representa el alma de su instalación y marca el ritmo y el nivel de atención para todo el personal. Asegúrese de compartir los mismos valores y enfoques con él en cuanto a la atención. Tome notas y haga una lista de las ventajas y desventajas de cada residencia que visite para poder compararlas.

- **Averigüe sobre las exenciones de hospicio.** El cuidado paliativo que ofrece Hospicio se recomienda para pacientes que están transitando los últimos momentos de sus vidas; los servicios se pueden entregar en la residencia del paciente. No todos los RCFE tienen una exención de Hospicio, es decir, un permiso que los autoriza a brindar cuidado paliativo. Sin este permiso, si el estado del paciente empeora, se les solicitará al residente del RCFE que se traslade a un centro de cuidados paliativos. La mayoría de las familias prefiere evitar el drama y el trauma de trasladar a un ser querido que transita sus últimas etapas de la vida.

- **Averigüe los costos.** En los Estados Unidos el programa de Social Security (Seguridad de Ingreso Suplementario) dispone de fondos sumamente limitados para quienes califiquen a este beneficio. Medicare y Medicaid no cubren los costos de atención de la demencia en residencias con cuidado supervisado. Aunque su seguro médico para cuidados a largo plazo podría cubrir una parte, la mayoría de los gastos de un RCFE son personales. Asegúrese de estar informado de todos los costos: los costos de evaluación, los honorarios adicionales, y los depósitos no reembolsables. Solicite una descripción escrita de los servicios que incluyen las tarifas.

- **Averigüe sobre la proporción del personal/residentes.** Debido a que la concesión de licencias no siempre estipula una proporción específica entre personal y residentes, la cantidad de personal calificado en las instalaciones varía entre los RCFE. Las instalaciones con poco personal son más propensas de exponer a los residentes a la fatiga de los cuidadores y posiblemente al descuido.

- **Pregunte sobre las actividades.** Asegúrese que las opciones de actividades ofrecidas sean apropiadas para la personalidad y los niveles cognitivos de su ser querido.

- **Si es posible, programe visitas durante las actividades** o las comidas. Algunas instalaciones pueden invitarlo a comer con los residentes para probar la calidad de la comida.

- **Asista a reuniones de grupos de apoyo para cuidadores.** Las sesiones de grupos de apoyo brindan la oportunidad para que familiares cuidadores compartan sinceramente sus experiencias actuales en el cuidado de un ser querido con demencia. Estas reuniones proporcionan una excelente fuente de información actual sobre servicios y recursos disponibles, tanto como de las estrategias que otros usan para resolver sus dilemas. Póngase en contacto con la oficina local de la Asociación de Alzheimer para obtener información sobre grupos de apoyo en su zona.

Las instalaciones de atención residencial a menudo tienen una lista de espera para internaciones. En lugar de esperar que sobrevenga una crisis para darse cuenta que no hay opciones disponibles en aquel momento, es preferible anotarse en la lista de espera. Si su nombre asciende a los primeros lugares de la lista de admisiones antes de que sea necesario, se puede ubicar en una posición inferior sin perder la opción por completo. Su lugar permanecerá en espera.

Tómese su tiempo para revisar los acuerdos de admisión y contratos. Antes de firmar un acuerdo, léalo y estúdielo cuidadosamente. Un acuerdo de admisión es un contrato legal y puede variar de una instalación a otra. Considere que un abogado revise el contrato.

Los RCFE a menudo están llenos y no tienen espacio para internar a un nuevo residente con poca anticipación. Si la internación se vuelve repentinamente necesaria, una familia que no esté preparada se verá obligada a tramitarla de manera rápida y las opciones disponibles serán pocas. Puede ser que la instalación disponible no es la ideal para las necesidades particulares del paciente que, como resultado, puede agitarse y confundirse después de unas pocas semanas en su nuevo hogar.

Una internación incorrecta dará como resultado la necesidad de reconsiderar la elección y reubicar a su ser querido, lo que causa pérdidas financieras adicionales tanto como estrés y angustia.

Utilizando RCFEs para Cuidados de Relevo

El cuidado de relevo puede ser de necesidad en algún momento por distintas razones: el cuidador principal puede ausentarse por la necesidad de viaje, tratamiento médico u hospitalización, o por algún otro tipo de compromiso, lo que resultará en la interrupción de sus tareas de cuidado.

En ausencia de un cuidador alternativo disponible o de un equipo de cuidadores para brindar atención las 24 horas los 7 días de la semana, una internación temporal del paciente en un RCFE puede ser la alternativa más adecuada y segura para su atención.

Muchos RCFE ofrecen cuidados de relevo para el cuidador, en el que el paciente es un huésped de la instalación solo por una estadía breve, desde unos pocos días hasta algunas semanas.

Aunque solamente es internación temporal, los mismos criterios para seleccionar una residencia permanente para el paciente son válidos para la selección de una instalación para el relevo.

El personal de la residencia debe recibir información detallada sobre el paciente (ej., gustos, aversiones, horarios, historia clínica, historia de vida, información de contacto ante emergencias) para garantizar una transición sin problemas y lograr que se sienta bienvenido y satisfecho durante su estadía. Los cuidadores pueden decirle cuentitos para explicarle al paciente la necesidad de su estadía, pero también deben transmitirle la tranquilidad de que solamente será por unos pocos días. La mayoría de los pacientes disfrutan de su estadía de relevo en residencias de cuidado.

El cuidado de relevo se limita a un tiempo corto, por lo tanto, esta es una gran oportunidad para evaluar la institución sin las obligaciones contractuales que implica una internación permanente. Además, es una gran manera de determinar si el paciente está dispuesto a vivir en un RCFE, y ver cómo se desenvuelve en un entorno estructurado.

A pesar de sus planes a largo plazo, puede haber una necesidad futura de internación temporal o permanente. Y esa necesidad puede sorprenderlo sin advertencia.

Es preferible informarse sobre el cuidado residencial mucho antes de necesitarlo. Si está cuidando a un ser querido con demencia, asegúrese de que su plan de atención a largo plazo incluya un plan alternativo en caso de que sea necesario. Si está bien informado sobre sus opciones, estará en una posición favorable para tomar decisiones.

¿**E**s momento de la atención residencial de la demencia? Si su ser querido . . .

Puntos Clave

- se cae con frecuencia (más de dos veces en el último año)

- tiene infecciones frecuentes del tracto urinario (más de una vez o que duren más de un mes en el último año)

- ha tenido un cambio repentino de peso (perdió o ganó más de cinco kilos el año pasado)

- necesita de asistencia para bañarse, cepillarse los dientes, vestirse, o con su higiene personal

- precisa ayuda para ir al baño y tiene episodios frecuentes de incontinencia urinaria y/o fecal

- demuestra poca conciencia de su entorno o con acontecimientos y eventos recientes

- tiene dificultad para distinguir rostros familiares y no familiares

- manifiesta cambios importantes en los patrones de sueño (ej., dormir durante el día y estar inquieto por la noche)

- tiene tendencia a deambular, perderse, y desorientarse, incluso en casa

- se comporta de manera compulsiva y/o tiene conductas repetitivas (ej., torcerse las manos o rascarse la piel dañándose)

Si usted responde afirmativamente al menos cinco de estas preguntas hay una fuerte evidencia de que su ser querido se beneficiaría del tipo de atención profesional 24/7 brindada en una residencia especializada para el cuidado de la demencia, y que debería considerar sus opciones de internación. De cualquier manera, el mejor momento para informarse sobre las opciones de internación es ahora mismo.

— 35 —

Exito en la Transición a una Residencia

Lo esencial es conmoverse, amar, esperar, estremecerse, vivir.
—Auguste Rodin

C on las necesidades cada vez más exigentes del cuidado de la demencia, puede llegar el día en el que cuidar a su ser querido en su hogar ya no sea posible. Ya sea por razones de seguridad, salud, asuntos financieros, creciente aislamiento, o incluso los problemas de salud del cuidador, ha llegado el momento de trasladarlo a una instalación especializada en el cuidado de la memoria.

Usted ha hecho todo muy bien. Su arduo trabajo, dedicación, y disciplina han valido la pena. Se ha comunicado con un especialista en internación y ha visto y comparado varias residencias. Verificó que los servicios de atención que ofrece el asilo que eligió corresponden a las necesidades de su ser querido. Ha entrevistado al personal y la administración, ha hecho todas las preguntas pertinentes, y se siente satisfecho con la calidad de los servicios de la instalación. Ha resuelto los asuntos financieros y ha asegurado los medios para pagar la atención residencial para el futuro. Le ha pedido a su abogado que revise y apruebe el contrato de admisión, y está listo para la internación.

Entonces, ¿por qué se siente tan mal?

Los aspectos logísticos y administrativos de internar a un ser querido en una instalación de atención de la demencia son asuntos de suma importancia para lograr una transición exitosa. Pero no debemos olvidar el inmenso costo emocional que también se presenta.

Para empezar, usted es quien tuvo que tomar la decisión. La persona con demencia no puede participar en la decisión ya que su cognición sufre por el mismo trastorno. Es posible que no entienda que necesite atención especializada, ni reconozca cuánta atención se requiere. Como su cuidador, las decisiones son suyas, y a menudo suele ser una tarea solitaria. También tendrá que tomar la decisión basándose no en quién solía ser su querido, sino en quién es hoy, afectado por la demencia. Indudablemente, es una persona muy diferente de lo que solía ser. Esto puede ser difícil de aceptar.

Puede ser que dude si realmente la mudanza es la mejor decisión. A esta incertidumbre se le suman los sentimientos de culpa y pena por la situación. A pesar de toda su investigación, la búsqueda, la dificultad de arreglar la logística, y su autodisciplina, dar este gran paso sigue siendo doloroso.

Dando atención a sus necesidades particulares durante un cambio que le puede ser difícil, las siguientes recomendaciones pueden ayudar en la transición residencial de personas con demencia. Tenga en cuenta la personalidad de su ser querido y use su criterio en implementar las sugerencias.

No Anuncie por Adelantado la Decisión

Evite provocar ansiedad anticipatoria y no anuncie que se mudará el próximo mes. Espere a que se aproxime la fecha para informarle, o tal vez solo dígaselo momentos antes de la mudanza. La ansiedad anticipatoria puede causar sentimientos sumamente negativos que pueden intensificar y expresarse en comportamientos extremos. Al no darle mucho aviso previo, fomentará un estado de ánimo más tranquilo para la transición. Sin embargo, tenga en cuenta que algunas personalidades necesitan un poco de preparación; evalúe las necesidades de su ser querido cuidadosamente. Algunas residencias ofrecen actividades sociales para futuros residentes, antes de la residencia permanente. Participación en las comidas o las actividades de la residencia de antemano es una buena manera de llegar a conocer la residencia e iniciar el proceso de adaptación sin ser demasiado obvio.

Use Cuentitos para dar su Explicación

Su ser querido no tiene que saber de inmediato que éste será su nuevo hogar. Puede aceptar la idea de que la estadía será solo por un corto período de tiempo (puede decir que esa semana se está fumigando la casa, o que se quedará en ese hotel mientras la familia viaja. Puede repetir la explicación cuando se le pregunte nuevamente hasta que se acostumbre a su nuevo entorno. Comparta el cuentito con otros visitantes y el personal para que todos puedan brindarle el mismo mensaje de manera coherente y lograr una transición exitosa.

Use la Medicación con Prudencia

Consulte con su médico para ajustar sus medicamentos para los días más difíciles justo antes de la mudanza. Un médico capacitado puede recetar medicamentos contra la ansiedad para facilitar la transición, lo cual, por supuesto le facilitará la tarea a usted. Se sugiere comenzar con el régimen prescrito aproximadamente una semana antes de la mudanza y poco a poco disminuir la dosis después de la transición, a medida que se vaya familiarizando y se sienta más cómodo con el personal y su nuevo entorno.

Lleve Objetos Familiares al Nuevo Hogar

Decore las nuevas habitaciones con algunos de sus muebles, recuerdos, y pertenencias que le aportan afecto, como fotos y sus libros preferidos. Si es posible, replique la decoración de su casa, haciendo que el nuevo entorno se parezca al antiguo. Al prepararse para la mudanza, los objetos y pertenencias deben empacarse y trasladarse sin que lo note para evitar la ansiedad. Pídale ayuda a algún familiar o amigo para que lo distraiga durante unas horas y así poder tener tiempo privado para tomar decisiones sobre qué llevar o dejar. Este es un momento delicado para usted también y, si tiene dudas sobre el valor sentimental de algún artículo, recuerde que siempre puede llevarlo más tarde. Sin embargo, deje objetos de valor irremplazables en casa.

Evite Visitarlo Durante la Primera Semana

¡Sí, es difícil dejarlo! Pero esos primeros días pueden ser críticos cuando se trata de encuadrar nuevas relaciones con los residentes y el nuevo personal. Su presencia puede recordarle que él realmente no está con su familia e incentivarlo a pedirle que lo lleve de vuelta a casa, retrasando el proceso de adaptación. Mantenga una comunicación abierta con el personal y apoye sus esfuerzos para consolidar una buena relación con su ser querido antes de visitarlo. Cuando el se integre bien en su nuevo entorno, lo podrá visitar de manera regular.

Cuídese

Aunque su hogar pueda sentirse vacío y usted puede sentirse desplazado, recuerde que aún sigue siendo el cuidador, partidario, y el tutor de su ser querido. La diferencia es en que ahora cuenta con un equipo calificado para desempeñar la atención práctica mientras usted asume una función más directiva. Este es un momento muy delicado para usted también, por lo tanto, asegúrese de que sus necesidades sean atendidas. Tómese un tiempo libre extra y descanse; haga algo de ejercicio y tome aire fresco; visite amigos; y haga algo que le da placer. Usted también necesita apoyo porque el camino aún no ha llegado a su fin.

Recuerde, estos Sentimientos También Pasarán

Tan difícil como sea la transición para su ser querido, también lo será para usted. Con el tiempo, él hará nuevos amigos, se enlazará con el personal, disfrutará de las actividades, avanzará, y prosperará. Usted en cambio, se verá afectado por los recuerdos traumáticos de todas sus previas responsabilidades y el proceso de la transición.

Más adelante, puede ser que le pida de vez en cuando que lo lleve a su casa; aún puede extrañarlo y a su hogar. Pero a lo largo, se adaptará, recibirá una gran atención, y disfrutará de la estimulación y su vida social precisamente porque usted hizo el esfuerzo para arreglar que reciba el tipo de cuidado adecuado. Y debido a sus esfuerzos y planificación cuidadosa, su ser querido tendrá una mejor calidad de vida y estará seguro, cómodo, y contento durante sus años restantes.

Maneras para facilitar la transición al mudarse a una residencia de atención de la demencia:

- Prepárese con anticipación, tanto como sea posible
- Personalice la habitación de su ser querido; fotos, objetos, y muebles familiares le darán una sensación de continuidad
- Proporcione una lista al personal detallando sus gustos y aversiones, así como sus intereses personales, historia, y logros
- Participe de manera regular en la planificación de la atención para su ser querido con el personal de la residencia
- Brindele tiempo a su ser querido para que entable nuevas relaciones con el personal y otros residentes
- Forje relaciones con el personal
- Cuando se ha logrado integrar al nuevo entorno, acompáñelo en sus actividades y visítelo con regularidad
- Incentive a familiares y amistades a visitarlo
- Programe salidas ocasionales
- Acepte sus propios sentimientos y comparta su experiencia con su grupo de apoyo.

Puntos Clave

— 36 —

Apoyando a su Ser Querido en su Nueva Residencia

Quiero contarte cuánto extraño a mi madre. Su esencia aun existe.
Al sentarme frente a ella es cuando más la extraño.
—Candy Crowley

Para los familiares cuidadores, la internación de un ser querido en un asilo marca un cambio importante en las responsabilidades de cuidado. Algunos creen que la internación implica el final de la función de uno como cuidador principal. Sin embargo, las personas con demencia que viven en residencias de atención de la demencia (o RCFE) aún necesitan y dependen del apoyo de sus seres queridos. Aunque ya no sea el responsable de los cuidados prácticos diarios, usted todavía es su cuidador y tutor más importante. Su rol ahora estará enfocado en asegurar su **seguridad, comodidad, y contentamiento**.

Seguridad: Colaborando con el Personal

La internación del paciente libera al cuidador familiar de sus tareas del cuidado directo. Ahora el residente tiene a su disposición el personal capacitado para asistirlo con todas las actividades de la vida diaria: la higiene, la nutrición, el vestirse, y la administración de medicamentos. Después de un período de adaptación en el cual el nuevo residente y su cuidador se familiarizan con el personal y la rutina del nuevo entorno, la supervisión del familiar cuidador es sumamente necesaria para garantizar que las necesidades del residente se cumplan continuamente.

Aquellos RCFEs confiables agradecen la presencia y la colaboración de los familiares ya que pueden proporcionar información importante sobre los hábitos y la historia personal del residente. En la mayoría de los casos, la demencia avanzada hará que el residente no pueda aportar dicha información o transmitir sus necesidades, preferencias, gustos, y aversiones particulares al personal. Una comunicación cercana con el familiar cuidador puede mejorar la calidad de la atención brindada.

Cuente con que el personal lo mantenga informado de todos los cambios de salud, estado de ánimo, comportamiento, y actividades del residente. Coordine con el personal y cuente con él para guiarlo y ayudarlo en adecuar la atención para satisfacer las necesidades de su ser querido. El personal de un RCFE confiable hará todo lo posible para cumplir con las necesidades de los residentes. El residente no debe tener que adaptarse a las prestaciones de un RCFE de calidad inferior.

Los gustos y las necesidades alimenticias particulares de cada paciente se deben respetar, y usted debe supervisar que se cumplan. Tomando en cuenta que muchos pacientes toman medicamentos, el consumo de ciertos alimentos puede afectar la eficacia de la dosis. Asegúrese de informar esto al nutricionista, y si es necesario, pida los alimentos adecuados y luego monitoree las posibles interferencias con los medicamentos. Por ejemplo, los pacientes en las últimas etapas de la demencia pueden tener problemas para tragar: las partículas de alimentos pueden pasar por alto la faringe (conducto de alimentación) e ingresar a la laringe (tráquea, que lleva a la laringe, al tracto respiratorio inferior, y a los pulmones), lo que da como resultado una *aspiración pulmonar*. Este es un trastorno potencialmente mortal que requiere intervención médica inmediata.

Viejas Costumbres . . .

El personal de una residencia de atención de la demencia tenía dificultades para lograr que la Sra. Martínez comiera sentada en la mesa. Ella insistía en comer de pie. Más tarde, su hijo les contó que, en sus años pasados, la señora Martínez había sido propietaria de un restaurante que la mantenía muy ocupada. Debido al ritmo acelerado del negocio, ella solía comer mayormente de pie mientras dirigía los asuntos del restaurante.

El personal de la residencia dejó de insistirle para que se sentara en la mesa y arregló para que comiera parada junto a un mostrador.

La administración también les solicitó a las familias del resto de los residentes que compartan detalles de sus vidas previas para lograr una mejor comprensión de sus conductas particulares y ayudar mejor al personal a cumplir eficazmente con sus preferencias.

Enfoque

Los pulmones normalmente están protegidos contra la aspiración por reflejos protectores naturales como la tos y la deglución, pero en pacientes con demencia avanzada estos reflejos pueden verse afectados. Para ayudar a evitar la aspiración pulmonar, se deben modificar las comidas con una dieta de alimentos blandos (haciendo puré de alimentos sólidos) y mediante espesamiento de líquidos con agentes espesantes recetados por un médico. Las indicaciones también deben determinar la consistencia debida de los líquidos, ya sea de espeso de néctar, miel, o pudín. Asegúrese que el personal del RCFE esté completamente informado de las necesidades dietéticas particulares y las atienda.

Asista a las reuniones de planificación de la atención, oriente y apoye al personal. Ellos tienen la experiencia para brindar atención y para ajustar las estrategias de atención a las necesidades de su ser querido. Pero usted, el familiar cuidador, es quien lo conoce mejor y entiende sus necesidades y preferencias individuales. También tiene la autoridad para tomar decisiones importantes en su nombre. Manténgase en comunicación con su equipo médico y esté disponible para tomar las decisiones médicas necesarias. Esté presente e involúcrese. Además, su presencia y supervisión es indispensable para detectar cualquier indicación de maltrato a personas mayores. Por más cuidadosos que sean, los RCFEs no son inmunes a la malicia de los abusadores.

Investigaciones indican que las personas con demencia corren un mayor riesgo de sufrir un abuso[89],[90] y, a medida que progresa la demencia, también aumenta el riesgo de sufrir todo tipo de abuso, ya sea físico, emocional, sexual, verbal, o financiero.

Esté atento a las señales de abuso: lesiones inexplicables (hematomas, ronchas, o cicatrices, especialmente si aparecen simétricamente en ambos lados del cuerpo); cambios en la personalidad o el comportamiento; anteojos o gafas rotas; señas de ataduras (marcas de cuerdas en las muñecas); ropa interior rota, manchada, o ensangrentada. Pregunte al personal sobre cualquier hallazgo sospechoso. No tema denunciarlo a la policía y a su defensor del pueblo para el cuidado a largo plazo (quien ve por los derechos de los residentes de asilos de ancianos e instalaciones similares para el cuidado de adultos).

Los más indefensos y dependientes de nosotros también son los más vulnerables a sufrir abusos. Su supervisión es la mejor manera de evitar cualquier posible abuso, a pesar de que viva en un asilo de atención de la demencia. Manténgase alerta.

Comodidad: Manejo de las Prácticas del Cuidado

Las prácticas del cuidado incluyen estrategias para el cuidado personal, tratamiento médico, necesidades nutricionales, actividades físicas, y participación social. No hay dos pacientes que requieran de la misma estrategia de atención: como usted mismo sabe, cada persona es única.

Su ser querido depende de usted para manejar su cuidado y guiar al personal del RCFE en la adaptación y atención de sus necesidades particulares.

Comience asegurándose de que su entorno sea lo más hogareño y cómodo posible. La habitación y el arreglo de los muebles deben asemejarse a su hogar anterior. Esto se puede lograr si trae algunas de sus posesiones favoritas y las ubica de manera similar a como estaban en su hogar. Traiga también sus artículos de confort favoritos: almohadas, cobijas, libros, recuerdos, y ropa. Tenga en cuenta que en una residencia habitada por personas con demencia los objetos se pierden, se intercambian y, a menudo, los mismos residentes los colocan en *lugares seguros* y nunca vuelven a aparecer. Pueden desaparecer todo tipo de artículos, desde audífonos hasta joyas. Es normal que suceda y prácticamente es inevitable. Marque todas sus pertenencias con sus iniciales, y no traiga nada de valor que no se pueda reemplazar. Esté preparado para reponer los artículos perdidos según sea necesario.

Similitud de su rutina diaria anterior también se debe respetar en una mayor medida posible: su tiempo para bañarse, descansar, comer, y sus actividades físicas se deben ofrecer de acuerdo a su biorritmo particular.

Asegúrese que la residencia cumpla con las necesidades individuales de su ser querido. Esté atento a los programas diarios y

Los que Madrugan, se Duchan

La rutina diaria de un RCFE en el estado de Georgia consistía en que cada residente se levantara de la cama entre las 5 y las 6 a.m., para que el personal lo bañara antes del desayuno, con o sin la voluntad de los residentes. Algunos estaban conformes con eso. Otros se resistían fuertemente. La nueva administradora de la residencia notó los altos niveles de resistencia al cuidado y la necesidad frecuente de usar medicamentos para modificar el estado de ánimo. Ella cambió el protocolo para que cada residente pudiera despertarse de acuerdo a su propio ciclo de sueño y los baños se programen de acuerdo al nivel de energía de cada residente. Por lo tanto, algunos pasaron a bañarse por la mañana, otros antes de la cena o antes de acostarse. Este cambio requirió cierta adaptación del personal, pero disminuyó la resistencia a la atención y la necesidad de suministrar la medicación.

Enfoque

a los niveles de las distintas actividades brindadas. Verifique que toda la atención se organice de acuerdo con las necesidades y preferencias individuales de su ser querido. Si nota una diferencia en el comportamiento o el estado de ánimo (ej., llantos, agitación, agresividad, insomnio) revise su rutina. No suponga automáticamente que requiere más o diferentes medicamentos. Un ligero cambio en el horario para reflejar mejor su biorritmo puede dar como resultado una mayor comodidad y una disminución en los comportamientos indeseables.

También preste atención al nivel de interacción social, ya que es un componente importante del bienestar. Muchos RCFE, especialmente los pequeños, no ofrecen una gama de oportunidades para la interacción social lo suficientemente amplia como para satisfacer los intereses de todos los residentes. Es posible que su ser querido requiera más estimulación social que la instalación pueda brindarle. Usted puede complementar sus actividades sociales con el uso de una guardería para adultos u otros programas basados en la interacción con la comunidad. Averigüe sobre estos programas en su área y coordine con el personal de RCFE para su traslado y asistencia. Además, tenga cuidado de no sobreestimular a su ser querido. Una persona con demencia también puede verse abrumada por demasiada actividad, volviéndose ansiosa o frustrada.

Contentamiento: Brindando Apoyo Emocional

El personal de un RCFE especializado en el cuidado de la demencia está capacitado para recibir y atender a los residentes con cariño y dulzura para que se sientan como en su casa, protegidos, aceptados, y apreciados. Este enfoque fomenta sentimientos de seguridad y autoestima.

Sin embargo, nada puede reemplazar los sentimientos que un familiar querido puede provocar. El necesita de usted. Incluso en momentos en que no pueda responder a sus expresiones de amor, todavía lo necesita. Sigue allí, tal vez opacado por la demencia, pero en su esencia sigue siendo aquella persona que le ha brindado su amor y ha pasado toda una vida a su lado. Tiene la necesidad de sentir su presencia, sus caricias, y su apoyo.

Visítelo. Asegúrese de que esté rodeado de **amor y afecto**. Tóquelo. Masajee sus manos con una loción calmante, siéntase a su lado y permítale sentir su calor. Aliente a otros miembros de la familia a hacer lo mismo. No se desanime si no recuerda su visita al día siguiente. Si se dificulta mantener una conversación, programe sus visitas para acompañarlo durante las comidas o las actividades de la residencia. Es sencillo sentarse con una persona mientras escucha música o lo ayuda a jugar al bingo. Su placer, aunque sea momentáneo, tendrá efecto en su bienestar general.

Usted también es el enlace entre su ser querido y sus amigos y familiares. Asegúrese de que todos estén al tanto de su progreso así como de sus limitaciones y necesidades, y entiendan la importancia de sus visitas. Todos los visitantes deben ser conciente de sus habilidades y de sus necesidades médicas y de descanso, incluso sus restricciones alimentarias. Coordine a los visitantes con el personal de RCFE y no cometa el error de alentar demasiadas visitas de inmediato o incluso con demasiada frecuencia; puede ser abrumador.

Centros de Convalecencia

La seguridad es una gran preocupación en cada instalación de cuidado residencial. Pero a pesar de todo el cuidado, la supervisión, la atención médica, y el equipo apropiado en su entorno, aún suceden accidentes. Las caídas son una gran inquietud para quienes cuidan a pacientes con demencia, ya que pueden provocar fracturas de huesos y la necesidad de hospitalización.

Además de las caídas, hay muchas otras causas de hospitalización: infecciones, tratamiento intensivo para el cáncer u otras enfermedades, cirugías, y retención fecal, entre otras. Algunas hospitalizaciones son breves y el paciente puede regresar a su residencia rápidamente. En otros casos se requiere una asistencia de enfermería intensiva que no se puede brindar en una residencia o incluso en un RCFE, por lo tanto, el paciente debe internarse en un centro de enfermería especializada (SNF, según sus cifras en inglés).

Los SNF, también conocidos como centros de convalecencia, residencias de reposo, asilos de ancianos, y centros de rehabilitación, brindan el más alto nivel de atención fuera de un hospital. Los SNF cuentan con personal médico de enfermería calificado, así como un equipo completo de profesionales en rehabilitación, que incluyen terapeutas físicos, del habla, y ocupacionales. Proporcionan tratamientos post quirúrgicos, terapias de rehabilitación, y atención a corto y largo plazo para personas con enfermedades graves y crónicas.

Estas instalaciones no son los lugares más adecuados para una persona con demencia. Aunque proporcionen enfermería especializada, pocos SNF brindan atención para la demencia. La mayoría de los SNF tiene un ritmo de trabajo de enfermería apresurado y sistematizado que no se puede modificar para adecuarlo a las necesidades especiales del paciente con demencia. Los cuidados son suministrados por varios profesionales de la salud que no tienen el tiempo necesario para poder vincularse con un paciente con demencia antes de tener que ocuparse del próximo paciente. Además, el personal no tiene la capacitación necesaria para apoyar y alentar a los pacientes de la manera que lo hace el personal de un RCFE. Las habitaciones no son familiares y no pueden personalizarse; hay todo tipo de sonidos de pitidos y llamadas de ayuda provenientes de otras habitaciones; y el paciente con demencia no sabe dónde está o cómo llegó allí y no tiene quien lo ayude reorientarse en su nuevo entorno.

Por lo tanto, los SNF pueden ser sumamente desorientadores e inquietantes para personas con demencia. Los pacientes a menudo manifiestan sentirse encarcelados y preguntan qué han hecho para merecer tal castigo. Sumado a la confusión inherente de la misma demencia, pueden estar perturbados por la enfermedad que los condujo allí, con dolor, incomodidad, y molestos por los aparatos médicos y artilugios intravenosos. Por lo tanto, necesitarán de más afecto y consuelo, que en un ritmo de trabajo tan acelerado, solamente se pueden proporcionar por un familiar amoroso o por un cuidador profesional contratado que tenga mucha dedicación.

Si su ser querido debe ser internado en un SNF, prepárese para brindar apoyo adicional para lograr que su estadía sea un poco más comprensible y tolerable. Programe turnos entre familiares y amigos, o contrate a un cuidador adicional para que alguien lo acompañe lo máximo posible. Cuanta más compañía pueda brindarle, mejor se sentirá.

Algunos pacientes con demencia pueden requerir la atención especializada de un SNF de forma permanente, ya que su condición impide el regreso a su residencia. En tal caso, haga todo lo posible por brindarle afecto, cariño, y tranquilidad. La tasa promedio de expectativa de vida para los pacientes con demencia internados en SNF es de cuatro meses. Por contraste, la tasa promedio de aquellos pacientes con demencia que residen en RCFEs de todo el país es de cuatro años, lo que demuestra la necesidad de una atención más especializada de la demencia en los centros de convalecencia.

Cuidar de Sí Mismo

A pesar de que haya internado a su ser querido en una instalación de atención de la demencia o en un asilo de ancianos, los familiares cuidadores nunca están fuera de servicio. Además del tiempo y la dedicación que han invertido en apoyar a un ser querido, aun se les puede pedir que resuelvan un problema, atiendan una emergencia, o simplemente le brinden información adicional al personal de cuidado. El cuidado tras la internación toma un nuevo giro, aunque todavía es arduo e implacable.

Sin embargo, una vez que esté en su nuevo entorno y ya no tenga que brindarle cuidados personales a su ser querido, su tiempo juntos será mucho más relajante y agradable para ambos. El conflicto que le provocaba la ducha ya no existe para usted, ni la preocupación por lo alborotado que quedaba el baño después de utilizarlo; no se cansará de su deambulación por las noches o de su eterna búsqueda de las llaves del auto. Tómese este tiempo para sencillamente ser su hija. Sea su esposa nuevamente. Tómense de las manos, caminen juntos, disfruten algun juego, o aprecien viejos álbumes de fotografías. A pesar de lo avanzado que esté en su etapa de demencia, él todavía está allí. Y este puede ser el tiempo más lindo de sus vidas, cuando su demencia expone todas sus vulnerabilidades, pero a la vez expone su esencia más íntima y entrañable. Disfrute de su presencia.

Este también puede ser un momento profundamente emotivo para usted. Asegúrese de reservar tiempo libre para hacer algo placentero para sí mismo todos los días. Si usted permite que los factores estresantes del cuidado lo dominen, incluso después de la internación, su ser querido sufrirá las consecuencias. Recuerde pensar en sí mismo, busque lo placentero, y descanse de las obligaciones de ser cuidador por algunos momentos. Lo ha supervisado cuidadosamente. Está seguro. Está cómodo. Está contento. El personal del RCFE le brinda el mejor cuidado posible para asegurar su bienestar. Usted debe priorizar sus propias necesidades; su bienestar es igualmente importante.

Cuando visita a su ser querido en una instalación de atención de la demencia, aproveche para verificar:

- ¿Se observan sus necesidades dietéticas? ¿Necesita comprar algún comestible favorito?
- ¿Con qué frecuencia administran el aseo personal a su ser querido? ¿Necesita un corte de pelo o de uñas?
- ¿Necesita una manicura o un masaje?
- ¿Es bañado regularmente? ¿Su cabello está lavado y peinado?
- ¿Le queda bien la ropa y los zapatos? ¿Hay algo que deba reemplazarse?
- ¿El médico lo ve con regularidad?
- ¿Tiene la piel clara y libre de moretones, cortes, o heridas?
- ¿Tiene los suministros necesarios, como pañales (en el caso de que la residencia no los proporcione)? ¿Se cambia con regularidad?
- ¿Está participando de actividades sociales?
- ¿Hay indicaciones de negligencia o abuso?
- ¿Sale de excursión?
- ¿Con qué frecuencia recibe terapia física?
- Escuche sus quejas e intente abordarlas.
- Controle sus visitas; asegúrese de que no se sienta abrumado por demasiadas personas a la vez.
- Si ciertos visitantes lo molestan, haga los arreglos necesarios para que no vuelvan a visitarlo.

Puntos Clave

— 37 —

Cuidado Paliativo y el Paciente con Demencia

Lo que alguna vez disfrutamos, nunca podremos perderlo.
Todo lo que amamos profundamente se convertirá en parte de nosotros.
—Helen Keller

En la Edad Media, el término *hospicio* se refería a la costumbre de brindar hospitalidad y refugio a viajeros enfermos. El cuidado paliativo o cuidado de hospicio, que significa *atención especializada para pacientes moribundos*, es un concepto relativamente nuevo. Fue concebido por primera vez por la Dama Cicely Saunders, una médica que empezó a trabajar con enfermos terminales en 1948 y fundó el primer centro cuidado paliativo moderno, St. Christopher's Hospice, en Londres, Inglaterra.

Saunders introdujo este concepto por primera vez en los Estados Unidos cuando se dirigió a estudiantes de medicina, enfermeros, asistentes sociales, y sacerdotes durante una visita a la Universidad de Yale en 1963. Su conferencia incluyó imágenes de pacientes enfermos de cáncer terminal, que demostraban las diferencias dramáticas que había antes y después de haber recibido atención de control de síntomas. Sus enseñanzas provocaron un movimiento que evolucionó hasta convertirse en los servicios de hospicio que se conocen hoy en día.

El cuidado paliativo tiene como objetivo ocuparse de la atención física, social, emocional, y espiritual de los pacientes con enfermedades terminales cuando se acercan al final de su vida. Por lo general, estos servicios se brindan por equipos de profesionales que incluyen al médico del paciente, un médico de la agencia de hospicio, un administrador del caso, enfermeros profesionales, auxiliares de enfermería registrados, un consejero, un nutricionista, una terapeuta, farmacólogos, asistentes sociales, un sacerdote, y voluntarios capacitados.

En los Estados Unidos, Medicare ha cubierto los servicios del cuidado paliativo de las personas mayores desde 1982 y ahora los extiende también a aquellos pacientes terminales de cualquier edad. Medicaid y la mayoría de los planes de seguro privados también cubren este servicio.

El equipo de cuidados de hospicio desarrolla un plan de atención basado en las necesidades individuales del paciente. Se proporcionan todos los medicamentos y terapias necesarias para el tratamiento del dolor y el alivio de los síntomas, suministros médicos, y equipos necesarios. Por lo general el cuidado paliativo se brinda en el hogar (que puede ser el hogar del paciente o la instalación residencial en la que viva) y el personal de la agencia de hospicio realizan visitas periódicas para evaluar al paciente. Se pueden proporcionar cuidados y servicios adicionales, como terapia física o del habla, masajes terapéuticos, asistencia nutricional, y asistencia para bañar al paciente o para otras necesidades personales. El personal de hospicio está disponible las 24 horas del día, los 7 días de la semana.

Los miembros de la familia también reciben apoyo emocional y espiritual, incluido el asesoramiento por duelo.

El concepto de *cuidado paliativo* se basa en el cuidado para aliviar el dolor y brindar la comodidad. Aunque en su inicio se asociaba con pacientes con cáncer, todos los pacientes terminales pueden beneficiarse de los servicios de hospicio, incluso los pacientes con demencia.

Sin embargo, aunque las enfermedades que causan demencia, como el Alzheimer, son la quinta causa principal de muerte entre los estadounidenses mayores de 65 años, en 2009 solo uno de cada diez pacientes que recibía cuidados paliativos padecía de demencia como diagnóstico principal.

Los datos sugieren que las personas que sufren de demencia no se benefician de los servicios de hospicio. De hecho, existe una reticencia general de la comunidad médica en recomendar un paciente con demencia a servicios de hospicio, a menos que también sufra una segunda afección terminal o comorbilidad. Por la complejidad que implica la demencia y la falta de técnicas confiables para pronosticar la enfermedad de Alzheimer u otras demencias, a menudo los médicos no recomiendan estos pacientes para el cuidado paliativo.

La elegibilidad para el hospicio debe ser determinada por un médico, y el criterio principal es que el paciente tenga una expectativa de seis meses o menos de vida si la enfermedad continúa su curso normal. Sin embargo, determinar la expectativa de vida para un paciente con demencia no es una tarea simple. La Escala de Evaluación Funcional[91] (Cuadro 37.1) es la escala más aceptada para evaluar la progresión de la demencia, pero no llega a proporcionar bases seguras para el pronóstico. La demencia afecta a las personas de manera diferente y su progresión a menudo se complica por demencias concurrentes y otras comorbilidades. Por lo general, los médicos deben usar su propio juicio para determinar el diagnóstico a base a sus capacidades clínicas.

Cuadro 37.1. Escala de Evaluación Funcional.

Etapa	Fase	Characterísticas	Tiempo aproximado en demencia (meses)[a]	Edad mental (años)	Resultado Eval. Mini Mental[b]
Envejecimiento normal	1	Ninguna dificultad	—	Adulto	29–30
Posible deterioro cognitivo	2	Déficit funcional subjetivo	15 (años)	Adulto	28–29
Deterioro cognitivo leve (DCL)	3	Disminución de la capacidad para realizar tareas complejas	84	12+	24–28
Demencia leve	4	Actividades de la vida diaria estan afectadas; ej., pagar facturas, cocinar, limpiar, viajar	24	8–12	19–20
Demencia moderada	5	Requiere asistencia en elejir ropa adecuada	18	5–7	15
Demencia moderada grave	6a	Requiere asistencia para vestirse y desvestirse	4.8	5	9
	6b	Necesita ayuda para bañarse	4.8	4	8
	6c	Requiere ayuda en usar el baño	4.8	4	5
	6d	Incontinencia urinaria	3.6	34	3
	6e	Incontinencia fecal	9.6	2–3	1
Demencia grave	7a	Habla 5–6 palabras/día	12	1.25	0
	7b	Dice una sola palabra clara	18	1	0
	7c	No puede caminar	12	1	0
	7d	No puede sentarse	12	0.5–0.8	0
	7e	Ya no puede sonreír	18	0.2–0.4	0
	7f	No puede mantener la cabeza erguida	12+	0–0.2	0

[a] *A = Enfermedad de Alzheimer*
[b] *MMSE = Resultado del Mini Examen del Estado Mental (MMSE)*

Por lo general, los pacientes con demencia que califican para servicios paliativos según los requisitos de Medicare tienen incontinencia intestinal o de vejiga, vocabulario de una palabra o menos, dependencia en todas las actividades de la vida diaria, así como una comorbilidad o afección adicional, como neumonía, sepsis, fiebre persistente, o úlceras por presión en etapas 3 o 4 (escaras).

Los familiares también tienen dificultades en determinar cuándo consultar con el médico sobre la necesidad de recibir cuidados paliativos. La naturaleza insidiosa de la demencia, con su lenta progresión durante muchos años, y los estresantes que afectan a los cuidadores después de largos años de brindar atención, pueden dificultar una evaluación objetiva. El hecho de llegar a la Etapa 7 (la última etapa) no es suficiente para determinar la necesidad de cuidados terminales. No es extraño que la Etapa 7 se prolongue por varios años.

Sin embargo, los pacientes con demencia avanzada se benefician enormemente de los cuidados especializados en la etapa final de sus vidas. Están en alto riesgo de contraer infecciones respiratorias debido a la aspiración pulmonar, que ocurre cuando alimentos, bebidas, vómito, o saliva son inhalados y se alojan en los pulmones. También son más propensos a tener infecciones del tracto urinario debido a la incontinencia, que impide la expulsión adecuada de los agentes infecciosos. Muchos pacientes experimentan atrofia de las extremidades debido a los extensos períodos sin actividad, lo que aumenta la posibilidad de sufrir abrasiones en la piel, desgarros, úlceras, y espasmos dolorosos. Con mucha frecuencia ya no pueden verbalizar o expresar sus necesidades para el alivio de sus dolores o su comodidad. Los

Justo a Tiempo

Alejandro padecía de demencia avanzada y estaba bajo el cuidado de sus dos devotas hijas, quienes también sufrían de sus propios problemas de salud. Cuando la asistente social los visitó para dar seguimiento al pedido de tiempo de respiro que habían solicitado las hijas, se llevó una gran sorpresa. Encontró a un hombre visiblemente moribundo que por las enormes y profundas escaras en sus pies, debía estar sufriendo un dolor intenso. Las hijas de Alejandro no tenían la experiencia para haber reconocido las indicaciones de la proximidad de su muerte, ni la gravedad de las heridas de presión causadas por sus largos períodos de inmovilidad. ¡Creían que su padre viviría otros 10 años! Con el permiso de sus hijas, la asistente social llamó de inmediato a un equipo de la agencia de hospicio para que aliviaran su dolor y le brindaran la comodidad necesaria. El mismo equipo también fue indispensable para tratar el dolor de sus abrumadas hijas cuando Alejandro falleció tres días después.

Enfoque

enfermeros paliativos están capacitados y tienen experiencia en el reconocimiento de síntomas y expresiones de dolor, ya que el paciente no tiene la capacidad para

Cuadro 37.2. Servicios Paliativos Cubiertos por Medicare.

Gastos Cubiertos por Medicare	Gastos que Medicare no Paga
Una única consulta médica de la agencia de hospicio para asesorar las opciones de atención y el tratamiento del dolor y síntomas	Cualquier tratamiento para curar una enfermedad terminal y/o afecciones relacionadas
Servicios médicos	Atención de cualquier cuidado que no fue aprobado por un médico de hospicio
Cuidados de enfermería	Habitación y comida
Medicamentos recetados para el control de los síntomas o alivio del dolor	Medicamentos recetados para el tratamiento de alguna condición
Suministros médicos (ej., vendajes y catéteres)	Atención hospitalaria ambulatoria (ej., en sala de emergencias, internación hospitalaria, o traslado en ambulancia, a menos que por dirección de hospicio o que no esté vinculado con la enfermedad terminal y afecciones relacionadas)
Equipo médico (ej., sillas de ruedas o andadores)	
Servicios de hospicio y servicios domésticos	
Terapia física y ocupacional	
Servicios de patología del habla/lenguaje	
Servicios de asistentes sociales	
Asesoramiento nutricional	
Apoyo para el paciente y tanto como para su familia por el duelo y la pérdida	
Atención hospitalaria a corto plazo (para el control del dolor y los síntomas)	
Cuidado de respiro para el cuidador a corto plazo (hasta cinco días en residencia aprobada por Medicare)	
Cualquier otro servicio que se requiere para tratar la enfermedad terminal y las afecciones relacionadas según lo recomiende el equipo paliativo	

Fuente: U.S. Department of Health and Human Services Centers for Medicare & Medicaid Services

comunicarse; pueden implementar estrategias para tratar y prevenir el dolor y el sufrimiento. También pueden orientar y enseñarle a los familiares cuidadores sobre qué esperar y cómo ayudar a sus seres queridos para que puedan tener un desenlace de su vida en comodidad y con dignidad.

Los servicios paliativos se pueden iniciar por recomendación del médico de la agencia de hospicio o con el aporte del médico de atención primaria del paciente. Los equipos paliativos pueden trabajar en colaboración con el médico personal del paciente o, si la familia lo prefiere, el médico de la agencia puede hacerse cargo del cuidado del paciente por completo. Los familiares también tienen la opción de solicitar la atención paliativa, llamando a la agencia de hospicio directamente; la agencia se comunicará con su médico de atención primaria para obtener la referencia médica necesaria o la evaluación se hará por un médico de la agencia.

El pronóstico de esperanza de vida no siempre es exacto: el médico de atención primaria puede ser reacio a iniciar una derivación para servicios de cuidados terminales si no puede asegurar un pronóstico de expectativa de vida de seis meses o menos. De cualquiera manera, si usted piensa que su ser querido con demencia avanzada se acerca al final de su vida, comuníquese con un proveedor de cuidados paliativos en su área y solicite una evaluación.

No Conoces a Juan Carlos

Juan Carlos era incontinente, incapaz de movilizarse, a menudo no era receptivo, y tenía una discapacidad grave por el avance de la enfermedad de cuerpos de Lewy. Después de haber cuidado de él en su hogar durante ocho agotadores años, su esposa, Amelia, ya no podía brindar el tipo de atención especializado que su estado requería. Arregló el traslado de Juan Carlos a una instalación de enfermería especializada y los médicos le recomendaron cuidado paliativo. Amelia esperaba que muriera en cualquier momento. Sin embargo, poco después de que el equipo de cuidados paliativos comenzara a manejar su caso, Amelia notó cambios sorprendentes en el comportamiento de Juan Carlos. Volvió a ser receptivo. Ansiosamente anticipó cada visita de su terapeuta, masajista, voluntario, y enfermero. ¡Disfrutaba de la atención! Se lo veía mejor, más alerta e interesado, y era obvio que ¡estaba contento de nuevo! Pasaron seis meses de cuidado de hospicio y Juan Carlos volvió a ser admitido para otros seis meses. Y otros. Ya libre de sus tareas de cuidado, Amelia usó su tiempo libre para tomar clases de natación, algo que había deseado toda su vida.

Según los reportes, Juan Carlos todavía sigue disfrutando de la amorosa atención del equipo paliativo; y Amelia sigue nadando cuando quiere.

Enfoque

La evaluación de un médico experimentado en cuidados de pacientes terminales puede recomendar servicios de hospicio.

No piense automáticamente que el hecho de recibir servicios de hospicio significa que la muerte es inminente. A menudo, un paciente que recibe cuidados de hospicio supera el pronóstico inicial de seis meses. El hecho de que un paciente sobreviva más de lo esperado no provoca la terminación de los beneficios de Medicare. En tales casos, los servicios paliativos pueden extenderse si se puede documentar el deterioro continuo del estado del paciente y demostrar su elegibilidad. Para la extensión de los beneficios de hospicio cubiertos por Medicare, el médico debe volver a certificar al paciente al comienzo de cada período de beneficios (dos períodos de 90 días cada uno y un período renovable de 60 días, sin límite).

Por lo visto, hay múltiples casos en que el paciente realmente mejora al recibir los cuidados de hospicio. Puede ser que el cuidado intensivo de este equipo y la reducción de medicamentos tengan un efecto curativo para el paciente terminal, extendiendo su vida. Si el estado del paciente mejora al final de un período de beneficios, Medicare no recertificará.

Los equipos de cuidado paliativo brindan comodidad, cariño, amabilidad, y la serenidad que merecen los pacientes con demencia. No espere hasta que el paciente esté evidentemente falleciendo para comenzar con los servicios de hospicio. Comuníquese con su proveedor local de cuidados paliativos para obtener más información sobre sus servicios y hable con su médico para verificar si es el momento adecuado para tomar este paso.

Preguntas para los proveedores de servicios paliativos:

Puntos Clave

- ¿El programa de la agencia de hospicio está aprobado por Medicare? ¿Está reconocido y aprobado por el estado o está certificado de alguna otra manera?

- ¿Quiénes forman el equipo de cuidados? ¿Cual es su preparación y quién los controla? ¿El director médico de servicios de hospicio está certificado para proporcionar a cabo cuidados paliativos y de hospicio?

- ¿El programa incluye un farmacólogo para ayudar en el ajuste de los medicamentos?

- ¿Qué servicios se ofrecen para una persona con enfermedad terminal? ¿Cómo se manejan el dolor y otros síntomas?

- ¿Cómo se brindan los servicios fuera del horario de atención?

- ¿En cuánto tiempo se puede determinar la elegibilidad para el programa de cuidados paliativos?
- ¿Qué servicios se le ofrecen a la familia? ¿Qué servicios de respiro están disponibles para los cuidadores? ¿Qué servicios de duelo están disponibles?
- ¿Hay servicios voluntarios disponibles?
- Si las circunstancias cambian, ¿se pueden adecuar los servicios a las necesidades? ¿La agencia de hospicio tiene contratos con asilos de ancianos? ¿Hay residencias de hospicio especializadas disponibles?
- ¿Los costos del servicio de hospicio están cubiertos por un seguro u otras fuentes, como Medicare?

Para más información sobre los servicios paliativos de Medicare:

- Para conocer más sobre la elegibilidad, la cobertura, y los costos de Medicare, visite Medicare.gov.
- Para encontrar un proveedor de hospicio, hable con su médico o llame a la organización estatal de cuidados paliativos (en los Estados Unidos, Hospice). Visite Medicare.gov/contacts, o comuníquese al 1-800 MEDICARE para encontrar el número de su estado.
- Para obtener asesoramiento gratuito sobre seguros de salud y ayuda personalizada sobre seguros, llame a su Programa Estatal de Asistencia sobre Seguros de Salud. Visite shiptacenter.org o llame al 1-800-MEDICARE.

Para obtener más información sobre los servicios de hospicio, comuníquese con:

- National Hospice & Palliative Care Organization (NHPCO) (Organización Nacional de Cuidados Paliativos y de Hospicio)—visite nhpco.org, o comuníquese al 1-707-837-1500.
- Hospice Association of America (Asociación de Cuidados de Hospicio de Estados Unidos)—visite nahc.org/haa o comuníquese al 1-202-546-4759.

— 38 —

Su Vida Después del Cuidado

Eso, aquello que nunca volverá,
es lo que hace que la vida sea tan dulce . . .
—Emily Dickinson

Cuidar a un ser querido con demencia progresiva es un camino largo, lleno de tortuosos giros y altibajos, que a menudo transitamos evitando entrever su final. No porque el final sea desconocido. El final es claro: estamos lidiando con una enfermedad para la cual no hay cura, que inevitablemente resulta en la pérdida de la vida. Evitamos pensar en la culminación de nuestro viaje porque carece de alegría y es muy diferente de la vida que nos habíamos imaginado.

A la enfermedad de Alzheimer se le conoce como *la larga despedida*, no sin motivos. La despedida comienza en el momento del diagnóstico y se revive dolorosamente en cada paso que se da. Con cada pérdida provocada por la demencia, ya sea pequeña o grande, llega una nueva despedida para el esposo, la esposa, los padres, hermanos, o amigos. La pérdida de memoria trae consigo la pérdida del pasado compartido. La pérdida de habilidades trae la pérdida de uno mismo. Y a lo largo de los años, vemos a nuestro ser amado transformarse en alguien a quien ni siquiera reconocemos. Comenzamos lentamente, y en repetidas y continuas ocasiones a lamentar el desmoronamiento de la vida que una vez compartimos, y la relación tan preciada que tanto nos habíamos esforzado en construir.

Aunque el amor que alguna vez fue el pilar de la relación todavía existe, se ha convertido en el combustible que impulsa al cuidador a honrar a su ser querido durante su lucha por mantener la dignidad mientras la demencia le pasa factura.

Transitar este camino es doloroso. Enfrentar el final puede hacerlo sentirse peor aún. Después de años de cuidado y dedicación, el cuidador aún teme el día en que su ser querido finalmente se entregue ante la enfermedad: *¿Quién seré entonces? ¿Cómo puedo recuperar mi vida? ¿Cómo soportaré el dolor de una pérdida completa?*

Cada persona procesa el dolor de manera diferente, y el dolor relacionado con la pérdida de un ser querido con demencia conlleva un conjunto de circunstancias únicas. Incluso tras la muerte, la demencia lo cambia todo: *en la demencia, la muerte en realidad puede marcar el final del duelo*. Esto puede parecer absurdo para quien no conoce el cuidado de la demencia. Pero después de haber transitado varios años llenos de pérdidas acumuladas y continuas, cuando un ser querido con demencia fallece, la mayor parte del dolor del cuidador ya se ha sentido muchas veces, y a menudo ya se ha superado.

Las cinco etapas del duelo tradicionales (negación, enojo, negociación, depresión, y aceptación) realmente no son aplicables para la muerte de alguien con demencia. El duelo por un ser querido con demencia es un proceso que progresa junto con la enfermedad misma. En la mayoría de los casos, el duelo llega a su fin cuando termina la enfermedad. Tras el fallecimiento, el cuidador finalmente puede establecer cierto sentido de finalidad a su esfuerzo, y pronto encuentra la disponibilidad emocional para seguir adelante. Puede enfocarse en sus propias necesidades. Muchos cuidadores se sorprenden de la rapidez con la que pueden superar el trauma, las enormes pérdidas y el dolor, y continúan con sus vidas.

Como cuidador activo, tenga esto en cuenta: el final del cuidado también es el comienzo de su nuevo yo. Siéntase seguro de que el amor, el esfuerzo, y la dedicación que le brindó a su ser querido durante esos años de cuidado tendrán un efecto duradero en usted. Será más fuerte. Será más resistente e ingenioso. Y encontrará la paz interior al reconocer que lo amaba profundamente y que siempre dio lo mejor por él.

La vida nunca volverá a ser la misma, pero las difíciles lecciones aprendidas durante el cuidado lo sostendrán. El amor y los recuerdos permanecerán consigo y encontrará la fortaleza necesaria para honrarlo viviendo su propia vida con plenitud. Este es el momento para reconstruir, reconectarse, y recomponerse.

Aquellos que fueron cuidadores han desarrollado una enorme capacidad de recuperación que ahora pueden utilizar para sí mismos. Buscan restablecer el contacto con amigos y familiares de los que se habían aislado a lo largo de los últimos años mientras se ocupaban de la atención de la demencia. Buscan los medios para reconstruir su nueva identidad, ya no son cuidadores, tampoco son los mismos de antes. Encuentran la motivación para recuperar parte de su propio tiempo, investir en sí mismos, y luchar por sus nuevos sueños.

Reconectarse consigo mismo puede ser difícil al principio. Después de años priorizando el cuidado de un ser querido, muchos cuidadores tienen problemas para concebir qué hacer con su tiempo libre. Pueden sentir el mismo vacío que los padres sienten cuando sus hijos se van a la universidad: *¿A quién me dedico ahora que se ha ido?* Estos sentimientos son normales, y con el tiempo y el apoyo de la familia, los amigos, y la comunidad, logran superarlos.

Algunos cuidadores describen sentir lo que los terapeutas reconocen como síntomas del trastorno de estrés postraumático, cuando de repente reaparecen sentimientos relacionados con la presión extrema y el dolor sufrido durante los cuidados. Es un destello de memoria con un fuerte componente emocional. Este tipo de *emboscada emocional* puede ser desencadenado por un sueño, un recuerdo perdido, o por un acontecimiento actual que despierta recuerdos de la experiencia del cuidador. Y a pesar de que ya ha llorado miles de lágrimas, se pone a llorar un poco más. Sin embargo, si estos episodios se vuelven frecuentes y comienzan a interferir con sus actividades habituales, no dude en buscar asesoramiento profesional.

Hay asistencia a su alcance. En caso de necesitarla, hay organizaciones que pueden ayudar con psicoterapia. La mayoría de los equipos de cuidados de hospicio ofrecen asesoramiento a las familias con el duelo. Sea paciente con sus emociones. Dese tiempo para procesar sus sentimientos. Regrese a su grupo de apoyo para cuidadores de la enfermedad de Alzheimer; sus compañeros comprenderán sus divergentes sentimientos de angustia y alivio.

Pero no se sienta culpable si no está paralizado por el dolor. No se sienta culpable si siente alivio de que todo haya terminado. Ha sido un largo viaje y una despedida lenta y agonizante. Recuerde los momentos felices de su tiempo juntos antes de la demencia, disfrute de esa sensación de alivio de haber permanecido fuerte junto a él durante tantos momentos difíciles, reconozca que cumplió bien con su misión. Tiene permiso de dar un paso adelante y adaptarse a su nueva realidad. Su nuevo yo. Usted se ha ganado este derecho. Tome un nuevo paso adelante!

Recursos

2016 Alzheimer's Disease Facts and Figures. *Alzheimer's and Dementia* 12(4). Alzheimer's Association. 2016.

Alzheimer's Association

Alzheimer's Society

American Association for Long-Term Care Insurance

California Advocates for Nursing Home Reform (CANHR)

Caregiving in the U.S. National Alliance for Caregiving and AARP. November 2009.

Centers for Disease Control and Prevention

Food and Drug Administration

Dementia and Aging, Ethics, Values, and Policy Choices. Binstock, R. H., et al (Eds.) 84 pp. Baltimore, Johns Hopkins University Press; 1992.

Dementia and Wandering Behavior: Concern for the Lost Elder. Silverstein, N. M., et al. New York City, Springer; 2002.

Health Data Interactive, Health Care Use and Expenditures. National Hospital Discharge Survey (NHDS), National Center for Health Statistics. Accessed May 2016.

Lewy Body Dementia Association (LBDA)

Market Survey of Long-Term Care Costs: The 2012 MetLife Market Survey of Nursing Home, Assisted Living, Adult Day Services, and Home Care Costs. MetLife Mature Market Institute. New York, N.Y.: Metropolitan Life Insurance Company; 2012.

National Center for Injury Prevention and Control

National Stroke Association

The Savvy Caregiver, Caregiver's Manual. Hepburn, K. W., et al. Alzheimer's Association California Central Coast Chapter. 2014.

The Shriver Report: A Woman's Nation Takes on Alzheimer's. Shriver M. Chicago, IL: Alzheimer's Association. 2010.

Understanding Difficult Behaviors: Some Practical Suggestions for Coping with Alzheimer's Disease and Related Illnesses. Robinson, A., et al. Eastern Michigan University. 2007.

U.S. Department of Health and Human Services Centers for Medicare and Medicaid Services

Referencias

[1] Cita de la película, *Galaxy Quest.*

[2] Effects of the Finnish Alzheimer Disease Exercise Trial. Pitkälä, K. H., et al. (FINALEX). *JAMA Internal Medicine* 173(10): 894–901. 2013.

[3] Physical Exercise as a Preventive or Disease-Modifying Treatment of Dementia and Brain Aging. Ahlskog, J. E., et al. *Mayo Clinic Proceedings* 86(9): 876–884.

[4] Obesity in Middle Age and Future Risk of Dementia: A 27-Year Longitudinal Population-Based Study. Whitmer, R. A., et al. *BMJ* 330: 1360. 2005.

[5] Obesity and Vascular Risk Factors at Midlife and the Risk of Dementia and Alzheimer Disease. Kivipelto, M. et al. *Archives of Neurology* 62(10): 1556–1560. 2005.

[6] Physical Exercise at Midlife and Risk of Dementia Three Decades Later: A Population-Based Study of Swedish Twins. Andel, R., et al. *Journal of Gerontology: Biological Sciences* 63(1): 62–66. 2008.

[7] Cardiorespiratory Fitness and Brain Atrophy in Early Alzheimer Disease. Burns, J. M., et al. *Neurology* 71: 210–216. 2008.

[8] Leisure Activities and the Risk of Dementia in the Elderly. Verghese, J., et al. *New England Journal of Medicine* 348(25): 2508–2516. 2003.

[9] Alzheimer Disease and Cognitive Reserve: Variation of Education Effect with Carbon 11-Labeled Pittsburgh Compound B Uptake. Roe, C. M., et al. *Archives of Neurology* 65(11): 1467–1471. 2008.

[10] Educational Differentials in Life Expectancy with Cognitive Impairment Among the Elderly in the United States. Lièvre A., et al. *Journal of Aging Health* 20: 456–477. 2008.

[11] The Montreal Cognitive Assessment, MoCA: A Brief Screening Tool for Mild Cognitive Impairment. Nasreddine, Z. S., et al. *Journal of the American Geriatric Society* 53(4): 695–699. 2005.

[12] **The Mini-Cog: A Cognitive "Vital Signs" Measure for Dementia Screening in Multi-lingual Elderly.** Borson, S., et al. *International Journal of Geriatric Psychiatry* 15(11): 1021–1027. 2000.

[13] **The GPCOG: A New Screening Test for Dementia Designed for General Practice.** Brodaty, H., et al. *Journal of the American Geriatric Society* 50(3): 530–534. 2002.

[14] **"Mini-Mental State": A Practical Method for Grading the Cognitive State of Patients for the Clinician.** Folstein, M. F., et al. *Journal of Psychiatric Research* 12:189–98. 1975.

[15] **Disclosing a Diagnosis of Dementia: A Systematic Review.** Bamford, C., et al. *International Journal of Geriatric Psychiatry* 19(2): 151–169. 2004.

[16] **Telling the Diagnosis of Alzheimer's Disease.** Markle, G.B., et al. *New England Journal of Medicine* 328(10): 736. 1993.

[17] **Alzheimer's Disease. To Tell or Not to Tell.** Gordon, M. and D. Goldstein. *Canadian Family Physician* 47: 1803–1806, 1809. 2001.

[18] **Do Older Adults Presenting with Memory Complaints Wish to be Told if Later Diagnosed with Alzheimer's Disease?** Elson, P. *International Journal of Geriatric Psychiatry* 21(5): 419–425. 2006.

[19] **Black and White Adult Family Members' Attitudes toward a Dementia Diagnosis.** Connell, C.M., et al. *Journal of the American Geriatric Society* 57(9): 1562–1568. 2009.

[20] **Alzheimer's Disease Facts and Figures Report.** Alzheimer's Association. 2015.

[21] **Impact of Apolipoprotein E on Alzheimer's Disease.** Hauser, P. S. and R. O. Ryan. *Current Alzheimer Research* 10(8): 809–817. 2013.

[22] **Protective Effect of Apolipoprotein E Type 2 Allele for Late Onset Alzheimer Disease.** Corder, E. H., et al. *Nature Genetics* 7(2): 180–184. 1994. doi:10.1038/ng0694-180. PMID 7920638.

[23] **Early-onset Autosomal Dominant Alzheimer Disease: Prevalence, Genetic Heterogeneity, and Mutation Spectrum.** Campion, D., et al. *American Journal of Human Genetics* 65: 664–670. 1999.

[24] **Early Onset Familial Alzheimer's Disease: Mutation Frequency in 31 Families.** Janssen, J. C., et al. *Neurology* 60: 235–239. 2003.

[25] **Clinical Stages of Normal Aging and Alzheimer's Disease: The GDS Staging System.** Reisberg, B., et al. *Neuroscience Research Communications* 13(I): 551–554. 1993.

[26] **Cell Number Changes in Alzheimer's Disease Relate to Dementia, not to Plaques and Tangles.** Andrade-Moraes, C. H. et al. *Brain* 136 (12): 3738–3752. 2013.

[27] **Behavioral and Psychological Symptoms of Dementia and their Management.** Kar, N. *Indian Journal of Psychiatry* 51(1): S77–S86. 2009. PMCID: PMC3038531.

[28] Cardiorespiratory Fitness and Preserved Medial Temporal Lobe Volume in Alzheimer Disease. Honea, R.A., et al. *Alzheimer Disease and Associated Disorders* 23(3): 188–197. 2009. doi: 10.1097/WAD.0b013e31819cb8a2.

[29] Cardiorespiratory Fitness is Associated with Atrophy in Alzheimer's and Aging over Two Years. Vidoni, E. D., et al. *Neurobiological Aging* 33(8): 1624–1632. 2012.

[30] A Review of Cardiorespiratory Fitness-related Neuroplasticity in the Aging Brain. Hayes, S. M., et al. *Front Aging Neuroscience* 5: 31. 2013. doi: 10.3389/fnagi.2013.00031.

[31] Association of Premorbid Intellectual Function with Cerebral Metabolism in Alzheimer's Disease: Implications for the Cognitive Reserve Hypothesis. Alexander, G. E. et al. *American Journal of Psychiatry* 154(2): 165–172. 1997.

[32] Equal Numbers of Neuronal and Nonneuronal Cells Make the Human Brain an Isometrically Scaled-up Primate Brain. Azevedo, F., et al. *Journal of Comparative Neurology* 513(5): 532–541. 2009. DOI: 10.1002/cne.21974.

[33] Neurovascular Mechanisms of Alzheimer's Neurodegeneration. Zlokovic, B. V. *Trends in Neuroscience* 28: 202–208. 2005.

[34] Structural and Functional Aspects of the Blood–brain Barrier. Begley, D. J. and M. W. Brightman. *Progress in Drug Research* 61: 39–78. 2003.

[35] Global Epidemiology of Dementia: Alzheimer's and Vascular Types. Rizzi, L., et al. *BioMed Research International*, Article ID 908915, 8 pages. 2014. doi:10.1155/2014/908915.

[36] Neurogenesis in the Adult Human Hippocampus. Eriksson, P. S., et al. *Nature Medicine* 4: 1313–1317. 1998.

[37] Physical Activity, Fitness, and Gray Matter Volume. Erickson, K. I., et al. *Neurobiological Aging* 35(2): S20–528. 2014. doi:10.1016/j.neurobiolaging.2014.03.034.

[38] A Quantitative Comparison of Plaque Types in Alzheimer's Disease and Senile Dementia of the Lewy Body Type. McKenzie, J. E., et al. *Acta Neuropathologica* 91: 526–529. 1996.

[39] Pathological Significance of Lewy Bodies in Dementia. Lowe, J. S., et al. In *Dementia with Lewy Bodies*. Perry, R., et al. (Eds). New York: Cambridge University Press, pp. 195–203. 1996.

[40] Diagnosis and Management of Dementia with Lewy Bodies: Third Report of the DLB Consortium. McKeith, I.G., et al. *Neurology* 65(12): 1863–1872. PubMed. 2005.

[41] The Prevalence and Incidence of Dementia with Lewy Bodies: A Systematic Review of Population and Clinical Studies. Vann Jones, S. A. and J. T. O'Brien. *Psychological Medicine* 44(4): 673–683. 2014. doi: 10.1017/S0033291713000494. Epub 2013 Mar 25.

[42] Full-length TDP-43 Forms Toxic Amyloid Oligomers that are Present in Frontotemporal Lobar Dementia-TDP Patients. Fang, Y. S., et al. *Nature Communications* 5: 4824. 2014. doi:10.1038/ncomms5824.

[43] Clinical Staging and Disease Progression in Frontotemporal Dementia. Mioshi, E., et al. *Neurology* 74(20): 1591–1597. 2010. doi:10.1212/WNL.0b013e3181e04070. [PubMed].

[44] Estimating the Number of Persons with Frontotemporal Lobar Degeneration in the U.S. Population. Knopman, D. S. and R. O. Roberts. *Journal of Molecular Neuroscience* 45(3): 330–335. 2011.

[45] Medical and Environmental Risk Factors for Sporadic Frontotemporal Dementia: A Retrospective Case—Control Study. Rosso, S. M., et al. *Journal of Neurology, Neurosurgery, and Psychiatry* 74: 1574–1576. 2003.

[46] Amyotrophic Lateral Sclerosis (ALS) Fact Sheet. 19 September 2014.

[47] Review Dementia Time to Death: A Systematic Literature Review on Survival Time and Years of Life Lost in People with Dementia. Brodaty, H., et al. *International Psychogeriatrics* 24(7): 1034–1045. 2012.

[48] Dementia and Legal Competency. Filakovic, P., et al. *Collegium Antropologicum* 35(2): 463–469. 2011.

[49] AR Code § 28-65-101 (2012).

[50] Estate of Kumstar, 66 N.Y.2d 691, 692 (NY 1985).

[51] Chest Injuries after Active Compression-Decompression Cardiopulmonary Resuscitation (ACD-CPR) in Cadavers. Baubin, M., et al. *Resuscitation* 43(1): 9–15. 1999. doi:10.1016/S0300-9572(99)00110-0. PMID 10636312.

[51] Physical Exercise at Midlife and Risk of Dementia Three Decades Later: A Population-based Study of Swedish Twins. Andel, R., et al. *Journals of Gerontology. Series A: Biological Sciences and Medical Sciences* 63(1): 62–66. 2008.

[52] Physical Activity Prevents Progression for Cognitive Impairment and Vascular Dementia: Results from the LADIS (Leukoaraiosis and Disability) Study. Verdelho, A., et al. *Stroke* 43(12): 3331–3335. 2012. Epub 2012 Nov 1.

[53] Exercise is Associated with Reduced Risk for Dementia among Persons 65 Years of Age and Older. Larson, E. B., et al. *Annals of Internal Medicine* 144 (2): 73–81. 2006.

[54] Performance-Based Physical Function and Future Dementia in Older People. Wang, L., et al. *Archives of Internal Medicine* 166: 1115–1120. 2006.

[55] Cardiorespiratory Fitness and Brain Atrophy in Early Alzheimer Disease. Burns, J. M. et al. *Neurology* 71: 210–216. 2008.

[56] Exercise Enhances Learning and Hippocampal Neurogenesis in Aged Mice. van Praag, H., et al. *The Journal of Neuroscience: The Official Journal of the Society for Neuroscience* 25(38): 8680–8685. 2005. PMC. Web. 21 Feb. 2016.

[57] Translating Clinical Research into Practice: A Randomized Controlled Trial of Exercise and Incontinence Care with Nursing Home Residents. Schnelle, J. F., et al. *Journal of the American Geriatrics Society* 50: 1476–1483. 2002.

[58] Leisure Time Physical Activity of Moderate to Vigorous Intensity and Mortality: A Large Pooled Cohort Analysis. Moore, S. C., et al. *PLoS Medicine* 9(11). 2012. DOI: 10.1371/journal.pmed.1001335.

[59] Midlife and Late-Life Obesity and the Risk of Dementia Cardiovascular Health Study. Fitzpatrick, A. L., et al. *Archives in Neurology* 66(3): 336–342. 2009. doi:10.1001/archneurol.2008.582.

[60] Blood Inflammatory Markers and Risk of Dementia: The Conselice Study of Brain Aging. Ravaglia, G., et al. *Neurobiology of Aging* 28(12): 1810–1820. 2007. Epub 2006 Sept. 29.

[61] Antioxidants and Dementia. Lethem, R. and M. Orrell. *Lancet* 349(9060): 1189–1190. 1997.

[62] Large-Scale Brain Networks Emerge from Dynamic Processing of Musical Timbre, Key and Rhythm. Alluri, V., et al. *NeuroImage* 59: 3677–3689. 2012.

[63] Anatomically Distinct Dopamine Release During Anticipation and Experience of Peak Emotion to Music. Salimpoor, N. V., et al. *Nature Neuroscience* 14(2): 257–262. 2011. doi:10.1038/nn.2726.

[64] Sleep, Memory, and Plasticity. Walker, M. P. and R. Stickgold. *Annual Review of Psychology* 57 (1): 139–166. 2006. doi:10.1146/annurev.psych.56.091103.070307.

[65] Evidence for Bulk Flow of Brain Fluid: Significance for Physiology and Pathology. Abbott, N. J. Neurochemistry International 45(4): 545–552. 2004.

[66] A Paravascular Pathway Facilitates CSF Flow through the Brain Parenchyma and the Clearance of Interstitial Solutes, Including Amyloid ß. Iliff, J. J., et al. *Science Translational Medicine* 147: 1–11. 2012. DOI: 10.1126/scitranslmed. 3003748.

[67] Sleep Drives Metabolite Clearance from the Adult Brain. Nedergaard, M. et al, *Science* 342(6156): 373–377. 2013. doi: 10.1126/science.1241224.

[68] Dr. Rosin Sentenced to 22 Years. Hugger, T. *Herald Tribune*, Oct. 5 2006.

[69] Ex-Brooklyn Judge Garson Pleads Guilty. Thompson, R. *Brooklyn Daily Eagle*, Apr. 22, 2008.

[70] Ex-insurance Agent Charged with Financial Elder Abuse against Aunt. Pfeifer, S. *Los Angeles Times*, Nov. 26, 2013.

[71] Securities Fraud Scammer gets 20 Years in Slammer. Flood, M. *Houston Chronicle*, June 10, 2008.

[72] **Abuse of People with Dementia by Family Carers: Representative Cross Sectional Survey.** Cooper, C., et al. *British Medical Journal* 338: b155. 2009.

[73] **Screening for Abuse and Neglect of People with Dementia.** Wiglesworth, A., et al. *Journal of the American Geriatrics Society* 58(3): 493–500. 2010.

[74] **Driving Errors in Persons with Dementia.** Barco, P. P., et al. *Journal of the American Geriatrics Society* 63(7): 1373–1380. 2015.

[75] **The Cost and Frequency of Hospitalization for Fall-Related Injuries in Older Adults.** Alexander, B. H., et al. *American Journal of Public Health* 82(7): 1020–1023. 1992.

[76] **Geriatric Falls: Injury Severity is High and Disproportionate to Mechanism.** Sterling, D. A., et al. *Journal of Trauma—Injury, Infection and Critical Care* 50(1):116–119. 2001.

[77] **Web-based Injury Statistics Query and Reporting System** (WISQARS). Centers for Disease Control and Prevention, National Center for Injury Prevention and Control. 2016 search.

[78] **Health Data Interactive, Health Care Use and Expenditures.** National Hospital Discharge Survey (NHDS), National Center for Health Statistics. 2016 search.

[79] **Majority of Hip Fractures Occur as a Result of a Fall and Impact on the Greater Trochanter of the Femur: A Prospective Controlled Hip Fracture Study with 206 Consecutive Patients.** Parkkari, J., et al. *Calcified Tissue International* 65: 183–187. 1999.

[80] **Impact near the Hip Dominates Fracture Risk in Elderly Nursing Home Residents who Fall.** Hayes, W. C., et al. *Calcif ied Tissue International* 52: 192–198. 1993.

[81] **Traumatic Brain Injuries Evaluated in U.S. Emergency Departments, 1992–1994.** Jager, T. E., et al. *Academic Emergency Medicine* 359 7(2): 134–140. 2000.

[82] **The Costs of Fatal and Nonfatal Falls among Older Adults.** Stevens, J. A., et al. *Injury Prevention* 12: 290–295. 2006.

[83] **Hospitalization in Community-Dwelling Persons with Alzheimer's Disease: Frequency and Causes.** Rudolph, J. L., et al. *Journal of the American Geriatrics Society* 58(8): 1542–1548. 2010. DOI: 10.1111/j.1532-5415.2010.02924.x.

[84] **Cognitive Decline after Hospitalization in a Community of Older Persons.** Wilson, R. S., et al. *Neurology* 78(13): 950–956. 2012. E-pub March 21, 2012.

[85] **The Effect of Bedrails on Falls and Injury: A Systematic Review of Clinical Studies.** Healey, F., et al. *Age Ageing* 37 (4): 368–378. 2008. doi: 10.1093/ageing/afn112.

[86] **Behavioral and Psychological Symptoms of Dementia: A Consensus Statement on Current Knowledge and Implications for Research and Treatment.** Finkel, S. I., et al. *International Psychogeriatrics* 8(3): 497–500. 1996.

[87] The Evolution of Psychiatric Symptoms in Alzheimer's Disease: A Natural History Study. Jost, B. C. and G. T. Grossberg. *Journal of American Geriatrics* 44(9): 1078–1081. 1996.

[88] Incontinence and Troublesome Behaviors Predict Institutionalization in Dementia. O'Donnell, B. F., et al., *Journal of Geriatric Psychiatry and Neurology* 5(1): 45–52. 1992. doi: 10.1177/002383099200500108.

[89] The States' Elder Abuse Victim Services: A System in Search of Support. Quinn, K., and W. Benson. *Generations* 36(3): 66–71. 2012.

[90] Abuse of Vulnerable People with Dementia by their Carers: Can we Identify those Most at Risk? Cooney, C., et al. *International Journal of Geriatric Psychiatry* 21(6): 564–571. 2006.

[91] Functional Assessment Staging (FAST). Reisberg, B. *Psychopharmacology Bulletin.* 24(4): 653–659. 1988.

Sobre la Autora

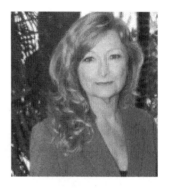

L uciana Mitzkun Weston, educadora de salud y especialista en atención de la demencia, vive en Santa Bárbara, California. Ella ha ayudado y guiado a miles de familias a través de su trabajo como consultora de demencia en la Asociación de Alzheimer y en Friendship Adult Day Care Center en Montecito, California. Actualmente, Luciana ayuda a pacientes y las familias afectadas por la demencia en Villa Alamar, una residencia en Santa Barbara para personas con demencia.

Ingrese a AheadofDementia.com para obtener mas información.

Made in the USA
Lexington, KY
15 December 2019

58541796R00168